A prática do *kinomichi* com mestre Noro

CIP-BRASIL. CATALOGAÇÃO NA PUBLICAÇÃO
SINDICATO NACIONAL DOS EDITORES DE LIVROS, RJ

R767p

Roumanoff, Daniel
A prática do *kinomichi* com mestre Noro : toque, relação, movimento / Daniel Roumanoff ; prefácio Masamichi Noro ; [tradução Angela Leite Lopes]. - 1. ed. - São Paulo : Summus, 2025.
296 p. : il. ; 24 cm

Tradução de: La pratique du *kinomichi* avec maitre Noro
Inclui bibliografia
ISBN 978-65-5549-174-6

1. *Kinomichi*. 2. Artes marciais - Aspectos filosóficos. I. Noro, Masamichi. II. Lopes, Angela Leite. III. Título.

25-99338.0 CDD: 796.815
CDU: 796.85

Gabriela Faray Ferreira Lopes - Bibliotecária - CRB-7/6643

www.summus.com.br

Daniel Roumanoff

A prática do *kinomichi* com mestre Noro

TOQUE, RELAÇÃO, MOVIMENTO

PREFÁCIO DE

Masamichi Noro

summus editorial

Do original em língua francesa
La pratique du Kinomichi avec maitre Noro

Editora executiva: **Soraia Bini Cury**
Tradução: **Angela Leite Lopes**
Preparação: **Ana Paula Brieda Gomes**
Revisão técnica: **Christiana Cavalcanti**
Fotografias: **Claude Lê-Anh**
Revisão: **Carlos S. Mendes Rosa**
Capa: **Delfin [Studio DelRey]**
Projeto gráfico: **Crayon Editorial**
Diagramação: **Natalia Aranda**

Summus Editorial
Departamento editorial
Rua Itapicuru, 613 – 7º andar
05006-000 – São Paulo – SP
Fone: (11) 3872-3322
http://www.summus.com.br
e-mail: summus@summus.com.br

Atendimento ao consumidor
Summus Editorial
Fone: (11) 3865-9890

Vendas por atacado
Fone: (11) 3873-8638
e-mail: vendas@summus.com.br

Impresso no Brasil

SUMÁRIO

PREFÁCIO

Masamichi Noro

Este livro é uma homenagem aos meus alunos. Interessa-me profundamente conhecer o que sentem e tenho orgulho do testemunho deles. O aspecto paradoxal da multiplicidade de suas interpretações e de suas vivências, aparentemente contraditório, mas complementar, desperta em mim uma dinâmica que me leva a prosseguir o meu ensino.

Vivo este livro como uma etapa, um tempo de pausa. Sou como um artista que ouviria com interesse e espanto o que sua obra produz, que encontraria nesse contato o estímulo para perseverar em sua pesquisa.

Sou grato a Daniel Roumanoff por ter suportado todas as dificuldades surgidas durante a escrita deste livro. Foi-lhe necessário ter curiosidade, disponibilidade, tenacidade. A qualidade de sua escuta, sua caminhada pessoal, seu prazer na escrita e seu coração permitiram a expressão do indizível. Agradeço-lhe sinceramente por tudo isso. Destacarei, em meio à riqueza aqui exposta, alguns princípios do meu método:

- Unificar corpo e espírito, privilegiando o sentido do tato e a relação, associando o movimento do corpo à abertura do coração.
- Manifestar a harmonia entrando na energia da Terra e do Céu.
- Superar "o ego", segundo a expressão de Karlfried Graf Dürckheim, e reencontrar a Luz, a Paz, o Silêncio.

Daniel Roumanoff soube conciliar a letra e o espírito. De fato, quando ele me cita, eu me encontro e volto a me ouvir. Por meio das experiências de meus alunos neste livro, vejo a mim mesmo. Estou ali, presente, indiretamente como diante de um espelho. Vejo que eles recebem. Pressinto meus limites e isso estimula o meu desejo de evolução.

Entretanto, se existe uma assincronicidade cultural entre o Japão e a Europa, se a linguagem, na sua lógica gramatical, é sempre uma dificuldade para mim, minha percepção global, poética dos seres joga com esses obstáculos, e o *kinomichi* é o filho dessa percepção. Na superfície, o oceano é agitado, mas nas suas profundezas reina a tranquilidade.

Sou um artista que prepara futuros artistas.

- Meu material: o movimento, a energia, o sopro[1].
- Meu objetivo: a harmonização, a abertura para os outros e para o universo, a unificação do ser interior, a expansão para todas as áreas da vida.
- Meu ponto de enraizamento: um sabor de eternidade, de silêncio, fora do tempo, além do mental, que me fez dizer duas vezes já, em 1966 e em 1976: "Ah, é isso!"

Essa aspiração me leva a melhorar, a experimentar e a partilhar ainda mais. O *kinomichi* está num presente evolutivo. Assim que encontro novos modos de expressão que se voltam para uma abertura maior, de maior alegria, procuro comunicá-los, pois tenho muita vontade de transmitir o que a vida me faz descobrir. Espero que o espírito que rege este trabalho (em japonês, trabalho é sinônimo de meio de criação, de evolução) se propague para fora do *dojo*[2] e participe positivamente do despertar de um mundo mais harmônico. O sopro[3] da energia unifica o Oriente e o Ocidente.

Meus alunos, meus amigos, meus filhos e minha esposa participaram desse encontro. Agradeço a eles.

Paris, primavera de 1992

1. Expansão do ser no espaço. [N. E.]
2. Local onde são praticadas as artes marciais. Pronuncia-se "dojô". [N. E.]
3. "Sopro" corresponde tanto ao corpo em expansão no espaço através do movimento e da circulação da energia quanto à unificação dele com a totalidade das energias que circulam no Universo. [N. E.]

PRÓLOGO

Christiana Cavalcanti[4]

Ela saiu do Brasil e veio para a França, eu saí do Japão e vim para a França — e aqui nos encontramos.
Mestre Noro

Mestre Noro foi o pai que eu tive no que se refere ao movimento. Agradeço a ele por todo o direcionamento que me deu, toda sua dedicação e o afeto corporal que transmitia. Agradeço-lhe também a oportunidade de ter sido sua parceira em inúmeras demonstrações ao longo de quase vinte anos e na prática cotidiana. Agradeço ainda pelo olhar profundo que ele teve do meu ser. Como um pai, ele segue comigo.

Em 1988, buscando aprimoramento como bailarina profissional, cheguei em Paris, uma cidade que me impressionava pela sua efervescência artística, inovação e criatividade. Durante os dois anos seguintes, mergulhei em um intenso período de descobertas, aulas e audições. Contudo, apesar de toda a riqueza cultural, eu sentia que, para justificar a distância da minha terra natal, dos meus amigos e da família, deveria ir em busca de algo mais significativo. Inconformada com o cotidiano competitivo do cenário da dança parisiense, decidi explorar novas possibilidades.

No ano de 1990, saindo de uma aula de dança-teatro com Dominique Duszynski (bailarina, coreógrafa e professora de dança), na época integrante da Cia. Pina Bausch, senti o desejo de praticar uma arte do movimento que não fosse necessariamente dança ou direcionada para bailarinos; uma arte que reunisse pessoas de mundos diversos. Quando expressei esse meu desejo a Dominique, ela me contou que praticava *kinomichi* havia cinco anos. E foi através dela que cheguei ao *dojo* do mestre Noro, localizado na rue de Logelbach, no 17º *arrondissement* de Paris. Pouco tempo depois, o *dojo* de La Fontaine foi inaugurado, e esse espaço se tornou minha segunda

4. Artista da dança e instrutora de *kinomichi*. Para saber mais, visite: https://www.barcco.art/.

casa, onde passei a maior parte do meu tempo, dedicando-me à prática e às conquistas que eu tanto almejava.

Nesse mesmo ano, em julho, vivi uma experiência de total confiança na presença de mestre Noro. Lembro-me bem de minha parceira naquele dia, Michelle Guet, uma praticante bastante experiente. Repetimos o *ichi* juntas durante uma hora. Mestre Noro me divertia com seu jeito peculiar de ser, seu sorriso largo, seu olhar que parecia me enxergar por completo. Ele nos orientava para o sentimento do corpo. Tudo me cativou: suas idas e vindas, suas observações de longe, de perto, seus silêncios, seus sorrisos.

No caminho de volta para casa, de bicicleta, senti como meu olhar havia se expandido. Eu já não pensava em problemas insignificantes ou em ideias que poderiam me diminuir energeticamente ou até mesmo me fechar para a vida. A cidade parecia mais ampla, com luz e muita beleza. A aventura em Paris se mostrava infinitamente melhor do que eu havia vivenciado até então. Me entusiasmei! Já queria vestir quimono e me aproximar cada vez mais da essência daquela arte.

Diversos aspectos da dança me apoiaram nessa grande aventura: a fluidez no movimento, certa facilidade de organizar meu corpo naquela nova proposta, facilidade com o ritmo e a relação com os parceiros — e poder também absorver os ensinamentos do mestre Noro através do olhar. Eu me doava, sentia no corpo uma abertura calorosa para experimentar o movimento com o outro. Surgiram coragem e esperança para realizar com eles algo muito criativo e interessante, algo além de um cotidiano bem organizado, produtivo e inteligente, como preza todo europeu. O Oriente me sensibilizou. Como artista, eu via novas possibilidades para me tornar mais feliz e criativa, para seguir na dança, lapidando a presença e a comunicação. Além disso, a percepção da circulação de energia no corpo se abria para algo maior e me afastava daquela relação tão egocêntrica que rodeava os artistas. A proposta de harmonização com o universo, o corpo se abrindo para as forças da Terra e do Céu eram um desafio que transformava a consciência do movimento.

Mestre Noro repetia: “Não economizem, se doem inteiramente”. Seu corpo se deslocava com uma bela energia de expansão, espalhando alegria e sorrisos pelo *dojo*. Expandir buscando um tônus mais equilibrado me trazia entusiasmo e, ao mesmo tempo, calma; o olhar podia pousar, ficar menos ansioso e agitado. Mestre Noro também organizava quatro semanas de prática na natureza; o ar, a água, as pessoas, o ambiente, tudo contribuía para uma prática de *kinomichi* transformadora.

Em 1991, fui para meu primeiro retiro em Salies-de-Béarn, nos Pirineus Atlânticos. Passamos quase dez anos frequentando essa cidade. Situada a leste de Paris, é conhecida por suas águas termais, curativas. Nessa época, eu e meu marido, Victor Labouret, já tínhamos nossos dois filhos, ainda bem pequenos. Entrosávamo-nos com outros praticantes que também tinham filhos para que todos pudessem desfrutar dos encontros. Mestre Noro fazia questão de incluir baile, dança, fogueira, piquenique, jantares; tomávamos banhos de rio e de mar. Ao mesmo, a prática era rigorosa, exigindo saúde e disposição para seis horas diárias de movimento, seis dias por semana. Essas experiências na natureza eram fundamentais para o nosso desenvolvimento pessoal e coletivo, inclusive fora do *dojo*. Havia muita troca e alegria. Mestre Noro transmitia pura fluidez e amor.

Em 2002, decidimos morar no Brasil. Mas e o *kinomichi*? Pedimos, então, autorização ao mestre Noro para uma iniciativa de grande responsabilidade. Construímos juntos o primeiro *dojo* da América do Sul, que se chamou "Rampa, Lugar de Criação". Foi um grande desafio; não sabíamos como difundir uma arte tão diferente da nossa cultura: agora não tínhamos mais nosso mestre nem os amigos. Apenas queríamos que o *kinomichi* existisse no Brasil. Estávamos entusiasmados, criando dois filhos juntos, construindo casa e *dojo*, providenciando a confecção de quimonos nacionais que garantissem a reprodução mais fidedigna possível do original.

Foram 11 anos de "Rampa" no Rio de Janeiro. Rumos diferentes foram tomados, mas tenho a sensação de que tudo que construímos continuou a evoluir. Tínhamos a esperança e o desejo de que o *kinomichi* continuasse a existir não apenas no Brasil, mas também em países vizinhos. Penso em quanto mestre Noro de alguma maneira também desejava essa expansão, acreditando poder unir o mundo de ponta a ponta através de uma imensa espiral de contato.

Para mim, *A prática do kinomichi com mestre Noro*, escrito por Daniel Roumanoff, é um lindo manifesto artístico. Aqui, ele declara publicamente os princípios do *kinomichi* segundo o próprio criador e de acordo com as vivências dele com seus alunos. Quando tive acesso a este livro, tudo que eu vivia era forte e real. Agora, ele parece um pequeno tesouro, que poderei dividir com meus alunos e com todos os meus amigos que há mais de vinte anos me escutam falar sobre o *kinomichi*. É também um livro que pode interessar a um público mais amplo, a artistas e professores de diferentes práticas corporais e artísticas, porque reúne, em um método incomum e "excêntrico", ensinamentos que unem o Oriente e o Ocidente.

No final das aulas, mestre Noro com frequência dizia: "Agora vamos começar a criação do *kinomichi*". Essas suas palavras permanecem reverberando em mim. Que seja este mais um começo.

Agradeço profundamente a todos aqueles que me ajudaram e incentivaram a tradução e publicação deste livro no Brasil, especialmente a Victor Labouret, que afetuosamente introduziu e iniciou esse movimento comigo no Rio de Janeiro em 2003. Um agradecimento especial à Kiia (Associação Internacional dos Instrutores de *Kinomichi*), que nos apoiou por meio de um edital para essa tão importante realização.

Agradeço com amor a Angela Leite Lopes, Lorena da Silva, Gabriela Favre, Pierre Willequet e Ana Paula Brieda Gomes pela atenção máxima e presença durante todo esse processo, assim como a oportunidade de parceria com o Grupo Editorial Summus e as famílias Roumanoff e Noro.

INTRODUÇÃO

POR QUE ESTE LIVRO? PARA QUEM?

O *kinomichi*, ou método Noro, existe há 12 anos.[5] E ainda não está acabado. É um processo vivo que muda, evolui, se transforma e se aperfeiçoa. Escrever ou formular é paralisar o que se mexe, bloquear o que se move, tornar estático o que é dinâmico, aprisionar e enrijecer na camisa de força das palavras aquilo que é vivência, instante renovado. Mestre Noro não quer se deixar encerrar em uma moldura ou uma definição rígida. "O método Noro está sempre em processo de criação", diz ele. Pode uma foto dar conta do voo de um pássaro, da descida tumultuosa de uma correnteza? Certamente não, mas ela pode aproximar, dar uma ideia. Chegou o momento de fazer um balanço, de ressaltar o essencial, de estabelecer os fundamentos.

Mestre Noro é um homem da prática, um homem que sente: ele sente as coisas, sente as pessoas, sente as energias. Não é um intelectual. Não faz teoria. Seu pensamento não é articulado: desordem aparente, contradição aparente que muitas vezes surpreendem seus interlocutores. Mas ele tem uma direção traçada com firmeza. Adapta-se às peripécias do caminho. Sua fidelidade ao que sente é total. Nenhuma trapaça. Ele se dirige de forma resoluta, inexorável, como a flecha rumo ao alvo, como a poeira metálica rumo ao ímã. Ele busca incansavelmente o caminho da unidade, a via que permite a evolução do ser humano, a passagem da dualidade, da agressão para a cooperação e a harmonização.

Este livro é igualmente resultado de uma cooperação. Inúmeros praticantes emprestaram a língua e a pena a mestre Noro para ajudá-lo a comunicar o que ele tem a dizer. Trata-se, portanto, de um livro de todos.

5. O livro foi publicado em 1992. [N. T.]

Cada qual, como um pedreiro, trouxe o seu tijolo e assim contribuiu para construir o edifício. É também uma cooperação franco-japonesa, pois, como disse a sra. Odyle Noro, "mestre Noro é japonês, mas precisa dos europeus para se expressar".

Queremos manifestar aqui nossa gratidão a todos os que aceitaram responder a perguntas e se dispuseram a fornecer os elementos necessários para a redação deste livro, e sem os quais ele não poderia ter sido realizado: N. Alvarado, G. Barthélémy, C. Bazin, N. Bazin, Ch. Bleyer, R. Borel, J. Breton, G. Brockmeier, Bui Mong Hung, M. Carrère, M. Chiron, T. Clément-Bayard, J. P. Cortier, D. Duszjnski, B. Escriva, M.-T. Foix, J.-Y. Foray, L. Forni, T. e F. Franck, Ch. Freund, G. Gaussen, C. Génin, J.-P. Ginet, G. Lamarque, A. Lange-Böhm, R. Murcia, H. Nègre, O. Noro, M. Pillet, J. Rui Rosado, F. Rouam, C. e F. Van Dau, F. Weidmann, P. Willequet.

***

Este livro é destinado não apenas aos que não conhecem o método Noro, mas também aos praticantes, tanto os iniciantes quanto os mais adiantados, nem que seja para facilitar-lhes a apresentação quando alguém pergunta: "O que vem a ser o *kinomichi* que vocês praticam com entusiasmo há tanto tempo?"

Qual é o seu propósito? Mostrar a coexistência das três abordagens: prática corporal, exploração relacional, ação espiritual. Elas não estão tão separadas umas das outras como se poderia crer num primeiro momento. Voltaremos a isso mais adiante.

Essa coexistência é, aliás, uma das características do *kinomichi*: o próprio mestre dá aula para os iniciantes e os iniciantes praticam com os alunos adiantados. Já na primeira aula estamos no cerne da prática em todos os seus aspectos: físico, psíquico e espiritual.

Este livro não poderá, claro, satisfazer totalmente a todos. Cada um tem sua abordagem preferida. Aquele que se interessa acima de tudo pelo corpo e por atividades físicas se sentirá menos tocado pelo aspecto ligado ao Extremo Oriente. A palavra "espiritualidade" o deixará pouco à

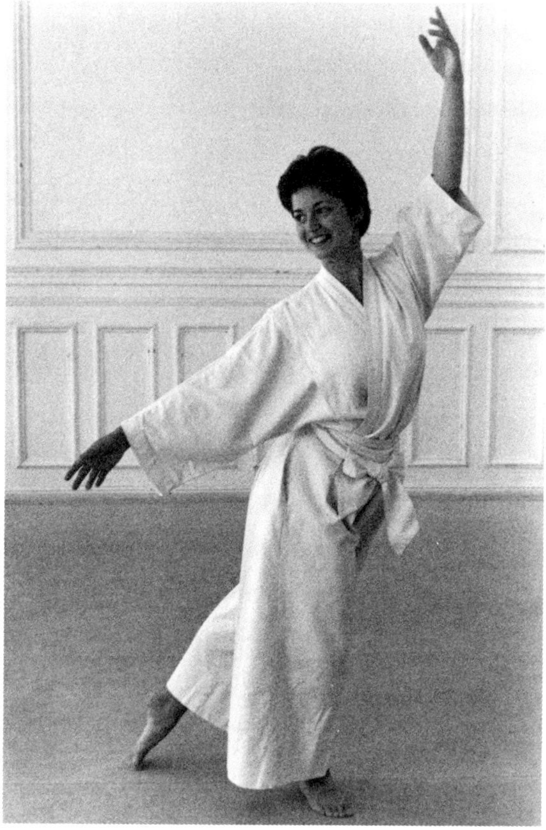

Foto 1 — Sorriso e descontração

vontade. Inversamente, aquele que se interessa pelos valores do Extremo Oriente e pelas diferentes maneiras de se perceber o mundo poderá se sentir incomodado com o aspecto relacional. Porém, ponto de vista ou abordagem preferida não significa abordagem exclusiva. O método Noro pratica a coexistência, e por isso mesmo procura a harmonização de todas as dimensões do ser humano.

É preciso fazer a ressalva de que este livro não é um manual. Não se vai encontrar nele uma descrição técnica precisa dos exercícios. Trata-se de uma apresentação geral, de caráter fenomenológico, com destaque para a vivência dos praticantes. Estes muitas vezes tomarão a palavra. Vivência é sentimento, dificuldades encontradas, desafios: desânimo e exaltação, e por fim a alegria, a abertura, a expansão daqueles que perseveram.

Procuramos, com o cuidado na apresentação e nas fotos, expressar o ambiente, o caráter lúdico, a beleza dos movimentos, de maneira que o livro seja ele mesmo reflexo da prática.

Claro que resta a objeção final, ouvida muitas vezes: um livro não é contrário ao próprio espírito do *kinomichi*? De fato, o encontro com um parceiro em geral se dá em silêncio. E há contentamento em não falar. Tocando a mão do outro, aprendemos a conhecer e a sentir. Falando, adentra-se um mundo mais superficial. O Japão privilegiou tradicionalmente essa troca não verbal. Fala-se pouco de si. As respostas são procuradas no *koan*[6]. Por outro lado, o aspecto coletivo determina por demais o indivíduo e o exclui; mas para nós, ocidentais, a palavra, a verbalização têm certo papel a desempenhar. Elas permitem, como veremos mais adiante, explicitar, eliminar alguns mal-estares vindos do não dito mal compreendido, mal interpretado.

Porém, alguém pode refutar: "O essencial do método Noro não se dá na sensação? O método Noro é uma abordagem pelo corpo que vai muito além do corpo... Toca algo mais profundo, pois vai rumo a uma mudança de estado. Quando algo passa pelo corpo, fazê-lo passar pela cabeça e sair em palavras não é muito difícil, até mesmo impossível? As palavras nunca traduzem a realidade do que é sentido". É verdade, as palavras são planas. As sensações que desembocam na energia têm um relevo, um volume que preenche e nutre. Mas por que querer opor palavra e sensação? Cada uma tem seu lugar, e podem se completar harmoniosamente com a condição de não invadirem o território da outra, como o canto e a música.

Alguns poderão dizer ainda: "Não se pode dizer com palavras o que é o *kinomichi*. É como o Tao". E, no entanto, Lao-Tsé disse; escreveu... E Confúcio — ou talvez os seus discípulos em seu nome — escreveu ainda mais... Lao-Tsé conseguiu com palavras fazer que se sentisse o inexprimível, um movimento, um dinamismo, uma força... A leitura dos seus livros deixa um sabor. Que este livro possibilite o desfrute de um sabor e, como o cardápio de um bom restaurante, desperte a vontade de provar seus pratos.

6. História, diálogo, pergunta ou afirmação curiosa e paradoxal usada no zen-budismo para provocar a reflexão direta e ultrapassar o pensamento lógico. [N. E.]

Entretanto, "como colocar em palavras o âmago do paradoxo? Como colocar a complexidade numa linha? No não dizer haveria muito para dizer..." As palavras jamais podem substituir a experiência. É preciso sentir. E, para isso, abrir-se, aceitar ficar diante do inexprimível sem procurar colocá-lo no intelecto. E então a experiência se expande, caminha e se expressa por si mesma através de palavras. Não por pensamentos sobre a experiência. É a própria experiência que fala. É aí que o intelecto pode intervir para classificar, ordenar, correlacionar, esclarecer, iluminar. O intelecto tem seu lugar a serviço da experiência, assim como os olhos iluminam o caminho e permitem que os pés avancem.

Muitas vezes, o intelecto e a verbalização são apresentados como antinômicos da prática. "É preciso praticar, e não conversar. É preciso sentir, e não falar disso. É no corpo que tudo acontece, e não na mente", ouve-se bastante — uma atitude anti-intelectualista bem comum em decorrência de décadas de "lavagem cerebral", quando se impõe ao aluno ou ao

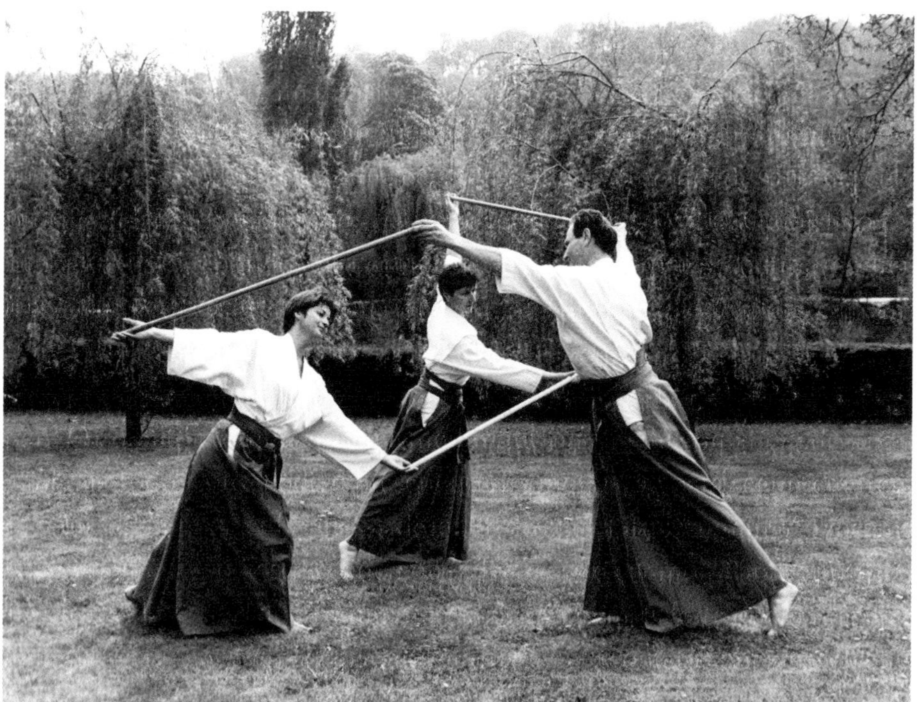

Foto 2 — "Não se pode dizer com palavras o que é o *kinomichi*"

estudante conhecimentos inúteis. E, é verdade, o intelectualismo é isso, um conhecimento separado da experiência.

Por outro lado, o método Noro provoca imediatamente um sentimento, uma experiência muito forte, positiva ou negativa, conforme o caso; ou, mais frequentemente, uma mistura dos dois. Trata-se, então, de compreender a própria experiência. E aí o intelecto é indispensável. Não se pode prescindir dele. Deve-se aprender a utilizá-lo. É um instrumento refinadíssimo e muito delicado, com o qual se pode distinguir a nuance mais sutil e evitar cair nas armadilhas grosseiras da identificação e das projeções.

Por isso, este livro pretende estar a serviço da experiência. Procura esclarecer a prática e estabelecer também os seus fundamentos. De início, ele será útil aos praticantes na medida em que poderá motivar um diálogo, favorecer as trocas, ampliar os campos de aplicação.

À PROCURA DE UMA DEFINIÇÃO: O QUE É O *KINOMICHI*?

É mais difícil formular o *kinomichi* do que vivê-lo. Por isso, vamos primeiro especificar o que ele não é para identificar melhor o que ele é.

O que o *kinomichi* não é

- Não é uma arte marcial, mesmo que tenha alguns aspectos em comum com ela: uso de quimono, prática dentro de um *dojo* e sobre um tatame, saudação ao mestre e aos seus parceiros, execução de formas muito ritualizadas. Entretanto, o *kinomichi* se distingue de uma arte marcial por um elemento essencial: a ausência de agressividade, de confronto, de combate, de afirmação da própria força ou de busca de supremacia. Qualquer espírito de dominação ou de desejo de vitória sobre o outro é eliminado.
- Não é um esporte, mesmo que envolva movimento corporal: não há desempenho, não há superação de limites, não há competição. Também não é ginástica, mesmo sendo um exercício corporal.

- Não é uma dança, apesar de se aproximar dela por sua graça e seus *pas de deux*; nem mímica, mesmo que algumas formas sejam estéticas e possam ser utilizadas em muitos exercícios.
- Não é uma técnica, mesmo tendo grande precisão gestual; é antes uma arte — aliança de precisão com confiança.
- Não é uma terapia, mesmo se tendo mostrado benéfico para a saúde física e psíquica.
- Não é uma seita, ainda que ofereça ensinamento — não há nenhuma doutrinação, já que não é estabelecido como condição, mas como convite para vivenciar uma experiência compartilhada.
- Não é um método originário do Extremo Oriente, ainda que o fundador seja japonês e tenha se formado nas tradições japonesas. Também não é um método ocidental, apesar de o seu criador, mestre Noro, viver há mais de trinta anos na França e ter-se inspirado em descobertas ocidentais recentes no campo das ginásticas suaves e do relaxamento dinâmico.

Daí o pouco interesse em pesquisar as fontes. Como diz mestre Noro, “as características do leão não vêm dos coelhos de que ele se alimenta”. Todas as influências que contribuíram para fazer do método Noro o que é hoje têm apenas um interesse anedótico. O método Noro é uma pesquisa permanente e não para de evoluir desde a sua criação.

O *kinomichi* continua inclassificável hoje em dia. Os poderes públicos que procuram regulamentar as atividades físicas não podem inseri-lo numa categoria consagrada (nem arte marcial, nem esporte, nem dança); ele se aproximaria, a rigor, das ginásticas suaves (Mézières, eutonia, Feldenkrais, Ehrenfried), mas não se pode reduzi-lo a isso, pois seu campo é muito mais amplo.

Numa primeira avaliação, que especificaremos mais adiante, poderíamos dizer que o *kinomichi* é, na verdade, uma linha de pesquisa energética que permite um desabrochar completo do ser humano, sem danos físicos ou psíquicos — ou ainda uma busca de harmonização.

AS EXPLICAÇÕES DE MESTRE NORO

"*Kinomichi*", diz mestre Noro, "é um termo composto por três palavras: *ki*, *no* e *michi*. Vamos começar pela mais simples, *no*, que significa 'de'. *Michi*, em japonês, quer dizer 'via', 'caminho'; é o equivalente em japonês do *tao* chinês. *Michi* é composto por *mi*, que quer dizer 'corpo', e por *chi*, que é 'o sangue que circula no nosso corpo'. *Michi* quer dizer também 'vida'. *Michi* é 'o caminho da vida'.

Quanto à palavra *ki* (em chinês, *chi*), traduzimos geralmente por 'energia'. Mas essa tradução só dá uma ideia aproximada. É um termo importante em japonês: o *ki* está em toda parte; tudo é o *ki*. Seria como dizer Deus. Porém, é uma palavra que não se deve pronunciar com banalidade. Assim, no Japão, diz-se de alguém alegre que seu *ki* está positivo. Alguém está triste? Seu *ki* está negativo. Se o dia está bonito, diz-se que o *ki* do céu está bom. Esse *ki* não pode ser medido. Não é um conceito científico, mas cada um pode experimentá-lo nas profundezas do corpo. Não se fala dele, mas se sente."

Em outra ocasião, à pergunta "o que é o *kinomichi*?" mestre Noro respondeu: "Essa técnica nasceu do encontro entre Oriente e Ocidente; do encontro entre duas culturas diferentes, cada uma delas com sua arte e sua concepção de vida diferentes. Nasci no Japão, numa família religiosa; minha mãe é xintoísta e meu pai, budista. Então, bebi de uma cultura e de uma concepção da vida radicalmente diferentes das que encontrei em seguida na Europa, e meu método é o filho, por assim dizer, nascido do encontro desses dois universos".

Eis ainda a resposta que ele deu um dia desses: "Para Karlfried Graf Dürckheim, que me perguntava: 'O que é o *kinomichi*?', respondi: 'É a circulação da energia entre o Céu e a Terra. No corpo humano, a força do Céu vai para a Terra, e a força da Terra vai para o Céu. Podemos imaginar nosso corpo como a passagem de vias através das quais a energia circula. Essas duas forças se reúnem num centro que vocês chamam de *hara*, situado abaixo do umbigo. Porém, mais uma vez, não se trata de pensar no *hara*, nem de se concentrar nisso. Trata-se de permitir que a energia circule livremente e de se tornar consciente disso'".

Essa definição se tornará cada vez mais clara à medida que avançarmos na apresentação da prática.

As definições dadas pelos praticantes

Agora vamos passar a palavra aos praticantes para que deem sua definição do *kinomichi*, tal como o veem na sua prática.

Uma sensação

"Uma sensação de movimento" — diz uma bailarina de 35 anos —, "algo que se mexe, gira, empolga. É descobrir uma amplitude, ampliar o movimento, ampliar o corpo [...] encontrar linhas mais longas, mais fluidas... permitir o contato entre o Céu e a Terra, um agindo em direção ao outro. Não sei exatamente o que são o Céu e a Terra, mas o que conta é o elo entre os dois. Precisamos dos dois apoios para ir mais longe."

"Não tenho a menor ideia do que é o *kinomichi*" — diz uma eutonista de 38 anos. "Uma das suas particularidades é a repetição de formas das quais não compreendo praticamente nada, mas começo a senti-las. É entrar na geometria do espaço [...] é a possibilidade de comungar mais com os mundos exterior e interior [...] o que contribui para a construção de si mesmo [...] estar no melhor de si em dado contexto [...] a possibilidade de uma adaptação maior."

"Como definir em palavras um sabor, traduzir a própria experiência?" — pergunta um ator. "Para conhecer o *kinomichi*, é preciso prová-lo. Isso parece uma obviedade, mas é um paradoxo: quanto mais provamos, mais difícil fica falar dele."

"O que é o *kinomichi*? Não sei" — responde um professor de educação física. "Posso analisar o que isso traz para mim, teorizar, formular, encarar sua prática, mas não sei dizer qual é a sua finalidade."

Uma energia

"Um conjunto de movimentos" — diz L., médico — "que, à medida que avançamos, leva a uma abertura do corpo e do espírito, utilizando exercícios de alongamento, seguindo os meridianos. É também uma via energética pela qual nos aproximamos da superfície e por onde penetramos rumo ao núcleo, o centro vital do ser humano. Por fim, é também uma via que permite liberar a energia que está dentro do núcleo de cada um.”

“É uma pesquisa energética” — diz um fotógrafo. “Nas iniciações 1 e 2, ela toma a forma de um relaxamento dinâmico. Nas iniciações superiores, é uma pesquisa de energia da qual são suprimidas as noções de espetáculo, jogo, esporte, agressão. É a pesquisa do *ki*, do qual fala o Extremo Oriente.

Dar uma definição é fixar algo. É uma prática que não se inscreve em nenhuma corrente. São práticas físicas que ajudam a melhorar a saúde, que utilizam um sistema de tradições antigas transmitidas de mestre a discípulo.”

Uma arte do movimento

“É também uma arte tradicional” — escreve M. Chiron. “O estudo dos detalhes (posição das mãos, dos pés, da cabeça, arcos, curvas, figuras geométricas...) na progressão do *kinomichi* é tão cuidadoso quanto no aprendizado das artes cênicas na Europa (dança clássica) e na Ásia (teatro Kathakali indiano, danças indianas Baratha Nathyam e Orissi, teatro balinês, nô e *kabuki* japoneses, Ópera de Pequim). A diferença fundamental é que a técnica do *kinomichi*, com a ajuda de práticas ocidentais de reeducação, visa a uma abordagem suave e progressiva do trabalho corporal, ao contrário das técnicas corporais utilizadas na maioria dessas tradições, em que o corpo é muitas vezes reconstruído (e com dor) para servir à arte segundo cânones rígidos. Por exemplo, essa forma sinuosa do S em torno de um eixo parece encontrar sua verdadeira dimensão na espiral do método Noro. A velocidade do movimento amplia seu volume, sua expansão, sua esfera. A estética do *kinomichi* como arte do movimento visa com determinação a formas que favorecem a expansão no espaço, não a contração, um corpo solto e sem tensão, ‘não um organismo-massa, organismo de músculos, atlético, mas organismo-canal, através do qual as forças circulam’, como diria Grotowski.

Uma exposição recente em Paris sobre o encontro ‘Matemática e Arte’ nos lembrava que o círculo e a espiral, estudados no *kinomichi*, são duas formas básicas da natureza utilizadas há séculos pelo ser humano nos planos prático e simbólico. O *kinomichi*, como toda arte, manifesta sua vitalidade da arte do movimento escapando incessantemente ao domínio de sua matemática, negando de certa maneira as estruturas das quais ele nasce, saindo dos eixos, explorando-os fora de quadro."

Uma educação moral

"Qualquer definição parece impossível" — diz um jovem filósofo —, "já que é uma forma potencial. Definir seria circunscrever, deter uma evolução.

O *kinomichi* é uma construção mútua: é antes de tudo uma moral em ação, 'um belo gesto', essa expressão tão bonita que exprime tanto a graça de uma atitude quanto a magnanimidade do coração: uma relação com o outro que exige respeito e altruísmo, uma conduta de vida fundada no prazer do encontro, na benevolência, na boa vontade. Essa moral não é uma sequência de preceitos, proibições ou autorizações que deveriam ser aplicados com maior ou menor sucesso, e sim uma ética autêntica: um costume que nos permite sermos nós mesmos por meio de uma escola de conduta que nos educa pelo e para o contato com o outro. É por isso que dizemos que o *kinomichi* é um exercício em sentido absoluto, já que designa os movimentos do corpo, a organização desses movimentos, a aplicação com que os aprendemos e executamos com precisão, a instrução própria para nos levar a assimilá-los e, enfim, a dimensão espiritual que lhes dá sentido (como nos *Exercícios espirituais* de Inácio de Loiola). O *kinomichi* é uma escola de tato: é pelo contato que a delicadeza para com o outro e o gosto se apuram, já que o gosto é justamente o encontro da nossa sensibilidade com o mundo exterior. O gesto, portanto, não é uma ação eficiente que tenta controlar os outros para dominá-los, nem uma forma bela que se deleitaria na pureza da sua linha, mas uma mão estendida ao outro para fazê-lo compreender que lhe abrimos o coração pela abertura do espírito — sem cair numa crença ingênua na bondade do gênero humano, pois, para conseguir encontrar o outro em harmonia, precisamos primeiro livrar o nosso ser de todas as tensões belicosas acumuladas e de alguma maneira estratificadas em nosso comportamento mais cotidiano.

O que é, então, o *kinomichi*? Há um paradoxo quando se quer defini-lo, pois se trata de uma prática em evolução e, sobretudo, uma pesquisa que não se restringe ao espírito do seu fundador. Contudo, nem por isso significa que seja uma expressão avessa a qualquer tentativa de definição, pois não é indefinida. Propomos dizer simplesmente que o *kinomichi* é um exercício integral: uma educação física que, pelo refinamento do tato no contato com o outro, de acordo com movimentos harmônicos e concomitantes, reforma o nosso olhar sobre o entorno, seja ele humano ou não, e constitui um ensino moral e até mesmo espiritual, na medida em que esses gestos e esses movimentos exprimem a força harmoniosa que faz que os diversos elementos do mundo fiquem juntos.”

Um trabalho sobre o comportamento humano

“Uma simplicidade formal que esconde obstáculos” — diz um executivo de 40 anos —, “fácil de compreender, difícil de executar. Sentir os outros girando à minha volta e encontrar meu equilíbrio.”

“É uma busca de adequação” — diz uma cantora — “entre a intenção e a expressão [...] os paradigmas habituais ficam abalados [...] nós nos aproximamos do mistério, do indizível, da revelação, como na criação artística.”

Uma cultura pelo gesto

“É uma ética da estética” — escreve um jornalista. “No farfalhar imperceptível dos quimonos, como borboletas que roçam umas nas outras, os pares preenchem o espaço com seu silêncio e sua graça. Cada um convida o outro a receber e a dar. Mestre Noro pega uma das suas alunas pela mão e a leva para dentro do seu ‘círculo’ antes de ele mesmo se deixar levar para dentro do círculo dela. O *kinomichi* aparece como um campo de trigo ondulante sob a carícia quente do vento. A forma se sublima na perfeição para atingir a luz pura, como na caligrafia de Zenão[7] nos haicais, esses poemas curtos japoneses.”

7. Expressão que indica não um tipo de escrita criado pelo filósofo Zenão de Cítio (333 a. C.-263 a. C.), fundador do estoicismo, mas sim um modo de expressão direto, conciso, sem ornamentação. [N. E.]

A presença do mestre

"Para mim" — diz uma fisioterapeuta alemã —, "tudo que acontece no *kinomichi* reflete o mestre Noro. Existem, obviamente, muitos aspectos no *kinomichi* além do mestre Noro. Porém, em tudo que ele faz, ele se entrega com o seu ser. Ele exercita a arte de nos tocar o coração e a alma. Tenho sempre a impressão de que ele tenta conciliar as energias presentes na sala. Vai ora para um, ora para outro. O que fazemos é o que vemos: a técnica que nos permite entrar na harmonia da espiral, o movimento Terra-Céu [...]. Quando começamos, estamos muito quadrados, bloqueados pelo nosso modo de vida. No entanto, o mais forte no *kinomichi* é o invisível, ou o invisível-visível, segundo a sua receptividade. No início, eu era individualista, não me interessava nem um pouco pelo parceiro, mas cada vez mais, com essa abertura, é possível entrar num mesmo movimento se os corações estiverem afinados. Mestre Noro age como um maestro que permite que todas essas energias tão diversas se harmonizem."

Uma iniciação

"Os movimentos do *kinomichi* são uma forma de iniciação" — diz um praticante —, "ou seja, uma abertura para novas dimensões: 'Não pensem', ouvimos muitas vezes, 'deixem-se levar... Nenhuma tensão... Nenhum bloqueio... Livrem-se de seus venenos pelo alongamento dos músculos e pela rotação... Não forcem nunca...' É então uma iniciação em valores, num modo de vida, num comportamento: acolhimento, aceitação, benevolência, abertura, participação, mas também esforço, paciência, perseverança, repetição, coragem, domínio [...] abertura ao outro, mas também independência e autossuficiência."

Uma busca permanente

"Uma busca contínua no próprio corpo" — explica o diretor de uma manufatura. "Não sabemos o que buscamos. Os que fazem pesquisas arqueológicas também não sabem o que procuram [...]. É preciso praticar muito para compreender [...] isso passa pelo desenvolvimento do corpo, do sopro, do contato com o outro... É essencial relaxar, pois todos temos não só bloqueios físicos como também bloqueios mentais.”

“Uma história persa escrita no século XII por Farid Uddin Attar” — explica Michel Chiron — “conta que certa noite o rei Mahmud depara com um homem que está peneirando terra à procura de ouro. Sem dizer nada, o rei joga então sua preciosa pulseira no meio do monte de terra e vai embora. Na noite seguinte, ele volta e vê o homem ainda peneirando. ‘Com o que você deve ter encontrado ontem’, diz o rei, ‘já fez fortuna e agora tem poder e independência. No entanto, você continua garimpando.’ O homem responde: ‘Foi com este trabalho que descobri o tesouro e vou continuar nele enquanto viver’.

O método Noro tem algo desse tesouro escondido. O mestre Noro nos ajuda a procurar, a trazer à luz, a ver esse tesouro. Não como num museu, mas como num jardim. O exercício do *kinomichi* é uma interrogação permanente. Sua evolução exige do aluno uma atualização minuciosa: nem repetição de um saber adquirido, muito menos reprodução mecânica, a prática do método Noro é a concretização, dia após dia, de uma ‘utopia’. Os japoneses chamam de ‘tesouro nacional vivo’ o mestre que tenha atingido um nível muito alto na prática da sua arte. Ao mesmo tempo modelo e fonte, mestre Noro preza sua utopia justamente porque sua relação pessoal e sua formação tradicional durante longos anos junto ao mestre Ueshiba[8] (‘meu mestre’, ele nos lembra com frequência) o levaram, por meio dos seus questionamentos, da sua constante transformação, da sua história pessoal, a continuar buscando e buscando ainda mais e de outra maneira. Seguir esse ‘caminho estreito rumo ao Grande Norte’, por onde Bashô avança calmamente e... vai escrever seus poemas mais belos. Renunciar às soluções convencionais ou fáceis e saber nos ‘ater ao difícil’, como Rilke nos ensinou a fazer. O que é uma pesquisa senão criar uma hipótese e tentar verificá-la?”

8. Morihei Ueshiba (1883-1969), fundador do aiquidô (caminho da harmonia da energia), criado entre as duas guerras mundiais.

Um caminho e um ensinamento

"É um caminho" — diz um jovem instrutor — "porque desde as primeiras lições surge a perspectiva de uma caminhada, logo, de algo em longo prazo. Não uma moda, não um passatempo, não uma distração, não um esporte. Entramos de imediato numa jornada que comporta o potencial de um caminhar em todas as possíveis facetas do indivíduo. Faceta concreta, corporal, física: o trabalho sobre o corpo. Mais sutil é a aproximação de uma pessoa a outra, que sem dúvida inclui um domínio psicológico. Mais profunda ainda, uma jornada totalmente espiritual. Em todo caso, é para mim o fundamento, senão eu me desinteressaria por completo desse trabalho, que é uma busca. A busca do possível, quando se está um pouco atento ao próprio interior, ao que se exprime mais fundo, que é uma espécie de promessa, de prenúncio de algo que pode se realizar em nós e não se pode identificar por inteiro no início de uma jornada, mas vai pouco a pouco se revelar no decorrer do tempo dedicado a ele e do fato de trilhar esse caminho. Três aspectos separados artificialmente, que se reencontram num conceito que é o termo 'caminho'.

É um ensinamento, pois o que se ensina no *kinomichi* é uma perspectiva do mundo e do universo, da relação com o outro, a relação com seu próprio ser — uma relação diferente da que se costuma aceitar. A diferença essencial está em tentar relacionar-se com o seu ser, como numa relação com algo que se manifesta, não para adestrá-lo, não para dominá-lo, mas para amansá-lo.

Com esse trabalho sobre a escuta, sobre o contato, vamos tentar pouco a pouco amansar o que em nós tem medo, desconfia, se refugia muitas vezes nas couraças psíquicas ou simplesmente corporais, porque um bloqueio não é outra coisa senão uma proteção.

Dessa ótica, o *kinomichi* me parece de uma riqueza inédita, de certa maneira infinita, como podem ser os grandes campos da criação humana, a arte, a religião, porque é algo capaz de colorir, inundar todos os aspectos da vida, algo que, se estamos um pouco abertos, um pouco evoluídos, pode se metamorfosear incessantemente. O interessante de um caminho é não entrar num trabalho que vai se petrificar, que será estruturado a ponto de se tornar um caminho morto."

"O *kinomichi*" — diz um cardiologista vietnamita — "é a prática da filosofia oriental através dos gestos mais simples e das situações mais triviais. As tradições do Extremo Oriente — por exemplo, o zen, que floresceu até o século XI — se perderam ou não se adaptaram à vida econômica e social atual. O *kinomichi* permite uma vivência, um relaxamento em cada fibra do corpo no mais profundo do ser."

"O que é o *kinomichi*?" — pergunta um publicitário. "Darei uma definição geral, banal: é a busca de harmonização do corpo e do espírito. Claro, essa definição permanece ambígua, pois seria preciso definir o que é espírito e o que convém harmonizar. Alguns entendem a palavra 'espírito' como sinônimo de mental e, logo, de pensamento; outros, mais como a alma no sentido cristão, que conteria tanto a parte afetiva quanto a espiritual. Cada um entende como quer na medida em que cada um sente um conflito, uma oposição entre suas aspirações e sua expressão. Para mim, o *kinomichi* permite unificar o que está em conflito: o interior e o exterior, o sentimento e o comportamento, a intenção e o movimento, o ideal e a materialidade... É uma abordagem que tende a unificar, harmonizar, equilibrar.

Uma palavra-chave: consciência. Nossa evolução e nossa realização passam pela consciência. É o objetivo de nossa vida. O método Noro é uma maneira simpática de convidar o indivíduo a se encontrar no íntimo de si mesmo. Ele recorre ao que o indivíduo tem de mais legítimo dentro dele. Mas há aqueles que querem responder a esse convite e aqueles que não querem, que fogem de si mesmos.

Há formas privilegiadas para cada um. O *kinomichi* me convém particularmente, pois minha empreitada pessoal consiste em evoluir pelo corpo."

Com definições tão diversas — diversidade que expressa a riqueza da vivência —, vão tomando forma os diferentes aspectos do *kinomichi*, que tentaremos explicitar.

Por enquanto, trata-se de compreender que o *kinomichi*, "via da energia", é um aprendizado da unidade pelo movimento, ao mesmo tempo arte corporal, via de iniciação, ensinamento, filosofia de vida que resulta em sabedoria. Para resumir:

- O método Noro, resultado do encontro entre o Extremo Oriente e o Ocidente, é uma abordagem tradicional e moderna que alia uma exigência corporal oriental a uma exigência intelectual ocidental. Esforça-se para restituir ao ser humano seu lugar como intermediário entre o Céu e a Terra. Constitui uma exploração pessoal do dinamismo, no qual são vivenciadas a geometria do corpo e a criação de um espaço. Propõe a seus praticantes, sem distinção de idade e de sexo, uma iniciação por etapas que permite a cada um progredir no próprio ritmo.
- O método Noro é uma via que contribui para pôr fim à separação e à fragmentação, reencontrando os equilíbrios e os ritmos naturais, o que permite avançar no caminho da unidade consigo, com os parceiros e com o mundo inteiro.

PRIMEIRA PARTE

A EXPERIÊNCIA DO INICIANTE

1. A PERSPECTIVA DO INICIANTE

ACOLHIDA E AMBIENTE

Nunca é fácil adentrar um lugar onde se pratica determinada disciplina. Nós nos vemos sozinhos num local desconhecido, no meio de pessoas que parecem se conhecer e estar familiarizadas com os exercícios. Tudo isso aumenta a sensação de estranheza.

Para facilitar o contato, mestre Noro organiza várias vezes por mês uma aula aberta para permitir que os interessados tenham uma ideia, ou melhor, "sintam" como tudo transcorre e qual pode ser o sabor do método Noro.

A primeira impressão é agradável; os ambientes são luminosos, espaçosos, limpos e muito bem equipados.

Assim que a pessoa entra em lugares como esse, é tomada por uma atmosfera que não consegue definir, feita de simplicidade, rigor e entusiasmo. O recém-chegado — muitas vezes preocupado e tenso — fica sob os cuidados de um "veterano". A recepção é amistosa e gentil. Não se exerce nenhuma pressão. Cada um se sente livre. Trata-se de um convite para praticar "exercícios" propostos. Nada de "trote". Muito rapidamente, quem acabou de chegar sente-se confiante e relaxa.

Os praticantes devem, entretanto, submeter-se a algumas "regras", sobretudo praticar com traje apropriado, isto é, limpo e bem passado. Dá-se grande importância também à higiene corporal.

Se a primeira experiência for positiva, o próximo passo pode ser a inscrição para a prática regular. Os iniciantes vestem um quimono branco. Este, a pedido do mestre Noro, foi desenhado por Mouchy, estilista famosa que trabalhou para Hanae Mori. Quando de suas viagens ao Japão, ela se inspirou nas vestes dos monges xintoístas.

Alguns praticantes usam uma calça preta larga com listras brancas bem finas, chamada *hakama*. O nome japonês dessa vestimenta de cerimônia tradicional acabou por designar aqueles que já têm muitos anos de prática.

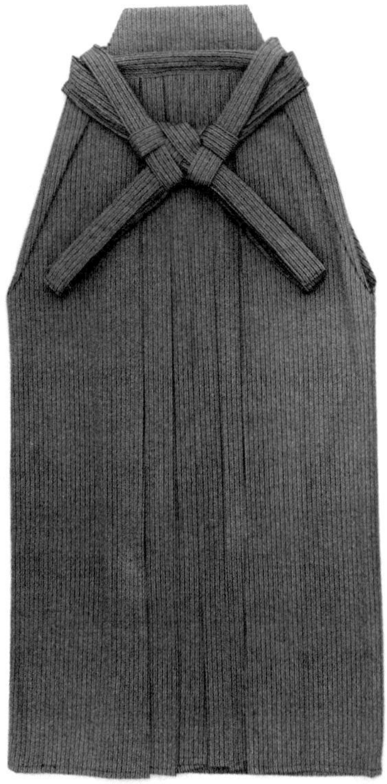

Foto 3 — Dobra ritual de um *hakama*

Mestre Noro usa um traje branco com corte especial. As paredes do *dojo* são brancas, o chão é coberto por uma lona branca e os praticantes se vestem de branco. Não há nenhum móvel na sala da prática. Frequentemente, coloca-se um grande buquê de flores ou ramos num canto. Tudo isso contribui para criar um ambiente atemporal. A pessoa não se sente mais em Paris… talvez no Extremo Oriente? O traje elimina as diferenças de condição social. As aulas são praticadas em silêncio. Só se ouve a voz de mestre Noro. As diferenças de formação desaparecem. A proposta é um encontro desconsiderando os papéis sociais: encontro com o próprio corpo, encontro com o movimento, encontro com o outro, numa autoconscientização.

PARTICIPAÇÃO E DESCOBERTA DA SENSAÇÃO

Participar, não assistir

Não se pode ser espectador da prática do *kinomichi*. É preciso praticá-lo, participar dele em pessoa. Sim, há beleza nos gestos, graça no movimento, e seria possível observar com interesse os praticantes como num espetáculo de dança. Mas não é um espetáculo: ali só há praticantes, nenhum espectador. Cada um se engaja numa experiência pessoal e é ator do movimento conjunto, do qual é parte interessada. Desse modo, a dualidade passivo-ativo é descartada imediatamente. Cada um agrega algo com sua presença. Assim, o ambiente se forma a partir do que cada um traz.

Descoberta da sensação

Num primeiro momento — embora a cada vez seja diferente e nenhuma aula se iguale à outra —, mestre Noro costuma dar as seguintes instruções: "Alonguem-se... sintam o chão... sintam as costas... flexionem os joelhos... suas costas todas tocam o chão... observem o que acontece. Relaxem... livrem-se de todos os seus bloqueios... E agora alonguem os braços acima da cabeça, mantendo-os no chão... Estiquem as pernas... empurrem os calcanhares.... Espreguicem-se... Cuidado, não forcem... não agridam... nenhuma violência... suavidade... observem... Relaxem... observem...

Agora empurrem o calcanhar direito e o braço direito... devagarinho... Expirem ao se espreguiçar... Voltem à posição anterior e observem a diferença com relação ao lado esquerdo... Conseguem sentir? Qual é a diferença? Está mais leve? Mais volumoso? Mais quente? Mais vivo? Tentem agora com o pé e o braço esquerdos. Agora a espiral... Todos deitados de costas... braços estendidos. Levantem a perna direita e façam-na tombar para a esquerda... a cabeça voltada para o lado direito... alongamento da perna direita e do braço direito... Sintam a linha de força que passa pelo quadril... uma linha contínua... sem solavancos... Uma linha que se desenrola... uma linha em espiral... Conseguem senti-la?"

Nada mais simples e mais fácil, aparentemente, do que esse exercício no chão! Ele está ao alcance de todos: deitar-se, espreguiçar-se. Não requer nenhum esforço: relaxamento, descontração. E, no entanto, o essencial do método Noro já está presente aí.

A passagem do físico para o psíquico acontece de modo imperceptível. O exercício não é puramente físico. Não se trata de completar algo, de chegar a algum lugar, mas de estar presente no que está acontecendo... "Sobretudo não forçar, não agredir...", decorrendo daí uma conscientização da maneira como tendemos a agir habitualmente: eliminar pela força o que resiste, não apenas no mundo exterior, nas nossas relações com o outro, mas também com o nosso corpo. Não temos nenhuma suavidade, nenhum respeito. E eis que me propõem modificar meu jeito de ser habitual. Qual é o sentido disso? Aonde isso pode me levar? Não sei. Mas já constato que me sinto bem, como que apaziguado. Talvez com um pouco de ingenuidade, vejo que o meu bem-estar passa pelo meu corpo... que este se sente bem quando não é agredido... ele prefere a suavidade à força! Como não lhe dar razão?

E eis que entro num mundo novo e rico que estava ali, sempre presente, mas ao qual não prestava atenção até agora: a sensação. Esse mundo é ao mesmo tempo de grande sutileza e requinte, pois o importante é apreciar a mínima nuance, a menor mudança, mas com muitos matizes, já que ele se altera sempre. Ainda por cima, está o tempo todo disponível e presente, visto que está em mim ou, mais exatamente, no ponto de encontro entre o meu corpo e o que lhe é exterior.

Ponto de encontro ou ponto de contato que me informa ao mesmo tempo sobre mim e sobre o outro, que me faz perceber a diferença e ao mesmo tempo me dá indicações sobre a ação que cabe a mim empreender.

Essa sensação estava ali presente e, no entanto, eu não a degustava. Esse gosto (do latim *sapere*, que resultou em sabor e saber, o que mostra que não há saber verdadeiro sem sabor) é o saber daquele que agora é capaz de degustar.

Essa sensação é pessoal. Entretanto, assim que presto atenção nela, ela se expande para a sensação do outro. Enquanto eu não me sentir, não posso sentir o outro. A sensação é a chave de todo o conhecimento.

A conscientização das sensações conduz às emoções. As sensações são neutras: mais ou menos vazio ou cheio, mais ou menos leve ou pesado, mais ou menos quente ou frio.

As emoções são as colorações subjetivas que damos às sensações — agradável ou desagradável — e dependem das associações que estabelecemos com estas em razão da nossa história.

Essas emoções estão presentes em cada um, mas mestre Noro prefere não falar delas. Ou, mais precisamente, ele fala da maneira como elas se expressam pelo corpo: tensão, bloqueio. A descontração e o desbloqueio, graças aos alongamentos e à expiração, permitem a livre circulação da energia que vai reabsorver e dissolver as emoções.

É raro mestre Noro falar da energia, ou *ki*. Ele critica apenas o erro que nos faz acreditar que força é tensão, que consiste em prender a respiração e inchar os músculos. Os músculos são apenas o suporte exterior. "A energia" — diz ele — "é como a água que corre através de uma mangueira de incêndio. Os músculos são a parede exterior dessa mangueira. Se a bloquearem, tudo explode. É por isso que os esportistas que 'forçam' são em geral vítimas de acidentes. A verdadeira força está na descontração e no relaxamento, no livre escoamento da água que passa pela mangueira." Daí a imagem do ser humano: braços erguidos para o Céu, pés enraizados na Terra e a energia que circula através dele, como através de vias do Céu à Terra e da Terra ao Céu. Essas duas vias ou caminhos de energia se encontram nele, num ponto central que os japoneses chamam de *hara*.

O EXTREMO ORIENTE EM PARIS?

Ao entrar na sala de prática — *dojo* —, a atmosfera é o que primeiro nos surpreende... nos sentimos longe de Paris. Há ali algo de exótico, oriental, japonês. É outro mundo... Sentimos a presença de uma tradição. É a decoração da sala, o traje dos praticantes, a etiqueta e os rituais de saudação. Esse aspecto atrai alguns e afasta outros.

Mestre Noro, por sua vez, adota uma posição muito diferenciada e em constante evolução quanto às formas tradicionais. Nada o exaspera mais do que a imitação subserviente de formas que tinham um sentido totalmente diferente e outras funções no contexto japonês em que eram praticadas. Ele só conservou aquelas que fazem sentido para os ocidentais. Nenhum sacrifício, então, para com as "coisas do Japão", artificiais, e o exotismo. Por outro lado, sendo ele mesmo japonês, é "todo o Japão", o jeito de ser "japonês", ou ainda a tradição antiga do Japão, que ele transmite com sua presença.

O *dojo*

O *dojo* — sala de prática — significa literalmente "lugar onde se pratica o caminho" (dô = tao = caminho). Esse termo, surgido no Japão no século X com a introdução do zen-budismo, tem uma longa história. Na Índia, falam da iluminação de Buda. A palavra sânscrita que designa esse estado é *bodhi*, que significa "despertar". Não faltam termos em chinês para exprimir o "despertar". Mas não se trata de qualquer despertar, e sim do despertar absoluto. Então, para dizer que o Buda atingiu o *bodhi*, traduziram "o Buda atingiu o tao", quer dizer, o caminho, a verdade máxima. E como o lugar onde o Buda está quando atinge o despertar é chamado *bodhi mandala*, ou "círculo do despertar", traduziram esses termos em chinês por *tao-chang*. Por extensão, os templos na China eram chamados *tao-chang*, cujos caracteres são lidos "dô-jô" em japonês. Por extensão, o *dojo* logo designou o local onde as artes marciais e cerimônias afins eram praticadas. Depois ele se popularizou. Com pronúncia idêntica mas escrita levemente diferente, o *dojo* acabou designando lugares onde as pessoas se reúnem para, por exemplo, jogar xadrez ou majongue. Para mestre Noro, o *dojo* designa essencialmente o local onde os exercícios são praticados. É um lugar sagrado, no sentido de que ali "se fazem exercícios para a evolução espiritual à procura da harmonização de si com a respiração cósmica, a fim de entrar na circulação de energia entre o Céu e a Terra".

Etiqueta e ritual

As regras de comportamento dentro do *dojo* não são exatamente orientais, mas provêm da mais simples boa educação: respeito pelos locais de prática e pelas pessoas que ali se encontram.

O respeito pelos locais compreende não só um comportamento atento ao espaço físico do *dojo* — limpeza, manutenção, reparos, decoração —, mas também em relação ao *dojo* "espiritual", no sentido que se trata de um lugar dedicado especificamente ao estudo do caminho. Essa atitude permitirá que o praticante encontre a maneira certa de se comportar, tanto na sala de prática quando nos anexos (vestiários, recepção, duchas). É evidente que o sentido do respeito para com os objetos se aplica também às pessoas.

Por respeito às pessoas, é preciso entender primeiro o sentimento de reconhecimento em relação ao mestre ou aos professores, que "demonstram" e partilham o que sabem. Mas é também a atitude dos mais experientes gentilmente contribuindo para que os iniciantes possam se aperfeiçoar.

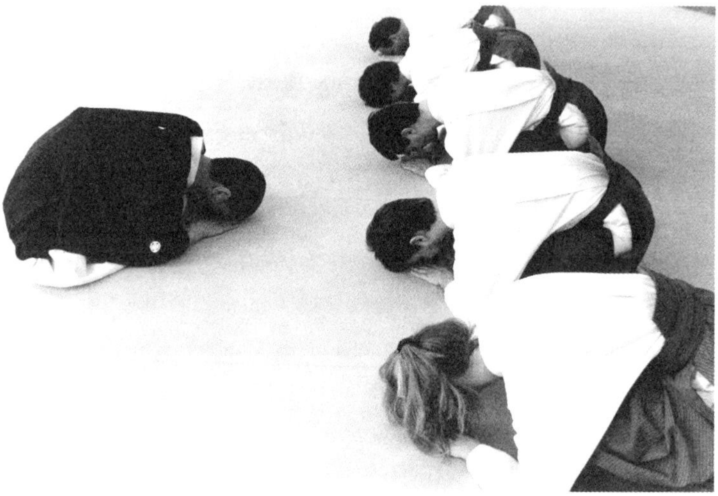

Foto 4 — Etiqueta e rituais

Por todos e para todos, o respeito se manifesta graças a um comportamento educado (sem ostentação), cortês, amável, generoso, assim como às saudações.

Existem vários tipos de saudação: de pé ou sentada, ao *dojo*, ao professor, aos outros praticantes. Mestre Noro pouco fala das saudações e deixa que aconteçam sem intervir, e os recém-chegados imitam o comportamento dos mais experientes. Só falaremos aqui da saudação ao professor, muitas vezes mal compreendida. "Nunca me prostrarei diante de uma pessoa"

— dizem alunos ocidentais que veem nisso uma forma de idolatria, mostrando assim sua identificação com essas formalidades. Nunca nos curvamos diante de um indivíduo, mas sim do que ele representa, ou seja, sua competência, os conhecimentos que ele aceitou partilhar. Assim, a saudação é uma forma de gratidão. Contudo, vai ainda mais longe. Nós nos curvamos diante da energia primordial que ele manifesta e da qual toda pessoa é expressão. É por isso que o professor saúda e se curva também diante dos alunos, seja qual for o nível que atingiram.

É imaturo realizar os rituais mecanicamente. Eles são respeitados não porque vêm de tradições antigas, mas porque têm um sentido para si e para o grupo.

Não há no ritual a ideia de coerção, mas sim de estabelecimento de relação. O professor é saudado não por ser uma regra, mas pelo reconhecimento de que ele possibilita ao aluno descobrir sua relação com a energia. É por isso que o professor é chamado de mestre — em japonês, *sensei* significa "aquele que nasceu antes", portanto aquele que sabe mais. Ele é respeitado porque comunica ao aluno o que ele veio aprender e o que considera valioso. A saudação é a expressão do reconhecimento. Nunca uma pessoa é saudada, mas o conhecimento que ela transmite, a energia que ela revela e à qual ela dá acesso.

A saudação apresenta também outros aspectos: marca a mudança de plano, a passagem da esfera profana para a "sagrada", processo de iniciação em que o ser se transforma. O ritual tem muitos outros aspectos. Assim, a saudação significa a aceitação do ensino que se recebe e testemunha a receptividade diante desse ensino, diante daquele que o transmite, do parceiro que permitiu que nos exercitássemos. Do mesmo modo, a posição sentada (*zazen*) implica uma postura e uma forma de respiração.

A postura permite uma conscientização das tensões do corpo; logo, o relaxamento dos músculos do rosto, mais particularmente da mandíbula, e dos músculos dos ombros; proporciona a purificação dos rins, o relaxamento do abdome e dos esfíncteres. A respiração calma favorece o relaxamento.

Assim, se o *dojo* é um perfume, um sabor do Japão em Paris, o ritual nele praticado não pode ser repetitivo. Enquanto o *dojo* for um lugar onde efetivamente acontece algo, o ritual permanecerá vivo. O *dojo* se torna, então, um lugar que cada praticante cultiva, um lugar que o carrega e o alimenta, um lugar de vida, de iniciação e de desenvolvimento — portanto, um lugar de criação.

PEDAGOGIA

Primazia do não verbal

Tradicionalmente, no Japão, o ensino se realizava sem explicação, sem verbalização. Ainda hoje, quando alguém chega a um mosteiro para um *seshin* sem ter ouvido falar de zen, ele é posto num lugar... onde lhe indicarão os ritos. Ponto final. Um leve toque com uma haste de bambu nos ombros basta para ele se endireitar. E ele fica assim horas a fio, sem saber aonde isso vai levá-lo, por que está fazendo aquilo. Um ocidental provavelmente teria ido embora depois de uma hora... Um japonês ficaria e, pouco a pouco, entraria na experiência. De fato, para os japoneses, o que interessa não é o fruto, mas o caminho que leva até ele. Tentam embarcar numa experiência, seja humana, espiritual, seja qual for, sem nunca procurar enfatizar seu significado. Falar da experiência seria sobrecarregar o discípulo com um monte de ideias das quais ele precisa exatamente se libertar para entrar na experiência. "Qual é, então, a essência do ensino?" — se perguntaria. Nenhuma, pois se trata de entrar no nada... libertar o espírito para entrar no vazio que se abrirá para a verdadeira sabedoria interior. Quando se pergunta a um monge que acaba de ouvir explicações do mestre "o que foi que ele disse?", ele responde: "O que o mestre disse não importa. A presença dele é que importa". É um pouco o que vários alunos de mestre Noro sentem, mesmo não sendo ele budista. O mestre permanece, entretanto, impregnado de toda a tradição japonesa, da qual é portador.

Antigamente, esse método tradicional de ensino não era desconhecido no Ocidente. Todo aprendizado, seja de uma técnica, seja de um conhecimento, passava pela repetição dos mesmos gestos. Era uma pedagogia que tentava dar vida a uma experiência de tal modo que ela pudesse ser assimilada pelo corpo.

Hoje, a educação "moderna" consiste em "explicar". Ela se tornou "intelectualizada". O aluno assimila pela cabeça, não mais pelo corpo. Daí o frequente desinteresse dos estudantes e, em reação ao intelectualismo, o interesse pelos métodos "antigos" que nos vêm do Extremo Oriente.

Mestre Noro conservou grande parte do aspecto não verbal do ensino — embora às vezes ele fale bastante durante as aulas — e procurou adaptar o modo de ensino do *kinomichi* à mentalidade ocidental.

"Quando um iniciante entra pela primeira vez num *dojo*" — diz mestre Noro —, "ele começa imediatamente a praticar com um aluno mais experiente. Alguns gostariam de começar dando explicações. Mas isso não serve para quase nada. É preciso deixar o iniciante saborear o movimento, sentir o que acontece. Como os alunos são muito sensíveis, o estado do instrutor transparece: seu medo, nervosismo, ressentimento. É possível que o aluno não saiba analisar, mas seu corpo sente isso e reage.

Há no ser humano uma parte 'animal' muito refinada e muito inteligente. Se, por exemplo, um aluno que progride bem se cansa, enquanto esse cansaço ficar no nível 'animal', não haverá problema. Um pouco de descanso vai dissipá-lo. No entanto, se esse cansaço se produzir na cabeça, inevitavelmente acontecerá um bloqueio. Nessa situação, é inútil dizer ou explicar qualquer coisa, pois é para a cabeça que se fala, o que só faz aumentar o bloqueio. É melhor deixar o 'animal' agir. Muitas vezes, o instrutor redobra os esforços para oferecer um bom ensino. Isso pode criar tensão. Tudo deve acontecer no nível do 'calor' que ele precisa saber transmitir.

Quando prestamos atenção demais nas pessoas, isso as incomoda e não as deixa satisfeitas... Contudo, às vezes é difícil se calar... Um dos meus alunos, quando lhe mostrei algo certa vez, me disse: 'Por favor, mestre, o senhor poderia sair do *dojo*?' — e ele ficava praticando sozinho, e então, 15 minutos depois, ele me chamava. 'Por favor, mestre, agora o senhor poderia observar o meu exercício?' Eu observava, e o que ele fazia estava muito bom. Às vezes é difícil não falar, mas é preciso confiar no 'animal-homem' [...]. Se quisermos acertar demais com um aluno, corremos o risco de criar um bloqueio. É preciso 'deixar fluir', mas isso não equivale a não se importar!

Alguns alunos me perguntam: 'O que permite ensinar bem?' Claro que é a força do caráter, da personalidade. Essa força vem do centro do corpo, do *hara*. Assim, aquele que está centrado em si mesmo pode ensinar, mas não aquele que está aprisionado à cabeça. Para aquele que está centrado, os exercícios se tornam muito simples. As mãos, os pés, a cabeça, tudo está em acordo e em equilíbrio. São como sócios que cooperam. E eles podem cooperar porque são animados pela energia que vem da mesma fonte.

O maior perigo é escolher um mau professor. O espírito do professor deve estar em constante evolução. Então, o aluno percebe essa evolução. Cabe ao aluno principiante pesquisar, se tiver disponibilidade. O perigo é que, se o professor é medíocre, o que ele transmite é a sua mediocridade.

Costumo dizer aos meus alunos que eles são inteligentes demais. Eles, sem dúvida, pensam: 'Sim, claro, somos inteligentes...' Mas o que quero dizer com isso é que, na verdade, eles não são inteligentes. 'Inteligentes demais' quer dizer 'nada inteligentes'. Eles não têm a inteligência que permite a abertura das portas.

Alguns praticantes do *kinomichi* acham que para começar esse trabalho é preciso utilizar o cérebro. Está errado. Não se deve fazer perguntas. Pessoalmente, quando trabalhava com o meu mestre, eu nunca fazia perguntas. Quando ele dizia alguma coisa, eu abria totalmente o corpo, ou melhor, tentava abri-lo ao máximo e aprender, receber. Mas nossa cabeça muitas vezes fecha essa porta capaz de se abrir para os outros. Com as portas fechadas, não nos é possível receber. Para receber e aprender, as portas devem estar escancaradas. Aí então, automaticamente, a coisa entra. Com o meu mestre era magnífico: quanto mais ele sentia as portas abertas, mais ele procurava dar. É assim que mestre e aluno estão em relação de responsabilidade.

Alguns dos meus antigos condiscípulos no Japão me perguntam: 'Como o senhor faz para ensinar? Aqui é a França, não o Japão'. Respondo: 'Mentira. A cor da pele muda, mas o ser humano não. Os hábitos mudam também. É sobre essa base que eu avanço. Não é que eu tenha deixado de ser japonês e tenha me ocidentalizado. Não. O coração é um só. Assim que nos damos conta de que o ser humano é um só, não há mais fronteiras'.

Pessoalmente, sou um homem do movimento. Nunca aprendi nada nos livros, pois as teorias me parecem deslocadas; para mim, é a experiência que prevalece. Não paro de estudar e de aprender, mas é o meu corpo que me diz se está certo ou não. É, ao mesmo tempo, um conhecimento íntimo que não deixa espaço para nenhuma dúvida, e um não conhecimento, no sentido de que não passa pelas palavras. Como diz o zen-budismo: 'Quem não conhece é um tolo; quem conhece se engana'.

Para mim, o verdadeiro conhecimento é aquele que é vivido e praticado. A expressão mais apropriada é a linguagem do poeta, o quadro do pintor, o movimento do bailarino. Quando dou aula, os alunos observam que falo muito, mas, se falo, não é para convencer. Se fosse para convencer, toda a minha pedagogia seria diferente. Muitos não compreendem bem o que digo: 'A linguagem de Noro é especial' — pensam eles. 'Preciso fazer um esforço para compreendê-la, senão nunca vou conseguir fazer o exercício'. Mas não é assim. O que conta não são as palavras que digo ou as ideias que enuncio, mas o ambiente que crio, o calor que transmito. E quem está aberto pode senti-lo. E alguns que estão fechados ou desconfiados ou tensos podem então se descontrair e se abrir.”

Primazia da sensação

A teoria cria a confusão. No entanto, o exercício permite que cada um tenha uma experiência direta e pessoal, que é dele. Experiência imediata e incontestável de um bem-estar, de uma plenitude, de uma alegria que conduzem à paz. Essa experiência é diferente para cada um: ela tem níveis, profundidades, intensidades muito diversas em função da abertura e da sensibilidade de cada pessoa. Mas um iniciante, desde a primeira aula, pode ter essa experiência.

Mestre Noro esclarece:

“Quando anunciei meu desejo de que o *kinomichi* fosse apresentado em livro” — diz mestre Noro —, “inúmeros praticantes e instrutores se preocuparam com esse projeto e até mesmo se opuseram a ele: 'Como falar daquilo que sentimos? A experiência é tão íntima... Nenhuma palavra permite descrever o que o exercício nos permite viver. É tão rico... Por que falar, se basta praticar?' Eles têm razão em certos aspectos, mas se esquecem de que, se o *kinomichi* traz tanta coisa para quem o pratica, ainda há um público grande que o desconhece. E a primeira coisa que uma pessoa diz quando lhe falam desse método é: 'Explique para mim o que é o *kinomichi*'. Então, todos ficam constrangidos. Podem dizer, claro, 'é formidável... me sinto em forma', mas isso não basta."

O *kinomichi* é uma disciplina de uma riqueza infinita. Ninguém ainda esgotou suas possibilidades. Mestre Noro é um exemplo disso? Não, de jeito nenhum, porque o método Noro é um caminho de autodescoberta, o que implica estar sempre em movimento. É, então, um modo de vida; estar em busca contínua e ir de descoberta em descoberta. O método Noro é praticado em grupo, mas cada um sente coisas diferentes, pois cada um é diferente. Posso exprimir minha sensação, mas a sensação do outro será diferente. Cada um segue sua caminhada interior, no próprio ritmo, mas fundamentalmente cada um chegará, um dia, no mesmo lugar.

Títulos e iniciações

O iniciante usa um quimono branco. Depois de várias aulas, ele recebe um emblema (*mon*) que representa o desabrochar da flor de lótus, vinda do brasão da família paterna de mestre Noro, que ele leva costurado nas costas do quimono.

Alguns anos depois, se perseverar na prática e superar algumas etapas, ele se tornará *hakama* estagiário. Mais alguns anos e ele se tornará *hakama* regular.

Os iniciantes não compreendem bem o significado desses títulos. Imaginam que ser *hakama* é ter recebido um diploma de competência. Nada disso. Assim como no Japão a faixa preta marca o início da verdadeira prática e não seu objetivo máximo, vestir um *hakama* no *kinomichi* significa que o praticante entrou no caminho certo, que assumiu o compromisso tácito de continuar.

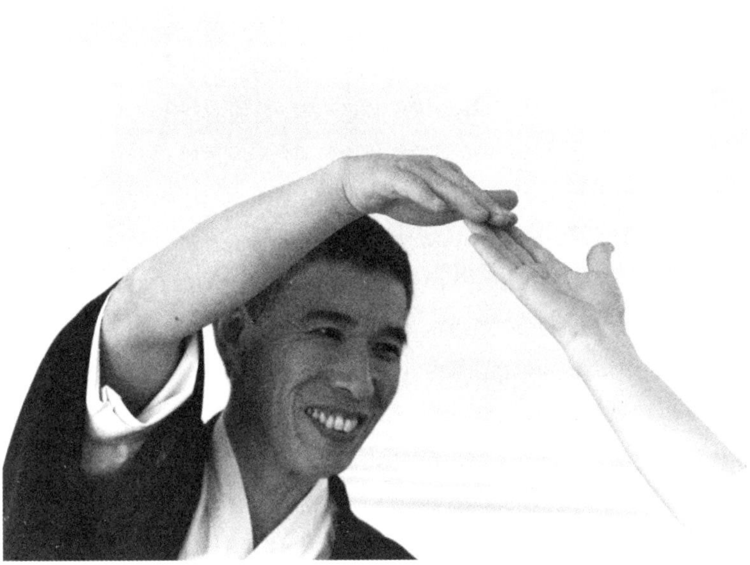

Foto 5 — A presença do mestre: primazia do não verbal

Mestre Noro esclarece: "Só quem é *hakama* pode ser considerado discípulo. O mestre o aceitou, e o discípulo, ao receber o título, assume o compromisso de frequentar as aulas e estudar assiduamente. Não se trata de uma patente técnica, mas de uma abertura do coração. Alguns *hakamas* que têm o gosto e o desejo de ensinar se tornam instrutores com a minha autorização e abrem o seu centro".

AS PALAVRAS E A PRESENÇA DO MESTRE

O *kinomichi* existe como disciplina autônoma. Entretanto, é inseparável da personalidade do seu fundador, mestre Noro. Ele lhe deu forma e mantém seu espírito. Não se trata de um paradoxo irrelevante o fato de "esse espírito" ser comunicado aos alunos por um mestre que fala um francês muitas vezes incorreto e difícil de compreender. Contudo, suas palavras têm um impacto certeiro nos participantes. De fato, mestre Noro só fala do que sabe, isto é, do que sente em profundidade. E, quando não sabe a resposta, ele diz isso calmamente, sem procurar dar uma devolutiva, sem fingir ser aquilo que não é.

Se as palavras de mestre Noro — apesar da simplicidade e da lógica desconexa delas — têm tal impacto, é porque não podem ser isoladas da sua presença e do seu carisma particular.

As palavras do mestre

Como vimos, mestre Noro não dá explicações, não faz uma exposição de ideias sistematizadas e articuladas. Ele se manifesta por meio de orientações, realçando o aspecto positivo das coisas, ou também por imagens, utilizando o simbolismo oriental, e contando histórias.

Orientações

Citemos as orientações que ouvimos com mais frequência:

- "Sorriam... sejam *sexy*... não fiquem de cara fechada."
- "Abram o coração... irradiem afetuosidade... nada de se fechar."
- "Descontraiam-se... relaxem as tensões."
- "Procurem o outro... não se isolem na própria concha."
- "Sigam adiante... enfrentem."
- "Cresçam... não se achatem... não se petrifiquem."
- "Abram-se para o outro... não agridam... não se agridam... não se martirizem."
- "Abram todos os seus sentidos... não os fechem."
- "Busquem a alegria, não o sofrimento; procurem a expansão, não o encolhimento."

A expressão é sempre positiva e privilegia um dos termos da dualidade. Assim, mestre Noro fala de suavidade e harmonia, que são uma contrapartida à força, à agressão e à violência; de abertura, não de fechamento; de alongamento, de relaxamento, não de contração e de tensão; de expansão, de amplitude, não de concentração; de alegria, não de sofrimento; de expiração, não de retenção nem de inspiração.

Esse último exemplo mostra bem que, se mestre Noro só fala de expiração, não significa que não devemos inspirar. Como seria possível expirar sem inspirar? Porém, o momento importante é o da expiração. Assim que expiramos, a inspiração ocorre automaticamente, por si só, sem que tenhamos de prestar atenção. A abertura é importante, o fechamento se faz por si só etc. etc.

As imagens e o simbolismo oriental

A mais frequente é a de Céu e Terra, na forma de energia do Céu e energia da Terra. A noção de energia nos leva ao *ki*, do qual falaremos mais adiante. Temos também as imagens do Fogo, que queima e alimenta, e da Água, que é flexível, fluida, que transborda e é receptiva. Outra imagem frequentemente citada é o caminho de evolução do ser humano, que vai do Gelo (estado duro e cristalizado) para a Água (flexibilidade), depois para o Vapor (energia liberada), para desembocar na Luz (realização final do ser humano).

Denúncia do mundo moderno

Diz mestre Noro:

“Hoje o ser humano se sente bloqueado. Sua natureza é ser livre, exprimir-se direta e simplesmente, mas a sociedade bloqueia o seu desenvolvimento e a sua evolução. Isso começa pela educação, que estimula a competição e o antagonismo, o que produz uma instabilidade total... Ela nos coloca numa fragilidade extraordinária. Para subir, aquele que está embaixo procura fazer descer aquele que está acima dele. Os valores supremos se tornaram o desempenho e o dinheiro. O mundo atingiu um limite no desenvolvimento daquilo que é material. O ser humano se sente frustrado. Ele se esquece de sua interioridade.”

A vontade do ser humano de dominar a natureza e seu desejo de poder se expressam por inúmeros aspectos cujas consequências nos parecem cada vez mais catastróficas.

“Primeiro, é o desrespeito à natureza e aos seus ritmos. Hoje, nada mais é natural. O ser humano modificou o meio em que vive. De modo artificial, quer eliminar as diferenças entre as estações. Não se respeita mais nem o inverno nem o verão. Da mesma forma, o ser humano transforma a noite em dia. Sua vida acontece sob luz artificial. Ele não acorda mais com o sol. Está tudo pelo avesso. Mandam trazer alimentos de países longínquos. Assim, é possível comprar frutas tropicais em pleno inverno. O organismo não consegue mais encontrar o seu equilíbrio. Os ritmos naturais estão desordenados. A solução não é o retorno a um estado primitivo, mas cooperar com a natureza em vez de procurar dominá-la, agredi-la.”

Depois, a proeminência concedida à competição, à luta e à agressividade: uma das ideias dominantes da cultura moderna é a da “luta pela vida”. Nosso cotidiano está tão impregnado dessa ideia que ela acaba nos parecendo natural. Desde a mais tenra idade nos acostumaram a ver as outras crianças como concorrentes e até mesmo adversárias, já que todo o sistema educacional do Ocidente repousa na ideia de competição; é importante a criança ser a primeira da classe ou aquela que corre mais rápido, assim como será importante, quando for adulta, “vencer” na vida, “subir” na hierarquia social.

O homem-máquina busca sua potência por meio do esmagamento do outro. Ele tem então a impressão de se afirmar e de dominar. “A atitude agressiva” — diz mestre Noro — “consiste em querer ‘romper’ o equilíbrio do outro.” Daí o desejo de proteger a si mesmo da agressão. De fato, a agressividade, que é nosso dever nutrir em relação a eventuais concorrentes, suscita de volta o temor de ser agredido e, enfim, derrotado (perder o cargo, perder o prestígio, ver-se privado de afeto etc.). Na nossa sociedade, um ente querido pode também ser rival em certa medida; daí um sentimento crescente de insegurança. Ora, a desconfiança em relação ao outro acarreta naturalmente uma diminuição da confiança em si, o que acentua ainda mais o recolhimento em si e o fechamento para o mundo.

Em nossa civilização apressada, sem fôlego, galopante, acabamos perdendo a consciência do outro, do vizinho, alguns diriam do próximo. Dirigir a palavra ao outro torna-se um desafio; o contato, uma ofensa. É autodefesa 24 horas. Nós nos acabrunhamos. Mestre Noro esclarece:

“Afundamos a cabeça entre os ombros. Nós nos fechamos dentro do próprio corpo. Os músculos se retesam, endurecem. O corpo fica duro, rígido, sólido como ferro. A questão é sempre saber quem é o mais forte. É a competição, as partidas de queda de braço, que estão presentes nas concepções que hoje predominam em campos tão diferentes quanto a medicina e o esporte."

Assim, na prática médica, procura-se matar os micróbios, extirpar o tumor. Nós nos opomos à natureza. A atitude é agressiva e antagonista, em vez de se levar em consideração o equilíbrio global da pessoa.

"O que faz a medicina hoje? Ela combate as doenças. No entanto, cada vitória sobre uma afecção parece compensada pela recrudescência de outra. A tuberculose tornou-se rara; por outro lado, o câncer e as doenças cardiovasculares aumentaram. O mal apenas se deslocou.

A medicina trata do corpo, exclusivamente do corpo. Ela é completamente desligada do psiquismo, que pertence a um território bem distinto. Esse dualismo tem a grande vantagem de nos possibilitar a segmentação do trabalho e a criação de enormes organizações compartimentadas."

Cada um concebe o seu bem-estar de modo distinto. Com o nível de dessensibilização que a vida moderna provoca no corpo, produz-se um bem-estar artificial para evitar a sensação de que não estamos bem. Enquanto o mal não for designado, recebendo um nome oficialmente reconhecido, estamos bem. No entanto, os pés se dessensibilizam, depois as pernas. A morte sobe pouco a pouco de baixo para cima. Com 40 anos, inúmeras pessoas, sem saber, estão mais mortas que vivas.

Antigamente, pequenas indisposições frequentes eram consideradas um sinal de longevidade. Tratava-se de reações do organismo, que estava se reajustando. Hoje em dia, pouquíssimas pessoas se dão a esse luxo. É preciso estar bem o tempo inteiro perante todo mundo, perante a sociedade, os colegas, até perante a própria família.

Há um paradoxo que o progresso científico, longe de resolver, só faz acentuar: as pessoas vivem muito tempo se sentindo mal consigo mesmas; morre-se jovem sentindo-se bem.

Rejeição da agressividade e busca da harmonização

Mestre Noro esclarece: "Está na hora de mudar de atitude e de rejeitar a agressividade por completo". Expresso dessa maneira, pode parecer utópico para alguns. A necessidade de agredir não seria inerente ao ser humano? E, se a situação for essa, as artes marciais, tais como foram praticadas ao longo dos séculos no Japão, não seriam a resposta apropriada para canalizar e superar essa agressividade? Não é nada disso; a verdade é justamente o contrário.

De fato, vejamos primeiro a necessidade de agredir: é uma constatação das mais banais falar de luta pela vida. Esta se encontra em toda parte, do menor ao maior, no reino vegetal e no animal, nos oceanos, na terra, no ar. A biologia confirma que a vida é combate, agressão, luta impiedosa, feita de mortes e nascimentos, de derrotas e sucessos, de destruição e reconstrução.

O ser humano não escapa disso. Não só a vida dos povos é uma longa sequência de conflitos e de guerras como a vida de cada ser humano se caracteriza pelo conflito, seja ele na sua comunidade, na sua casa, na sua família, seja no próprio coração.

Desde sempre as crianças brincam de guerra, de polícia e ladrão, ou de guerra contra os indígenas.[9] Elas testam sua força nas brigas com os coleguinhas. Não seria todo jogo um combate ritualizado?

Mais tarde, lutam e combatem para obter favores do sexo oposto. Essa luta continua para passar nos exames e nos concursos, aprender um ofício, garantir um lugar ao sol. Toda sociedade é um lugar de luta e de conflitos. "O homem é o lobo do homem", já dizia Hobbes.

Seria possível escapar disso, fugindo da sociedade humana e vivendo na solidão? Não; até no lugar mais afastado o ser humano está em conflito consigo mesmo. Uma parte quer determinada coisa, a outra quer uma diferente. Para restabelecer a unidade, ele tenta lutar contra certas tendências, combater algumas, favorecer outras. Por toda a parte em que se encontra, a lei da vida é comer ou ser comido, matar ou ser morto. Pretender o contrário é negar a evidência. E, no entanto, negar a aspiração do ser humano à paz seria também negar a evidência. Se é fato o desejo de combate, o desejo de paz também o é. Como conciliá-los?

9. Leve-se em conta que, na época do lançamento do livro original, temas como esse ainda não estavam sendo revistos criticamente. [N. T.]

Não há vida sem procura de expansão e de crescimento, que, no ser humano, toma a forma de afirmação de si em relação às coisas, ao mundo, aos outros: "Eu sou o maior, o mais forte, o mais poderoso. Exerço meu poder por toda parte na natureza. Sou igual a Deus". É o que a Bíblia chama de pecado do orgulho, e foi o erro cometido por Lúcifer, "aquele que traz a luz", o maior anjo de Deus, que, por ter desobedecido a Ele — quer dizer, ter-se atribuído méritos que não tinha —, foi atirado de cabeça para baixo do paraíso para o inferno.

Assim que me afirmo enquanto "eu", me oponho a tudo o que é "outro". É assim que a dualidade é criada. E, no entanto, não é possível escapar dela. É uma etapa normal e natural do crescimento. A agressividade não é, portanto, inerente ao ser humano. Ela é a expressão da dualidade, do sentido de separação em que sua vida se dá atualmente.

***

As artes marciais — má tradução ocidental do japonês *buguei*, que quer dizer "arte de paz" — foram uma tentativa de canalização da agressividade, permitindo chegar à paz e à unidade. De fato, todos nós sabemos que os bons sentimentos nunca fizeram que a paz reinasse no mundo. Trata-se de pegar o touro pelos chifres e enfrentar a própria agressividade. Esta se funda na afirmação de si ou se exprime negativamente pelo medo de não conseguir, medo da impotência e, enfim, medo da morte. É o medo que acarreta a tensão dos nervos e dos músculos e a tensão mental. É o medo que engendra a violência. Ora, violência não é força. Na maioria das vezes, a violência é inútil e até mesmo nociva para o resultado pretendido. A eficiência passa pela utilização inteligente de nossas forças e por uma atitude toda relaxada e flexível.

No Japão, a arte do budô consistia em utilizar a força do adversário para imobilizá-lo. O medo engendra violência; a ausência de medo nos permite a não violência. Só aquele que conhece a própria força pode se permitir não esmagar o adversário. Daí o desenvolvimento das qualidades morais — cortesia, generosidade, retidão — que formam o código de honra tanto do cavaleiro quanto do samurai. Esses são os princípios expostos com ligeiras variações por todos os professores de artes marciais, seja por meio dos próprios mestres, seja nos livros que escreveram.

Infelizmente, todos os que praticaram com alguma seriedade sabem que o que acontece no tatame é bastante diferente. A prática real não corresponde às belas teorias. Quais são as características que encontramos hoje em dia com mais frequência?

- *Liberação do estresse*. Basta observar o que acontece num tatame para constatar quantos praticantes vêm para se libertar das tensões e das agressões sofridas ao longo do dia em suas atividades profissionais. Em resposta à violência das sociedades industriais, as artes marciais têm um papel de extravasamento, de válvula de escape individual e coletiva. O conflito deixa o terreno das lutas sociais e políticas e o tatame se torna um lugar de descarga.
- *Busca de segurança*. Hoje, o perigo social é menos a agressão do corpo a corpo do que a agressão psicológica: barulhos, ritmos extremos, insegurança existencial num período de crise. Quem pratica artes marciais se engana de inimigo: ele combate um adversário simbólico, já que não pode enfrentar a dificuldade onde ela se encontra — a exemplo dos ratos trancados numa gaiola e submetidos a descargas elétricas, como mostrou R. Laborit numa célebre experiência que gerou um filme.
- *Busca de poder e dominação*. Como comprova o enorme sucesso popular dos filmes de Bruce Lee, uma motivação frequente dos iniciantes é o desejo de compensar um sentimento de inferioridade, fracasso ou impotência pela afirmação de uma potência viril quase sobre-humana: "Eu sou o mais forte". Não é de espantar, então, que as "artes marciais" tendam a se tornar "esportes", como o futebol, o rúgbi e o tênis, quer dizer, atividades cheias de um simbolismo guerreiro: disputa-dominação, vencedor-vencido, vitória-derrota. O investimento dos praticantes é agressivo e competitivo, mesmo que estejam em jogo apenas uma bola ou um alvo. O objetivo não é mais a caminhada espiritual, mas o desempenho. Diz mestre Noro:

"Um dos elementos da minha evolução foi a conscientização de que a agressão, a luta, o combate são o oposto da paz e do amor. Contrariamente ao que se afirma por toda parte, a agressão e o enfrentamento nunca levaram à serenidade. Nunca vi nenhum exemplo disso.

A oposição e o confronto são uma perda de energia. Levam à destruição. Mas quando duas energias cooperam, vão no mesmo sentido, estão em harmonia, a adição delas se torna multiplicação: dez mais dez não resultam vinte, mas cem.

Os símbolos das grandes religiões — a cruz, a estrela de davi, o espelho xintoísta — são símbolos de harmonização. Quanto a mim, falo de Céu e Terra, ou ainda, como no xintoísmo, Fogo e Água. O Fogo é a força ascendente; a Água, a força descendente. Elas devem estar em harmonia. Assim, no Japão, quando as armas de fogo surgiram, o xógum conservou os movimentos da prática da espada — não para confrontar o adversário ou guerrear, mas para preservar o equilíbrio. Muitos homens de negócios atualmente mantêm essa prática no Japão... e continuam praticando, mesmo que mal consigam ficar em pé."

***

As palavras de mestre Noro sobre a não agressividade não devem ser entendidas como um sermão ou uma recusa idealista pura e simples. Resultam da experiência dele — partilhada por grande número de praticantes que, antes de tomar gosto pelo *kinomichi*, vivenciaram a expressão da própria agressividade e ficaram insatisfeitos. A verdadeira suavidade vem da força ultrapassada e superada, não do recalque, do não reconhecimento da violência interior. Uma pessoa travada é aquela que não aceita sua agressividade e, por isso mesmo, não tem meios para se livrar dela. Mestre Noro revela:

"Quando as pessoas vêm pela primeira vez, às vezes sinto a agressividade delas assim que abrem a porta... Depois de uma hora, o rosto delas muda... Em nossa sociedade, durante o dia inteiro e até chegar aqui, todos estão submetidos à agressividade. Enquanto se está agressivo, tem-se medo do outro. Libertar-se do medo é desmontar a agressividade."

Inúmeros praticantes partilham deste modo os posicionamentos de mestre Noro, como esta jovem *hakama*:

“Quando praticava o aiquidô, eu gostava das projeções (*ukemis*). No entanto, desloquei várias vértebras por causa de quedas muito feias... Compreendi a necessidade de suavidade para constituir meu corpo. Vivi a dominação do espírito sobre o corpo. Como eu não tinha medo, era simples para mim... As mulheres, de maneira geral, recusam o que é destrutivo. É assim que compreendo que o *kinomichi* não tem mais relação com agressividade. Os movimentos podem ter mudado, as formas se modificaram, mas isso para mim é secundário. O mais importante é a intenção. Não tenho mais intenção de agredir, mas de comunicar, de partilhar, de trocar.”

“Quando mestre Noro diz ‘não se deve ser agressivo’, ele sabe do que está falando” — afirma outra *hakama*. “Ele foi agressivo. Viveu isso. É o único em quem posso acreditar quando uma frase dessas é pronunciada. Eu mesma tenho experiência de luta e de confronto por ter participado de manifestações ecológicas. Eu logo desconfiaria de alguém que não tivesse vivenciado a agressividade. *I-chi*, o primeiro movimento de Terra, faz muito bem, pois é um movimento para abrir, para permitir a passagem de forças, e não um movimento para destruir.”

As histórias

Mestre Noro fala muito... às vezes demais... às vezes sem propósito. No entanto, suas palavras transmitem algo. Descontraem o ambiente e provocam risadas. Uma maneira de fazer a energia circular enquanto todos se calam, fechados em si mesmos. De repente, todo mundo se anima e se sente melhor depois que ele fala. Pouco importa o conteúdo.

Por vezes, mestre Noro nos fala do que gosta e do que não gosta. Aprecia cuscuz marroquino e espaguete, mas não a nova culinária... Tem horror à ópera, apesar de saber todas as árias de cor... Diz ele: “Vestir um *obi* [faixa de seda larga e rígida que se usa na cintura com o quimono] é um verdadeiro crime... Impede a respiração abdominal, que dá energia. Desde que se passou a respirar com o ventre, a longevidade aumentou”.

No início, é impossível não se espantar. O que significa tudo isso? Pouco a pouco, a pessoa vai descobrindo que essas "histórias" têm um sentido e se inscrevem numa corrente de energia que passa pelo grupo todo, à qual mestre Noro reage de maneira direta, intuitiva e espontânea.

Mestre Noro não hesita em fazer mímica com talento nas histórias que conta. "Buda" — afirma — "era um grande campeão de arco e flecha... Começou a meditar só depois." O mestre imita alguém que está meditando, mãos juntas, rosto com expressão triste, olhos para o céu. Todos caem na gargalhada.

Ou, então, um dia ele faz a mímica de uma cena de haraquiri. É um verdadeiro espetáculo. A representação é fascinante. Mestre Noro faz todos os papéis e mostra a cabeça caída sobre o peito, suspensa por um pedaço de pele.

Às vezes, sua mímica é arrasadora, quando, por exemplo, ele imita um movimento mal executado: pés arrastados, corpo largado, rigidez...

Provocação aos praticantes e intervenções

"Se não estiver tudo bem, digam" — recomenda ele, instigando um iniciante que pratica com um *hakama* experiente. Como entender essa frase? A qual dos dois ela se destina? Provavelmente a ambos. Em primeiro lugar, apesar das aparências, essencialmente ao *hakama* — maneira indireta de lhe dizer, sem constrangê-lo, que algo não está indo bem, que ele deve ficar mais atento, estar mais presente, não parecer entediado. Em segundo lugar, ao iniciante. Este, muitas vezes consciente de sua falta de jeito, infeliz, inseguro, se sente importante, já que lhe cabe determinar se está tudo bem. Ele se torna o juiz supremo, aquele para quem o movimento é efetuado. Como é gratificante!

Tendo pronunciado essa frase, mestre Noro se esquiva, deixando os dois parceiros desestabilizados, inquietos e, por isso mesmo, mais presentes. Alguma coisa lhes escapa, mas o quê? Essa coisa continua imprecisa e, no entanto, suficientemente forte para que cada um possa associar a frase à sua vivência pessoal, encontrando nela o sentido que corresponde a si, que não é o do seu parceiro, nem o que mestre Noro insinuara. O fato é que um processo se engatilhou, e a partir dele cada um poderá progredir em consonância com sua dúvida.

Portanto, as palavras de mestre Noro nunca são neutras. Dirigidas aparentemente a uma pessoa, destinam-se a outra; lançadas a esmo, visam alguém em particular ou todo o grupo. Quando mestre Noro fala dessa maneira, há sempre algo que cada um aproveita para si. Não se trata de ficar refletindo, quebrando a cabeça, mas de se deixar absorver, sentir em si o efeito que elas produzem, prestar atenção nisso, como se presta atenção a uma sensação.

“Você viu como ele está bloqueado?” — diz mestre Noro à minha parceira. “Não” — responde ela —, “não muito. Está indo bem.” Mesmo procedimento, mesmo impacto. Cabe a cada um aproveitar o que lhe convém, o que lhe corresponde, o que nele provoca ou como reage ao que se diz.

Muitas vezes mestre Noro se dirige às pessoas por sua profissão: o sr. professor, a sra. atriz, o sr. bailarino, a sra. corretora, a sra. Air France, o sr. Gaz de France, ou, ainda, “sr. médico, quantas pessoas o senhor matou hoje?”

“Como vão os negócios?” — pergunta mestre Noro a um *hakama* que acabou de abrir uma empresa e está com dificuldade para fazê-la prosperar. “Muito bem, mestre” — responde ele, enrubescendo ligeiramente. “Você respondeu um centésimo de segundo antes da hora” — retruca de imediato mestre Noro, que então explica para que todos saibam: “Quando alguma coisa surge, é preciso primeiro recebê-la para depois responder. Não se apressem demais. Ao recebê-la, há um tempo de espera, um tempo para respirar, um tempo de preparação para considerar a inércia.”

Na maioria das vezes, a brincadeira e o humor predominam. “Como você emagreceu!” — digo à minha parceira F. durante uma prática. “Descansei bastante. Espero que mestre Noro perceba e pare de pegar no meu pé por causa do meu peso.” No dia seguinte, mestre Noro exclama: “F., venha cá. Olhem só” — diz ele, dirigindo-se a todos. “Desde que ela está aqui, emagreceu dez quilos. Antes ela só comia quinoa, e eu lhe disse:

'Você engordou'. Ela me respondeu: 'Não, de jeito nenhum'. Mas olhem a calça dela; os bolsos parecem estar lasseados. 'Não, mestre, esta é outra calça'".

Às vezes há os que se preocupam por não compreender o que mestre Noro diz. Ele responde: "Vocês não estão entendendo, não tem problema. O que vale é o sorriso". "Ouvi isso pela primeira vez bem no início" — conta um *hakama*. "Fiquei desnorteado e me seduzi. Até que enfim um aprendizado que não passa pela cabeça, mas pelo coração. A partir daí, pude entrar de modo tão particular na linguagem de mestre Noro que ela já não é problema para mim."

De fato, penetramos num mundo onde nos sentimos perdidos porque já não existem pontos de referência. É importante conseguir aceitar que se sente perdido. Não estamos compreendendo? Não tem nenhuma importância. Mestre Noro sorri e nos tranquiliza. Quer dizer que não somos "péssimos"; somos "normais", até "bons". Então nos sentimos aceitos com nossa insuficiência, incompetência, incapacidade! É como um bálsamo que se espalha no coração. Sem espaço para preocupação. Estamos no caminho e cuidam de nós. Ah! Como nos sentimos motivados, então, para fazer direito! E tudo se torna mais fácil. Só nos pedem uma coisa: sorrir, mostrar um rosto receptivo, quer dizer, expressar que estamos abertos, prontos, que respondemos positivamente ao convite que nos é feito para viajar, descobrir um mundo desconhecido.

***

Às vezes as palavras são sarcásticas, ambíguas, abusivas e parecem errar o alvo, criando mal-estar. Perguntei-me muitas vezes por que algumas pessoas interpeladas não iam embora batendo a porta. Depois da aula, aconteceu também de eu falar com aquelas que tinham sido postas na berlinda de uma maneira que me pareceu intolerável, e perguntei o que tinham sentido. A maioria, para minha grande surpresa, respondeu não ter se sentido nem um pouco afetada: "Não me incomoda", disse uma moça. "Não deixo isso me atingir." "Sim, ele insiste além da conta" — respondeu outra —, "mas isso não me diz respeito. Tenho a impressão de que ele fala para si mesmo. Sente que está envelhecendo e aponta o envelhecimento dos outros. Ele fala consigo mesmo."

Fiz a pergunta a mestre Noro. "Realmente" — disse ele —, "às vezes exagero. Mas observo o rosto da pessoa e, se o que estou dizendo não se dissipar imediatamente no rosto dela, mudo."

Mestre Noro fala também muitas vezes da velhice. O *kinomichi* permite preservar a flexibilidade, a elasticidade, um ar juvenil. O jovem anda sobre os dedos dos pés, o velho se afunda, arrasta os calcanhares. Antigamente, como muita gente do Extremo Oriente, ele procurava "o elixir da longevidade", "o segredo da eterna juventude". O envelhecimento e a senilidade são necessários? São inevitáveis? Daí essas observações, muitas vezes de gosto duvidoso: "Você, fulano... não pode se inclinar... não ouve mais... não enxerga mais". Mas mestre Noro conhece fulano há anos. E fulano não se sente ofendido. Sabe que mestre Noro gosta dele.

Às vezes as observações são insignificantes. Uma maneira de dizer: "Notei você... estou prestando atenção em você..." Cada um então sente que é o centro das atenções do mestre. A relação não é anônima, e sim personalizada. Algumas pessoas vêm para receber o sorriso de mestre Noro, seu acolhimento e suas palavras de boas-vindas.

Quando ele faz esse tipo de observação, alguns ficam chocados e tentados a dizer: "É de mau gosto, despropositado, desprezível". Verdade, mas não é gratuito. Corresponde a uma percepção de mestre Noro, percepção do momento que tem relação com ele próprio, que pode ter relação com outros participantes não mencionados mas presentes na sala. Assim como diz o provérbio bengali: "Disseram uma palavra numa reunião que atingiu em cheio o coração daquele que ela visava".

A maioria das pessoas que indaguei diz: "Pessoalmente, ele nunca me disse nada ofensivo. Ele tem uma intuição incrível, um instinto quase animal. Sente o estado interior das pessoas".

Mestre Noro fala muito de "casamento". Encoraja os solteiros a encontrar um companheiro e as pessoas casadas a trazer o marido ou a esposa para as aulas. A prática do método Noro não é neutra; implica uma transformação. Se um dos cônjuges muda e o outro, por não praticar, não evolui, corre-se o risco de comprometer o equilíbrio do casal.

“Quando digo ‘casamento... você solteiro’ — diz mestre Noro —, “sempre vejo surgir no rosto da pessoa um sorriso radiante e um brilho nos olhos. A pessoa mais travada se descontrai na hora. São palavras mágicas.”

“Ele não diz nada durante muito tempo a alguns praticantes” — afirma um *hakama* —, “talvez porque não estejam em condições de receber. De certa maneira, quando corrige um movimento, isso já é uma grande prova de estima. Às vezes ele se aproxima por trás, diz uma palavra, uma frase, e sai rápido. Às vezes, para falar com uma pessoa, ele se dirige a outra. É um modo de comunicação oriental típico. Isso me fascina, aliás, pois nos ensina uma maneira totalmente diferente de falar, de se exprimir, de comunicar.”

Quando se tem aula com instrutores muito qualificados, apesar da competência e da qualidade deles, as coisas não acontecem da mesma maneira quando o professor é mestre Noro. Não se trata de diferenças decorrentes do fato de que cada um ensina de modo diferente por ser diferente. Não, seja o que for que mestre Noro esteja ensinando, ele tem uma característica particular que, na falta de termo melhor, só se pode chamar de “presença” — uma presença particular e específica, só dele.

Ele sempre teve essa qualidade, mesmo antes de ensinar *kinomichi*, conforme testemunham alguns dos seus alunos mais antigos que o conheceram naquela época.

“Conheço mestre Noro desde 1964. A primeira vez que o vi praticar, pensei: ‘Esse homem é extraordinário... Algo sai de dentro dele. É artista e rudimentar... Os outros também são eficientes, mas falta talento neles’. Com ele, havia outra coisa. Eu me inscrevi nas suas aulas. Eu o encontrava na recepção de terno, ele era educado e acessível — mas, no tatame, assim que ele vestia quimono e *hakama*, algo especial emanava dele... surgia uma espiral, algo grande... ele dobrava de volume, preenchia o espaço... Era como um turbilhão, um vento... Quando digo rudimentar, quero dizer que era um homem poderoso, muito forte. Seus punhos tinham o dobro do tamanho que têm agora.”

Outro aluno: "Mestre Noro tem uma elegância genuína, comovente na eficiência, de uma fidelidade sem limite, um verdadeiro aristocrata. É um homem de outra época, um samurai do século XVI. Achamos que ele é assim por ser japonês. Engano. Ele não parece japonês para os japoneses atuais".

"Quando ele conduzia a aula" — diz ainda outro —, "seu corpo irradiava calor e energia num *dojo* particularmente sóbrio. Seus movimentos eram de uma pureza incrível e seus deslocamentos graciosos e flexíveis transmitiam o domínio que um artista tem dos gestos. Seu sorriso deslumbrante, espontâneo, exprimia uma verdadeira bondade sem segundas intenções."

"Mestre Noro" — conta Odyle Noro — "sempre teve a beleza, a elegância do gesto. A mediocridade, a pequenez, a vulgaridade sempre o constrangeram. Quando o conheci, eu o vi sentado em *seiza*, sem se mexer; uma energia particular emanava dele. Eu tinha chegado atrasada. Ele notou minha presença e fez com o braço um gesto de convite para que eu me sentasse do outro lado do *dojo*. Era um gesto caloroso, simples, natural, espontâneo, evidente, que foi direto para o meu coração."

***

Atualmente, a maioria dos praticantes ainda se sente impactada pela presença e pelo brilho que ele emana no tatame e pela figura um pouco apagada, quase simplória, quando o encontram na rua vestido com roupas de europeu.

A que se deve essa qualidade de presença? Mestre Noro responde com modéstia: "O hábito de ensinar, talvez. Ensino há 35 anos; devo ter estabelecido contato com milhares de pessoas". Mas a maior parte dos praticantes diz: "Mestre Noro tem uma grande sensibilidade. Sente o que acontece no *dojo* e nas pessoas. Quando diz algo é porque corresponde ao que está acontecendo, e ele está certo. Não tem relação com as palavras pronunciadas. Algumas pessoas se incomodam com o que se diz. Não tem nada que ver com o conteúdo. Trata-se de transmissão de uma percepção particular".

"Alguns falam de magnetismo" — conta mestre Noro. "Talvez chamem desse modo a qualidade particular que me permite observar dezenas de pessoas ao mesmo tempo. Numa única olhada consigo saber onde está tal pessoa, essa e aquela outra. E, depois que todos se movimentaram, indicar o lugar onde cada um se encontrava antes. Posso, assim, 'envolver' o espaço de um *dojo* muito grande."

Presença inegável, misteriosa em certos aspectos, que talvez se explique de maneira simples. Dar uma aula não é apenas transmitir conhecimentos ou uma técnica. Comunica-se também a si mesmo. Assim, a aula dada por mestre Noro é simultaneamente uma aula de *kinomichi* e uma transmissão do que o mestre é. É o instrutor em si que preenche o lugar.

Isso é fonte de mal-entendidos. Alguns instrutores levaram longe demais a assimilação da técnica do método Noro. Procuraram também assimilar o ser de mestre Noro e reconstruí-lo. Pode ser uma etapa necessária para alguns. Todavia, não se trata de imitar mestre Noro, mas de dar a si mesmo tal como se é, assim como mestre Noro se dá e comunica sua energia, sua alegria de viver, sua visão de mundo.

2. OS NÍVEIS DA INICIAÇÃO

MESTRE NORO APRIMOROU UMA prática progressiva, por níveis, que permite aos praticantes das idades mais variadas passar por diferentes iniciações. Vamos descrever aqui mais particularmente o nível 1, ao qual os iniciantes têm acesso desde o começo. Ele é composto de seis partes, que detalharemos nas páginas seguintes:

- alongamentos praticados no chão, sentado ou em pé;
- massagens ou *seikiho* (ao pé da letra, método para estabelecer o equilíbrio do *ki*);
- sons;
- contatos com um ou vários parceiros;
- movimentos propriamente ditos;
- prática do bastão (*jo*) e da espada (*bokken*).

ALONGAMENTOS, MASSAGENS (*SEIKIHO*) E SONS

Alongamentos

O objetivo dos alongamentos é promover a consciência das tensões musculares, facilitar o relaxamento e conduzir à descoberta dos trajetos de energia no corpo. Geralmente, essa prática é solitária. Quando praticada com um ou vários parceiros, chama-se "contato".

Nunca são realizados com força, pois não se trata de vencer uma resistência a qualquer custo, nem de superar um obstáculo, nem de ir o mais longe possível, nem de chegar a algum lugar, mas sim de sentir de maneira sutil onde está o bloqueio e como abordá-lo. Também não se trata de alongar um braço ou uma perna ou o tronco ou mesmo a pelve, mas de sentir como, por exemplo, ao alongar a mão esquerda, o movimento se propaga pelo corpo todo e chega, quando se trabalha a diagonal, até os dedos do

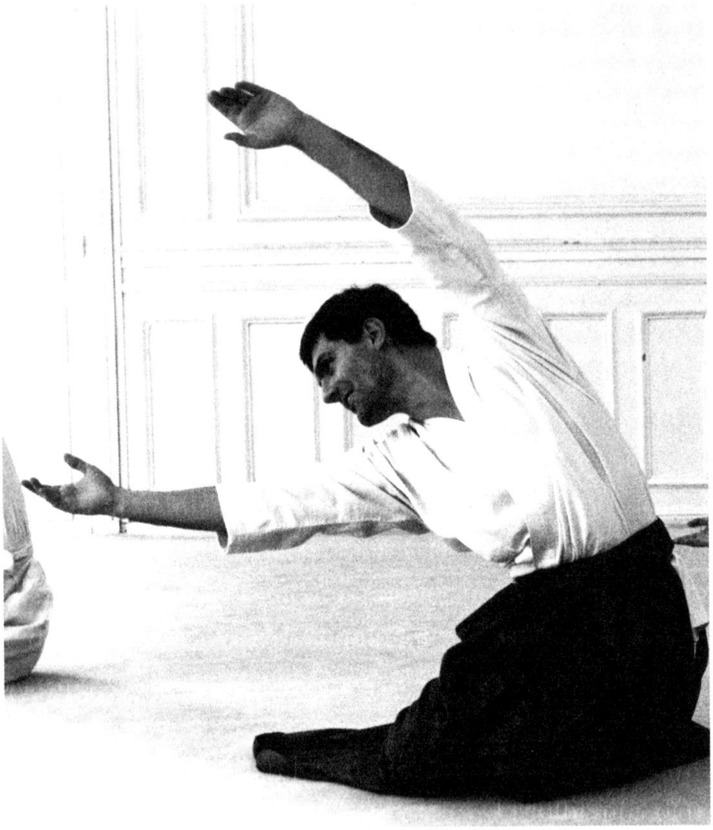

Foto 6 — Alongamento

pé esquerdo — ou, inversamente, partindo dos dedos do pé para chegar à extremidade dos dedos da mão. Trata-se de tornar o movimento contínuo, fluido, sem sobressalto. Descobre-se assim a elasticidade, que permite aos membros, ao tronco, à pelve, ao corpo todo — percebido como uma unidade — fluírem numa espécie de torção espiralada que se prolonga muito além do organismo, para enfim voltar com a mesma lentidão ao ponto de partida, como um elástico esticado que voltaria gradualmente à sua posição de origem.

"Massagens" ou *seikiho*

As massagens podem ser praticadas em pé ou sentado, com as mãos ou com um bastão, com um ou vários parceiros. Quando a pessoa massageia a

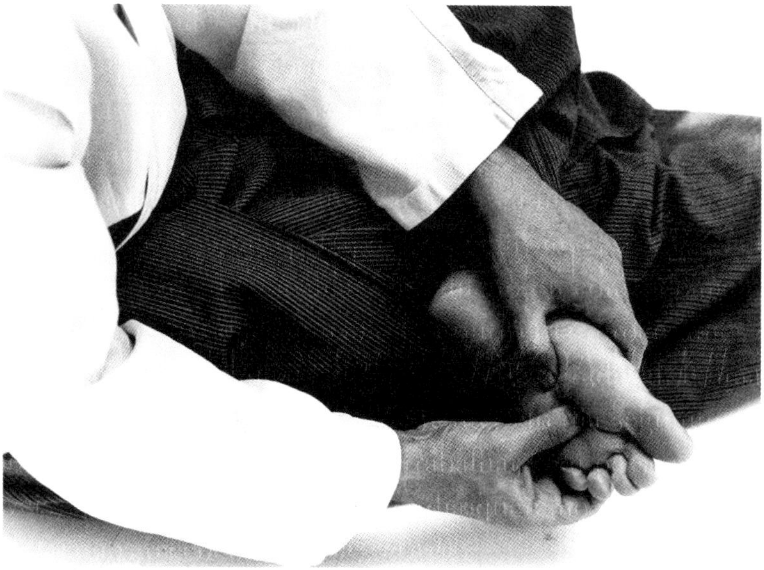

Foto 7 — Massagem no pé

si mesma, apenas algumas partes do corpo lhe são acessíveis, daí a necessidade de um parceiro para ajudá-la.

Na automassagem, mestre Noro insiste particularmente na massagem no rosto e na nuca, nas mãos e nos pés. O bastão permite a automassagem nas costas, na sola dos pés e na parte posterior das pernas.

Quando a massagem é praticada com um parceiro, um fica deitado e o outro sentado ou de cócoras. Contudo, seria um erro chamar um de passivo e o outro de ativo. Os dois praticantes são ativos à sua maneira. É por isso que o termo "massagem" é impróprio, pois não se trata de "massagear" massas musculares, mas de sentir trajetos de energia no corpo, de permitir os desbloqueios, colocando-se "em ressonância" com o outro. Não se trata apenas, como no *shiatsu*, de dissolver, pela pressão dos dedos, os "pontos" de tensão, mas de respirar com o parceiro, atentando para o fluxo da energia. O praticante descobre rapidamente que a massagem, para ser "correta" — isto é, agradável —, deve ser efetuada com respeito pela outra pessoa. Aquele que "dá" deve se esforçar para sentir o que está acontecendo sem procurar intervir, sem forçar, mas estando presente, aberto, como um órgão de transmissão. Da mesma forma, aquele que "recebe" intervém na massagem com sua capacidade de se abrir ao que o parceiro lhe oferece. Sua abertura contribui também para distensionar aquele que "massageia". Mestre Noro fala então de *tai-ki* (o grande *ki*), quando nosso corpo entra na respiração do universo e designa seu método sob o nome de *seikiho* (método para estabelecer o equilíbrio do *ki*).

Sons

Pode parecer estranho falar de "som" nas sequências de massagens e alongamentos, mas na verdade a prática do som é o prolongamento natural de tudo isso. O alongamento "só pode ser praticado" na expiração. Esta, totalmente relaxada e descontraída, torna-se sonora quando deixamos que flua livre, sem bloqueio nem tensão. Todos os que tiveram algumas aulas de canto reconhecem de imediato os conselhos repetidos tantas vezes pelos professores, de que o som não deve começar na garganta. A maioria o faz partir do ventre ou da parte de baixo das costas, com uma base sólida na pelve. Mestre Noro faz o alongamento e o som dele decorrente partirem dos dedos dos pés e cita esta bela frase de Maurice Béjart: "O espírito está nos pés". A precisão do som, sua continuidade, seu fluxo são a forma sonora que a passagem da energia pelo corpo manifesta. Os praticantes reúnem-se em círculo em volta do mestre, que, com uma palma, dá o sinal da inspiração e da expiração. O som sai do grupo em torno de uma vogal ou de uma sílaba e sobe como uma torção espiralada... Quando escutamos isso de olhos fechados, nos imaginamos com facilidade numa grande catedral gótica onde todas as vozes se misturam harmoniosamente e se comunicam entre si.

CONTATO

O contato com o chão e a descoberta do mundo da sensação, assim como os alongamentos e as massagens, estendem-se naturalmente ao toque com as mãos ou até com a ponta dos dedos de frente para o parceiro.

O contato se dá pelos olhos e pelo olhar (um modo de enxergar que vai mais longe), pelo nariz e pelo olfato, pelos ouvidos e pela audição (em especial o som da voz) e também pela pele e pelo tato, ou ainda por sensações cinestésicas que passam pela totalidade do corpo. Parece que cada um tem, assim, zonas privilegiadas: podem ser o topo da cabeça, a nuca ou as costas para alguns, o peito e o ventre para outros.

Na prática do *kinomichi*, os parceiros se põem frente a frente. A palma da mão direita de um deles toca a palma da mão esquerda do outro e, da mesma maneira, a palma da mão esquerda de um toca a palma da mão direita do outro.

Esse contato provoca imediatamente uma sensação e uma emoção. Pausa para sentir bem o que está acontecendo. É recomendável fechar os olhos para sentir ainda mais, sem se distrair com o que acontece ao redor.

Depois de um tempo, surge uma vibração: a pressão é forte ou leve? É fria ou quente? Úmida ou seca? Flexível ou tensa? A sensação não se limita à palma. É o braço todo do parceiro que sentimos, o tônus do seu corpo todo, suas contrações, seus bloqueios. Esse contato nos ensina em alguns segundos muito mais do que em horas de análise ou de conversa. Há percepção imediata do outro e de si mesmo na relação.

A partir daí, o movimento pode começar. Assim como o praticante se alonga no chão, este é substituído por um parceiro vivo. Nós o acompanhamos no seu alongamento, e ele, por sua vez, nos acompanha no nosso.

Alguns pensam que é preciso "ajudar" o outro a se alongar e que o outro nos "ajuda" a nos alongarmos, que um é ativo e o outro, passivo. Talvez isso aconteça com um iniciante que nunca praticou, que está preocupado, com medo, sem saber o que virá depois e qual será o prolongamento desse contato. Mas, pouco a pouco, o contato se torna uma espécie de movimento a dois, como um passo de dança no qual os corpos estão no mesmo ritmo, não no ritmo da música, mas no do fluxo da energia de cada um. Pouco a pouco essas energias se ajustam, se unem no movimento. Então um sorriso aparece no rosto. Não um sorriso de acolhimento e de gentileza, mas um sorriso de alegria, de satisfação interior, o sorriso daquele que sente o fluxo natural da energia, sua energia, a do outro e a unificação delas.

Dessa forma, o contato não é apenas físico. Os dois personagens se encontram ligados por um elo muito mais sutil, um elo invisível. Ligação totalmente satisfatória, no sentido de que cada um é perfeitamente ele mesmo, está nele mesmo e perfeitamente na relação. Não se trata de uma dominação, nem de uma submissão, nem de uma fusão, mas de uma troca justa e equilibrada.

Nem sempre é assim que acontece. Essa descrição se aplica a um contato que "deu certo". Na maioria das vezes, o contato permite a consciência das próprias tensões, dos próprios bloqueios, da própria falta de jeito. Vemos e sentimos a diferença entre a "intenção" e a "inércia do corpo". E o método Noro é o trabalho realizado para eliminar e reduzir essa diferença.

A troca de parceiro permite testar a própria compreensão do outro: maior, menor, mais rígido, mais flexível. Em suma, provar toda a variedade de experiências e todas as dificuldades possíveis.

O objetivo é experimentar a alegria do contato. Mas as dificuldades encontradas, aceitas e superadas são o caminho para isso. Até o fracasso contribui para a conscientização. Se não consigo chegar à unidade, posso me perguntar: "Por que isso acontece? Qual é a causa disso? Será que caí com um parceiro tão difícil? Como posso ajudá-lo a se desbloquear? Será que dizer algo bastaria? Ou encontrar algum ajuste técnico? Corrigi-lo? Sugerir outro posicionamento dos pés ou dos ombros? Ou será que é melhor me ater ao meu movimento e tentar modificar esse contato, com base nos meus pontos de apoio, meus alongamentos, minhas rotações, meu movimento interno que possam descontraí-lo e desbloqueá-lo?"

Eis uma descoberta corrente e pouco lembrada: "A chave do desbloqueio do meu parceiro se encontra em mim mesmo. Cabe a mim mudar para levá-lo, sem que perceba, a mudar".

Esse trabalho de contato é particularmente rico de ensinamentos.

- No plano físico, permite descobrir o equilíbrio, a descontração, os apoios no chão, a sensação de fluxo de energia — o que chamamos de "fluidez da circulação de energia" em outras disciplinas, como a eutonia.

- No plano psíquico, favorece o desbloqueio de si mesmo e da relação com o outro e propicia a ampliação da consciência na relação com ele.

O contato é a porta de entrada da primeira iniciação. Ele apresenta previamente o objetivo do método Noro: a harmonia da relação com o outro e a experiência de unidade. Retomaremos adiante a compreensão desses dois termos.

MOVIMENTOS DE BASE

Os movimentos de base são seis, classificados em duas categorias: os movimentos de Céu (*Ten*), quando se dirige a palma da mão para o alto, e os movimentos de Terra (*Chi*), quando se volta a palma da mão para o chão.

- A primeira série de movimentos chama-se *I-ten* e *I-chi*, que significam primeiro movimento de Céu e primeiro movimento de Terra.
- A segunda série, *Ni-ten* e *Ni-chi*: segundo movimento de Céu e segundo movimento de Terra.
- A terceira série, *San-ten* e *San-chi*: terceiro movimento de Céu e terceiro movimento de Terra.

A primeira iniciação

É extremamente difícil descrever esses movimentos e mais ainda explicá-los. Só a prática permite apreciar suas peculiaridades.

Vejamos, por exemplo, *I-ten*, o primeiro movimento de Céu. À primeira vista, um dos parceiros da esquerda parece ativo, já que toma a iniciativa e dá o sinal de partida, enquanto o outro parece passivo, pois recebe e se submete. Na verdade, não é nada disso. O parceiro que parece ativo acolhe. De certa maneira, ele está "a serviço" do parceiro aparentemente passivo para acompanhá-lo e permitir que efetue o movimento. Do mesmo modo, este "dá" e "recebe". Não se pode aplicar a distinção passivo-ativo à relação. Os dois estão em interação, interdependentes numa escuta entre si.

As iniciações seguintes

Da segunda à quinta iniciação, os seis movimentos são efetuados com deslocamentos gradativos e um pouco mais rapidamente — e assim por diante, sempre mais complexos e mais rápidos, mas sempre voltando aos primeiros movimentos, simples e despojados.

Cada aluno — e esta é uma das originalidades do método Noro — pode assim progredir segundo suas possibilidades, em ritmo próprio, sem sofrer os constrangimentos de uma prática brusca ou veloz demais. A partir dos movimentos de base, são muitas as variações, tanto que alguns compararam o *kinomichi* a uma música de *jazz*.

Quando chega a etapa dos deslocamentos, logo se perde o fôlego, o equilíbrio e o sentido de orientação. Nós nos sentimos desajeitados, embaraçados, sem coordenação, o que pode desencorajar até os mais bem-intencionados. Os praticantes mais experientes, que nos parecem brilhantes, confidenciam que passaram pelas mesmas provações. O método Noro é uma escola de paciência e persistência.

"As iniciações 2, 3, 4 e 5" — diz Raymond Murcia — "permitem integrar aos poucos a harmonia e a unidade nas relações mais complexas de dois, três ou mais parceiros." Assim que se introduz o dinamismo, ficamos perdidos, pois de início não conseguimos mais reconhecer a forma inicial. Depois, progressivamente, o movimento se faz por si só. Que satisfação! Que orgulho! É aí que aparecem as armadilhas da proeza, do desempenho, da rapidez, que dão uma sensação de poder e de superioridade!

Murcia prossegue: "Seria um erro achar que as iniciações se encaixem como bonecas russas, que se passe de uma iniciação 'inferior' para uma 'superior' e que, chegando à 'mais alta', não se precise mais praticar a 'mais baixa'".

O contrário é verdadeiro. A evolução, a progressão é contínua. Não há nada que se assimile no método Noro que não se possa desenvolver e superar. E o progresso passa pelo refinamento das iniciações elementares, o que explica a presença de vários *hakamas* avançados nas aulas da iniciação 1.

De fato, quanto mais se avança nas iniciações superiores, mais o dinamismo tende a escamotear a forma de origem, a querer "fazer depressa" para "parecer bom". Ora, a boa forma não é apenas aquela que dá certo, mas a que realiza todos os princípios que definem o método Noro: abertura, postura correta, liberdade respiratória, equilíbrio, harmonia, unidade.

Assim, a satisfação almejada nos níveis superiores visa, pelo domínio do espaço e de ritmos a realizar, a essa harmonia perfeita em que corpo e espírito, unidos pela respiração, são um só, em que o outro e eu estamos em união absoluta, em que 1 + 1 = 1.

A PRÁTICA DO BASTÃO (*JO*) E DA ESPADA (*BOKKEN*)

Os exercícios de bastão (*jo*) e de espada (*bokken*) podem ser feitos pelo praticante sozinho, com um ou vários parceiros.

À primeira vista, esses exercícios não parecem ser diferentes dos das artes marciais, mas com algumas aulas já se pode distinguir bem a especificidade deles e ver como contribuem para esclarecer certos aspectos fundamentais dos movimentos do *kinomichi*: contato, alongamento, respiração, espaço...

A madeira do bastão ou da espada entre as mãos possibilita o contato com uma matéria que continua viva, mas não é mais a mão ou o corpo do parceiro, o que pode ajudar, às vezes, a superar certa hesitação em "tocar o outro". O contato permite experimentar a passagem da energia interior para o exterior e sentir a maneira como ela se propaga em espiral através do espaço.

Esse movimento da energia é inseparável da respiração. É a respiração que, por sua regularidade e profundidade, confere ritmo ao movimento, dá-lhe extensão e permite ocupar harmoniosamente o espaço. A energia atravessa o bastão e a espada e segue em espiral "até o infinito".

O bastão e a espada têm especificidades próprias. O bastão é fluido, está sempre em movimento, todo curvilíneo e sinuoso e, por isso, mais feminino. A espada é mais elaborada, orientada no espaço, afilada e, assim, mais masculina.

3. AS DESCOBERTAS DO INICIANTE

Quando aprendemos a aprender, a nos organizar, a buscar o que nos convém, o impossível se torna possível, o possível se torna fácil, o fácil se torna agradável, o agradável se torna acertado para si do ponto de vista estético.
Moshe Feldenkrais

Cada praticante percebe e exprime a seu modo o que o exercício da disciplina que pratica lhe traz. Assim como não há duas personalidades idênticas, duas histórias individuais absolutamente comparáveis, não existem duas experiências similares na prática do método Noro. O texto a seguir procura reagrupar os pontos de vista expressos por diferentes praticantes com base em seu interesse particular.

Todavia, seja qual for o ponto de vista inicial, se desejamos prosseguir é muito difícil que a prática não se amplie. Por exemplo, aquele que aborda o método Noro pelo corpo se interessa, obviamente, à primeira vista, pelo movimento, pelo dinamismo, pelos exercícios físicos, mas logo confrontará a relação com o outro, o que talvez o leve a conscientizações às vezes entusiásticas, às vezes aflitivas, e a descobertas sobre si mesmo e sua relação com o mundo que poderão resultar numa busca espiritual.

DESCOBERTA DO CORPO E DA ARTE DE UTILIZÁ-LO

A falta de jeito

Já vimos que o ponto de partida é a descoberta da sensação. Ela vai se refinando e se prolongando, já que não tem limite e pode se estender ao infinito durante a prática.

Mas, antes disso, às vezes o praticante depara com certa falta de jeito. Sente-se desastrado, bloqueado, tenso! No entanto, todos os praticantes passaram por isso, até os mais adiantados, para os quais olhamos com admiração quando evoluem no *dojo* num verdadeiro balé, rápido, preciso, elegante, cuja estética de arabescos é realçada pelo amplo movimento dos *hakamas*.

O iniciante deve reaprender a se valer do próprio corpo. Parece simples, mas basta uma pequena experiência para perceber a dificuldade. Por exemplo, em pé, com os pés ligeiramente afastados, o corpo ereto, levante os braços em V, sem esforço, as palmas das mãos abertas para o céu, mas sem tensioná-las, e respire devagar, calmamente, no seu ritmo. Não vai demorar nem 30, 20, 10 segundos para você começar a sentir as mãos dormentes e dor nos ombros, na nuca ou nas costas.

Vejamos outro exercício mais simples: na mesma posição, dessa vez com os braços ligeiramente afastados do corpo, voltados para o chão em diagonal, palmas das mãos abertas, dedos esticados, mas não rígidos. Empurre os pés como se fosse se fincar no chão; com a cabeça ereta, o queixo ligeiramente para dentro, empurre o topo da cabeça para o alto. Não vai demorar mais do que alguns segundos para você perder pelo menos um pouco do equilíbrio. Se lhe pedirem que feche os olhos, é provável até que você entre em pânico. E trata-se apenas de ficar em pé!

"Quando tive minha primeira aula de *kinomichi*, me senti muito preocupada" — confessa uma jovem especialista em informática que pratica o método Noro há mais de dois anos. "De repente, eu não conseguia mais distinguir a minha mão esquerda da mão direita. Não sabia mais que perna mexer. Estava com medo do contato com meus parceiros. E aí, pouco a pouco, as coisas se ajeitaram. Mas, se no primeiro dia eu tivesse de me soltar de imediato, conseguir realizar certos movimentos tão lindos mas tão complicados, teria desistido naquele instante."

É que o mais difícil para o iniciante não é realizar uma técnica do jeito correto, mas se descobrir de repente num corpo sem forma, incapaz de sentir, de perceber. E mais difícil ainda é constatar que estamos rígidos, travados, bloqueados, com a cabeça afundada entre os ombros e curvados, e que nos sufocamos ao tentar respirar como sempre. É preciso recomeçar do zero subitamente.

O mestre mostra o movimento a ser feito e então já nos vemos diante de um parceiro para realizá-lo. Talvez não tenhamos assimilado nada? O parceiro talvez tenha mais experiência. Ele nos explica, mas nos vemos incapazes de aplicar logo em seguida os conselhos sensatos que recebemos. Percebemos que não somos tão donos dos nossos pés como achávamos, nem dos ombros, das mãos. É difícil coordenar um movimento, mesmo conhecendo a teoria.

Os parceiros — homens, mulheres, altos ou baixos, fortes ou frágeis — estão ali, presentes. É preciso compreender a nossa falta de jeito para aceitar a deles antes de harmonizar nossos gestos com os deles, nosso ritmo com o deles, e vice-versa.

Confiança e esperança

Essa conscientização, muitas vezes dolorosa, é acompanhada por uma esperança formidável. Na verdade, nenhum estado físico extraordinário é pré-requisito para começar. Aliás, a condição física melhora com a prática. Algumas pessoas com necessidades especiais ou quase em idade de se aposentar podem continuar a praticar ou até se iniciar na prática. Não há limite de idade: "Mesmo com 45 anos pude começar a praticar" — declara entusiasmada uma *hakama*. Também não há restrição aos que apresentam limitação física: uma pessoa que teve poliomielite e usava colete ortopédico conseguiu praticar e se tornar *hakama*.

Claro que o método Noro conta com certo grau de dificuldade. É necessária alguma flexibilidade, e não apenas a flexibilidade física é pré-requisito, mas também uma disponibilidade para enfrentar toda a tensão e rigidez em si mesmo. A rigidez física não é obstáculo; é superada aos poucos com a prática. Mais desafiadora é a rigidez psíquica, por seu enclausuramento.

Outra dificuldade: o cansaço e as dores musculares que alguns iniciantes sentem depois das primeiras práticas. Mas é óbvio que são idênticas às que sentem as pessoas que moram na cidade depois de passarem um dia na praia ou no campo. Um corpo cansado, sem exercício, sente mais dores musculares. Então, a abordagem deve ser gradativa.

- Descobre-se a possibilidade de remediar a falta de destreza, o embaraço, a rigidez, a tensão, as dificuldades, dando conta de si mesmo sem esperar que a solução venha do outro, descobrindo então a própria responsabilidade: "Sou responsável por meu equilíbrio. Eu me apoio em mim mesmo. Não me agarro no outro nem permito que ele se apoie em mim, mas ele me serve para explorar meus limites, para ir mais longe, para ir ao limite do que posso e relaxar só nesse ponto" — diz um praticante. "Ninguém pode me fazer ir aonde não quero ir. Acompanho sem resistir até certo ponto. Além disso, não" — explica outro. E um terceiro acrescenta: "Para manter o equilíbrio, me apoio no chão. Empurro o chão para trás. Quanto mais vou para a frente, mais me reequilibro com o braço atrás".
- Descobre-se a possibilidade de normalizar, regularizar, modular o tônus pela respiração e pelo contato.
- Descobrem-se os alongamentos, permitindo o desbloqueio e a flexibilização.
- Descobrem-se a descontração e o relaxamento.

Os iniciantes reagem muitas vezes à dor ou à ideia de dor com um enrijecimento imediato, um fechamento na postura corporal que pode até preceder um movimento, uma elevação do centro de gravidade ligada ao bloqueio respiratório.

Em vez de enrijecer diante da sensação de dor, aprendemos a nos descontrair expirando. O parceiro continua expirando, tentando sentir os limites momentâneos de nossa mobilidade articular. Se ele não encontrar o limite do movimento de torção sozinho, o que é ideal e frequente na prática, o parceiro sinaliza que ele pare, e esse código faz parte da prática.

O relaxamento permite perceber o que acontece em nós. Ele contribui para nos sentirmos à vontade, para a graça e o deixar fluir: "Não forcem, não agridam" — repete incansavelmente mestre Noro. E, claro, o relaxamento descontrai a mente. Nós nos sentimos mais calmos, mais disponíveis, vemos o mundo de maneira diferente: abordamos a vida e os problemas de outra maneira.

Conscientização

Então tomamos consciência:

- das diferentes partes do corpo, muitas vezes negligenciadas, da importância delas — pés, pelve, costas — e da possibilidade de integrá-las num padrão corporal unificado;
- da coordenação, graças à integração dos diferentes segmentos corporais no tempo e no espaço, o que leva ao encadeamento dos movimentos num conjunto harmonioso e disponível para a ação;
- do equilíbrio e da estabilidade, pela orientação do centro de gravidade e a atenção voltada para o eixo corporal em volta do qual a espiral se efetiva;
- dos movimentos naturais do corpo: "O movimento é tão adaptado ao corpo" — explica um praticante — "que não há realmente cansaço. Tudo vai no sentido anatômico. Estuda-se o movimento para que não haja interrupção nem ruptura. É quase uma dança, como se houvesse um fundo musical interno que nos faz viver o movimento".

Descoberta do espaço e do tempo

- O gesto ligado à respiração e ao ritmo engendra o espaço. A expansão no espaço conduz à expansão do movimento do parceiro, ao mesmo tempo em que se estreita a relação entre os dois.
- Por outro lado, os movimentos são efetuados por vezes da esquerda para a direita, por vezes da direita para a esquerda, permitindo uma conscientização do lado dominante. As mudanças de direção nos movimentos e os deslocamentos são frequentes e efetuados em velocidade crescente. Daí a conscientização da lateralidade.

Os movimentos só podem ser realizados quando o praticante se coloca a uma distância apropriada, da qual é preciso, a cada vez, encontrar um posicionamento exato em relação ao parceiro. A ênfase está na resposta ao movimento no momento certo, na adaptação aos diferentes ritmos, na sincronização com o parceiro.

- O ritmo pode ser lento e rápido. O movimento é como uma onda, não deve ser plano, horizontal. Dependendo do ritmo adotado, a respiração muda. O ritmo implica a passagem, a alternância e o ciclo. O ajuste se dá entre encontrar o instante oportuno para dar início ao movimento, esperar o momento propício para se movimentar e perceber quando se atingiu o ponto ideal. Nunca antes, nunca depois.

Descoberta do diálogo tônico

Trata-se de uma troca com o outro que é talvez a forma de diálogo mais arcaica, já que não utiliza palavras. A harmonia é criada no fluxo do gesto quando há adaptação mútua dos ritmos no movimento. Nenhum dos parceiros tenta impor nada ao outro, apenas compõem com a energia de que dispõem. Esse diálogo implica presença: estou aqui, não me permito pressionar nem me sinto pressionado pela ação do outro.

No *kinomichi*, o movimento é partilhado; não pode ser concebido de outra maneira, fora da reciprocidade, da adaptação mútua. É um dos primeiros aspectos percebidos pelos iniciantes. "É uma busca a dois... parece uma dança" — diz um deles. Há sincronia na respiração dos parceiros. São movimentos amplos, redondos, mas ao mesmo tempo precisos, que lembram o ritmo das ondas, o fluxo e o refluxo, o expirar e o inspirar, a união e a separação.

A vigilância é outro aspecto da presença. "No *kinomichi*" — diz um praticante —, "aprendemos a nos preservar, prestando atenção na distância, porque o outro pode nos machucar ao fazer o movimento de forma incorreta." De acordo com outra praticante, o movimento correto se constrói da seguinte maneira: "Sou mais sensível à disponibilidade: quando sentimos uma interrupção na energia do outro, não continuamos o movimento. Precisamos sentir os limites do outro. Se são ultrapassados, torna-se desagradável".

Descoberta da harmonia e da unidade corporal

A sincronização com o parceiro na prática é vivenciada com muita alegria. De fato, como escreve Edward Hall, "as pessoas geralmente não se sincronizam com outras das quais não gostam". Mas, para chegar a uma boa sincronização, é preciso uma capacidade e uma qualidade de presença e de receptividade que é impossível ter ou adquirir, para muitos praticantes, sem uma relação de confiança e um ambiente tranquilizador. Tensões corporais e bloqueios mentais impedem essa disponibilidade, que requer também uma adaptação correta no espaço e no tempo.

Não é fácil dar atenção ao refinamento do contato e percebê-lo. Quanto mais os movimentos ganham rapidez, mais difícil se torna a adaptação do parceiro.

A disponibilidade na relação com o parceiro vem também da sensação de unidade do próprio corpo, do seu domínio, que se adquire no trabalho de coordenação e de equilíbrio.

Esse trabalho de contato, cujo objetivo é a harmonia da relação motora com o outro, permite experimentar a unidade do próprio corpo. Mas o que significam os termos "harmonia" e "unidade" do modo como os vivenciamos no corpo?

"A harmonia" — escreve Raymond Murcia — "diz respeito a uma vivência do 'prolongamento' no utensílio, no objeto, no parceiro. Consiste em 'sentir' o parceiro, perceber seu tônus, sua fluidez ou suas tensões. Da mesma maneira, quanto ao objeto ou ao utensílio, ela consiste em integrá-los ao esquema corporal. Assim, o cavaleiro torna-se um só com seu cavalo, como o motoqueiro com sua moto ou o cego com sua bengala. Essa experiência pode parecer totalmente subjetiva para quem a vive. Porém, mesmo vendo de fora, tudo acontece como se a bengala fosse realmente o prolongamento da mão; nada de interrupção nem separação. Como explicar isso? Todas as explicações possíveis serão necessariamente subjetivas."

Na eutonia, Gerda Alexander fala de "transporte de energia". Mestre Noro prefere designar o processo de "passagem de energia". Para ter clareza, Murcia propõe que se refira a "reação dos pontos de apoio". A partir desses apoios, o corpo se organiza e flui para permitir que a intenção original do movimento se expresse.

Ainda que a harmonia e a unidade sejam o objetivo do método Noro, convém falar disso com cautela, pois é muito fácil se deixar levar pelas palavras. Porém, seria um erro limitar apenas ao plano corporal a experiência que se pode ter.

DESCOBERTAS SOBRE O COMPORTAMENTO E O PSIQUISMO

Unidade corpo-espírito

A liberação das tensões e das contrações corporais não deixa de influenciar o psiquismo. Como são muitos seus efeitos, aqui citaremos apenas alguns:

- auxilia em distúrbios comportamentais relacionados a inibição, apatia, abulia, agressividade, imobilidade e incapacidade de enfrentar o medo e a desconfiança, ajudando a suprimi-los;
- beneficia a vigilância, a atenção e a perseverança;
- propicia processos de reavaliação de si mesmo e de enfrentamento de riscos, facilitando mudanças significativas;
- melhora a estabilidade, a presença e a disponibilidade, favorecendo uma atitude mais segura perante a vida, o que permite encontrar meios para enfrentar dificuldades pessoais ou inerentes à condição humana.

Daí a pergunta que não se pode deixar de fazer: o método Noro seria uma psicoterapia?

O método Noro e a psicoterapia

A médica e fisioterapeuta Lily Ehrenfried, precursora da antiginástica, cujos exercícios foram integrados em parte à prática do método Noro, afirma: "Uma experiência de 40 anos nos demonstrou que era possível reeducar a psicomotricidade do indivíduo. Ele pode adquirir e elaborar melhores reflexos contingentes, o que modificará o seu comportamento. Sem agir diretamente nas dificuldades psíquicas subjacentes, é possível atenuá-las, muitas vezes liquidá-las".

Falando das analogias e das diferenças com o tratamento psicanalítico, ela escreve: "A principal diferença vem do nosso campo de aplicação, muito mais extenso. Enquanto a psicanálise é indicada para pacientes acometidos por neuroses plenamente constituídas, a reeducação da psicomotricidade é indicada para casos mais leves, muito mais numerosos, que podem prescindir de uma análise completa [...]. [Esses pacientes] se beneficiam de maneira totalmente satisfatória, enquanto com as neuroses constituídas esse método só serve para complementar, às vezes abreviar, a indispensável análise. Abordando os espasmos e a respiração bloqueada dos neuróticos, ele facilitará a descontração e, em consequência, as 'associações livres'".

Alguns praticantes que participaram de terapia em grupo ou fizeram um trabalho com psicoterapeuta ou psicanalista adotam posições mais extremas, como este iniciante:

"*Kinomichi* e terapia não são trabalhos iguais. A terapia pretende mudar o tipo de resposta, o comportamento, mas não é suficiente. Consegui localizar certos problemas, mas não os resolvi. Não ter os meios para resolvê-los implica continuar com as próprias questões e leva à inatividade. É muito fácil nos perdermos nessa terminologia e justificarmos tudo pela educação, pela família, mas não é suficiente e não gosto muito disso."

"O método Noro" — explica um praticante — "se dá em outra esfera, diferentemente de pensar por que se tem problemas [...] atua na situação imediata [...]. No momento da presença, em que o centro fica calmo, há mais lucidez. Há problemas que desaparecem..."

Contrariamente às terapias emocionais e bioenergéticas, a expressão das emoções não constitui um objetivo do método Noro. Busca-se uma expressão "pura" da energia não ligada aos afetos e ao aspecto mental, o que supõe um trabalho de "purificação" ou de "capinagem" — segundo a expressão de mestre Noro — de todos os obstáculos, tanto físicos quanto psíquicos, que se realiza em essência por alongamentos e descontração.

De certo modo, quase sempre encontramos na origem de todas as dificuldades o medo, expresso na desconfiança, na retração, no recolhimento. O medo resulta de um sentimento de ameaça à integridade psicocorporal do indivíduo, uma dor ou uma lembrança associada a dor. Esse medo, ou a defesa contra a dor, cristaliza-se em atitude corporal característica e se incrusta no corpo na forma de tensões musculares, em geral inconscientes.

"O método Noro pode contribuir para que a pessoa se livre da ansiedade?" — pergunta um praticante. Para colher evidências e responder a essa pergunta, basta participar de uma aula de iniciação no primeiro nível. Constata-se então que uma das primeiras coisas assimiladas pelo iniciante é a colaboração e depois a harmonia com o parceiro — a adaptação a outro praticante, qualquer que seja ele (mais alto, mais baixo, mais musculoso, mais flexível, mais treinado do que nós), e a harmonização dos próprios gestos com os dele, da própria respiração com a dele. Uma aprendizagem valiosa que pouco a pouco leva a confiar.

Progressivamente, pela repetição da prática, nós nos livramos das contrações e dos medos em suas diversas facetas: medo do contato, medo da entrega, de se deixar levar pelo turbilhão da espiral, medo de se machucar e medo de machucar o outro, medo de não saber fazer, medo da velocidade, do dinamismo.

Nos movimentos dinâmicos do método Noro, o parceiro é conduzido em instabilidade seguindo um trajeto helicoidal, que ele aceita ainda mais porque desenvolveu sua capacidade de adaptação através do trabalho de equilíbrio, coordenação, orientação no espaço e no tempo, e pela busca de um tônus preciso que alie flexibilidade e firmeza — ou seja, uma densidade interna e uma leveza externa. Isso permite um trabalho aprofundado sobre o medo.

A tradição japonesa conta que um mestre de *kendo* recebeu a visita de um velho soldado que lhe pediu para frequentar suas aulas. "Você está zombando de mim? Noto que você já um mestre!" — exclamou. O soldado replicou: "Eu lhe asseguro que nem sei como manusear uma espada". Em seguida, pensando melhor, acrescentou: "É verdade que, há muitos anos, venho meditando sobre a questão da morte, a tal ponto que agora ela parou totalmente de me preocupar". Então o mestre concluiu: "Não tenho nada para lhe ensinar, pois o segredo supremo da arte da espada é libertar-se do medo da morte".[10]

10. Citado por Daisetz Teitaro Suzuki em *Zen and Japanese culture*. Princeton: Princeton University Press, 1959, p. 71.

É óbvio que não é a morte violenta que nos espreita na vida cotidiana, mas isso não significa que a lição do mestre de *kendo* não seja interessante para nós. Livrar-se do medo (ou, se preferirem, das ansiedades, por menores que sejam aparentemente) para abrir-se ao mundo — esse é um dos principais benefícios que se pode obter com a prática do método Noro.

Descoberta do prazer

A descoberta do prazer é um dos momentos importantes na prática do *kinomichi*. "Se eu não tivesse sentido os efeitos do método Noro imediatamente" — diz um praticante —, "não teria continuado [...]. Um prazer decorrente da mobilização de energia que eu não suspeitava." De onde vem esse prazer que se pode sentir em diferentes níveis? Ele se compõe de muitos elementos diferentes.

- *Funcionamento sadio do organismo*. Sensação de estar presente aqui e agora, da troca harmoniosa e contínua do organismo com o meio em que se encontra. O prazer provém do livre fluxo das sensações e da energia, tanto no interior do corpo quanto entre ele e o seu meio. Declara um praticante: "O prazer é o ritmo, o ritmo é o prazer. A razão dessa identidade é que o prazer é a percepção do fluxo rítmico da excitação no interior do corpo".
- *Ser levado por um movimento*. Impressão de leveza, o corpo parece dançar, prazer esse que é dos mais antigos. É encontrado logo cedo pelo bebê no ninar; pelos adultos, na dança, ou ainda, por exemplo, nos parques de diversão, assim como no *kinomichi*.
- *Entrar na "energia"*. "No início, eu utilizava demais os braços, os ombros" — diz um praticante. "É impossível desbloquear a pelve fazendo isso. Quando se deixa de lado a força muscular, outra coisa aparece. É o momento em que paramos de forçar, em que descobrimos o centro e passamos a prestar atenção no outro." A energia que se busca no método Noro depende muito mais da respiração do que de um esforço muscular. A não utilização de certa força muscular anda de mãos

dadas com uma coordenação corporal integral mais harmônica, que corresponde a uma economia gestual melhor, fonte de prazer.

Prazer da cooperação — Bem-estar e plenitude

"Em todos os estados de dor, os movimentos do corpo são incoerentes e espasmódicos; no prazer eles são regulares e rítmicos" — diz um praticante. No método Noro, o prazer nos movimentos e a circulação da energia manifestam-se junto com uma coordenação gestual muito precisa, um domínio corporal. A expressão, a manifestação da energia não acontece de modo anárquico. Os movimentos amplos rodopiantes se baseiam na espiral. As sequências deles são precisas no tempo e no espaço.

Existe o ritmo dos movimentos, a sincronização entre os parceiros e o ritmo de um grupo de praticantes que trabalham juntos. Dizemos muitas vezes que um grupo tem um "ritmo bom" ou que "não tem ritmo", que devemos evitar "quebrar" o ritmo do grupo com o qual se trabalha etc.

O bem-estar é um estado físico natural e descontraído que se manifesta por movimentos calmos e harmoniosos. Diz mestre Noro:

“O movimento deve ser agradável. Foi desse modo que criei o método. Assim que encontro algo agradável na minha prática ou até em outras (a de Lily Ehrenfried, o método Feldenkrais, a eutonia), experimento e depois proponho. A alegria que vem do movimento é uma necessidade fundamental do ser humano.

É por isso que se descobre essa alegria durante a prática. Quando a criança nasce, só o *hara* funciona: gritos de fome, respiração. Depois é 'mamãe, te amo', um pedido de afeto. Depois ela procura compreender... e sua cabeça começa a funcionar. Ocorre então um deslocamento do *hara* para o coração, depois do coração para a cabeça. É importante reencontrar essa alegria no coração. Muitos se esqueceram dela e não mais reconhecem esses movimentos de alegria. A prática do *kinomichi* pode lhes permitir reencontrá-la.”

Muitos praticantes sentem falta dessa alegria tão particular, encontrada na prática, assim que param de frequentar as aulas e, mais particularmente, durante as férias. "Quando não fazemos os exercícios" — esclarece mestre Noro —, "começamos a nos sentir muito mal na vida. Eu não posso parar. É como um alimento de que não podemos prescindir."

Fala-se em alegria no *kinomichi*, mas o sofrimento também está presente. O encontro com o outro não é sempre agradável: pode dar lugar a enfrentamentos, a uma comunicação difícil. É próprio de toda relação humana: momentos de alegria e de amor, momentos de dor e de ódio. Mestre Noro desejaria que houvesse apenas alegria e amor e não sofrimento: "Quando deparo com sofrimento, pergunto: 'Por quê?' Ontem não dei uma boa aula. Às vezes, sinto uma grande alegria assim que entro no *dojo*. É a possibilidade de criar um espaço. Meu desejo é que a prática ocorra o tempo todo na alegria e não no sofrimento. Quando criei o *kinomichi*, há muitos anos, eu tinha uma alegria extraordinária. O *kinomichi* está construído sobre esse alicerce".

Cada um dos praticantes encontrou a alegria em algum momento. Do contrário, não teriam continuado a prática. Talvez até os menos hábeis sintam uma alegria maior, pois o debloqueio produz alegria; e, quanto mais bloqueados estamos, mais temos reservas latentes de alegria que ainda não se manifestaram.

"Senti uma alegria enorme durante anos" — conta G. "Mas há épocas em que tenho muitas dúvidas. Me pergunto: o que é isso? Aonde vai levar? Como todas as artes, leva a nós mesmos. E é normal que às vezes eu não enxergue mais nada."

"Cada um" — diz um praticante — "aspira a esses momentos privilegiados de alegria. No início, eu ficava fascinado com a beleza dos movimentos, e os praticava como se fossem música. Não é essa a especificidade do *kinomichi*, mas ele leva seguramente à alegria, partindo de uma técnica que não se deve negligenciar. É graças a essa técnica, a essa espiral, que há alegria de viver."

Prazer da brincadeira

Essa alegria é muitas vezes acompanhada pelo prazer da brincadeira. Reencontramos as sensações da criança que se diverte com seus amiguinhos sem outro interesse. Essa redescoberta do prazer lúdico costuma provocar um sorriso feliz no rosto: "Assim que estou no tatame" — revela uma iniciante — "fico com vontade de rir; me sinto como uma garotinha; fico feliz. Me faz pensar num parque infantil: poder sentir que estou além de todas as imagens que tenho, através do espelho..."

"Quando se fala do *kinomichi*" — diz um *hakama* —, "muitas vezes são usadas palavras grandiosas e sérias: consciência, unidade, amor etc. Mas o que me agradou foi brincar. O que me deu muito prazer foi estar em outro país e brincar com as pessoas desse país. Minha avó era indígena da América do Sul. Antes da minha partida para a Europa, ela me disse: 'É preciso ser como leõezinhos'. Foi por isso que, na Holanda, pratiquei judô, caratê. Mas era triste; não existia alegria. Tinham me falado de busca sagrada, de dança sagrada. Alguns anos depois, descobri em Paris que é possível brincar e exercitar uma prática sagrada. De início, era estar com os outros como criancinhas: alguns tinham medo de brincar comigo. Só agora podemos falar de amor."

DESCOBERTA DO CONTATO

Contato e toque

O contato é a própria condição do sentir; é o ponto de encontro entre o interior e o exterior. É uma das primeiras experiências na prática do método Noro: contato com o chão, contato com o bastão e a espada e, principalmente, contato com o outro. Esse contato (do latim *contingere*, "tocar") deve ser diferenciado do toque. De fato, como diz tão bem Gerda Alexander, fundadora da eutonia, "pelo contato, ultrapassamos conscientemente o limite visível do nosso corpo, enquanto pelo toque permanecemos na periferia da pele. Pelo contato, incluímos na nossa consciência o espaço ao redor". Não só o espaço, podemos dizer, mas o universo inteiro. De fato, segundo mestre Noro, "o ser humano, ponto de encontro das forças do Céu e das forças da Terra, liga a Terra ao Céu e o Céu à Terra".

Todos os praticantes dizem ser uma verdadeira revelação o trabalho sobre o contato e pelo contato, em suas múltiplas facetas — prazer, medo, reavaliação, aprendizado da disponibilidade e do gesto "certo".

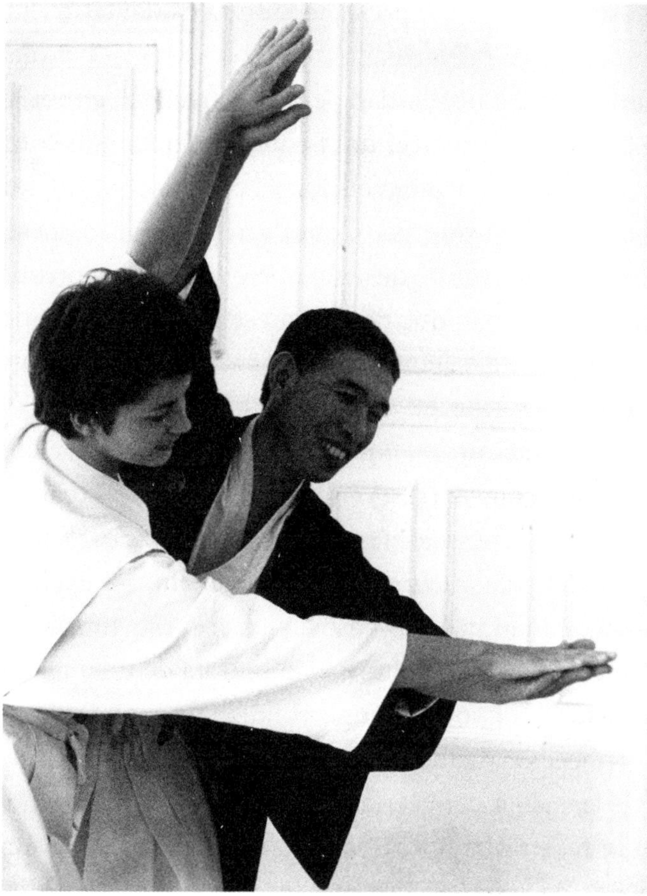

Foto 8 — Descoberta do contato

Desde a primeira aula, essa revelação do contato acontece na troca com um parceiro. O contato passa então pelo toque da palma das mãos de outra pessoa, investido de um valor afetivo considerável.

O diálogo entre a mãe e a criança recém-nascida passa pelo toque. Sua especificidade em relação aos outros sentidos — pois o olho pode ver sem ser visto, o ouvido, escutar sem ser escutado — se situa na reciprocidade. As crianças procuram espontaneamente pegar e tocar tudo que está ao seu alcance. Têm uma necessidade essencial de contato físico. O crescimento e o desenvolvimento delas ficam comprometidos quando o contato é insuficiente ou insatisfatório.

Para os adultos, no contexto sociocultural ocidental, é difícil ter acesso ao contato corporal personalizado além das relações sexuais, e parece incongruente. Porém, a necessidade é perceptível, sobretudo para as mulheres. "No *kinomichi* é possível um contato diferente do contato sexual" — diz uma praticante. "Vai até mais longe. Sentir os outros... Na rua ninguém nos sente; nos empurram. Como sou pequena, as pessoas nem se dão conta, não podem nem se desculpar. No *kinomichi*, aprendemos a sentir tudo. E temos a troca, o que não acontece na rua." A falta de contato físico na vida cotidiana é, segundo uma aluna, um motivo para praticar o método Noro.

"Sinto um grande prazer em tocar o corpo. A carne e a pele são importantes. Como o toque em uma criança, não é nada sexual, mas pode ser outra coisa com certas pessoas, tanto com homens como com mulheres."

"Há um nível primário de prazer no contato" — explica uma praticante. "Mesmo quando não se consegue fazer o movimento, o que conta é ter um bom contato com o outro. Não se trata de uma relação amorosa; é de outra ordem. Por isso não tenho vontade de conhecer as pessoas fora dali. Se eu conhecesse melhor as pessoas, teria outro sentido." Ou ainda: "Não gosto de trabalhar com certas pessoas, iniciantes ou gente bloqueada ou que quer se mostrar superior. Mesmo que eu tenha feito um movimento corretamente, não consigo executá-lo com essas pessoas. Mas tocá-las é outra coisa; me agrada muito; é uma grande alegria. É um início de história de amor, mas a coisa não se desenvolverá nesse sentido. Não me interessa o que elas fazem na vida particular. O *kinomichi* permite um contato físico privilegiado; o social não acrescentaria nada. No *kinomichi*, podemos tocar as pessoas num sentido abrangente. Há uma cumplicidade física em que a distância desaparece; tenho a impressão de conhecer o corpo delas. É algo animal, como se a gente já tivesse feito amor".

Sedução e fusão: a armadilha do contato

É evidente que o contato não é insignificante. Por despertar fortes afetos, pode se tornar uma ocasião para projeções e identificações, para procurar, como o bebê com a mãe, confundir-se com outros, e existe a tentação de perder a própria identidade. Daí o medo que ele provoca. Obviamente, é apenas uma etapa na evolução do diálogo tônico. Trata-se de passar do desejo de fusão, impossível de realizar, para um contato consciente com um parceiro cuja personalidade respeitamos e com o espaço ao seu redor, no qual não nos perdemos, apesar da total abertura em relação a ele.

Outro perigo: a sedução. Não se trata nem de seduzir, nem de ser seduzido. É fácil se enganar: o parceiro acolhe, sorri, convida. Que sentido dar à proposta dele? Um coração sedento de amor pode facilmente se deixar envolver, ainda mais quando aquele que seduz tem, por sua vez, necessidade de agradar, de ser apreciado, de ser amado para se sentir bem.

A sedução é uma das armadilhas do contato. O contato implica aceitação, abertura, troca. Ele é marcado, como toda relação, por um início e um fim. Por isso cumprimentamos o parceiro no início e no fim de cada sequência. A fusão ou a sedução levam a uma situação incômoda. Saímos de nós mesmos, perdemos a base e nos vemos instáveis. Daí o refinamento do contato: busca permanente do equilíbrio na maior expansão, na maior abertura possível.

O método Noro não é o toque de duas epidermes, mas sim, fundamentalmente, o contato de duas energias que se permutam, se interpenetram, se alimentam. Nós nos damos e recebemos de volta. O objetivo é a busca da unidade energética: dar-se, mas não se perder no outro; receber, mas não se submeter ao outro.

A experiência do contato

O contato costuma ser o elemento que mais seduz no início da prática do método Noro. Pode representar uma motivação para seguir em frente e um apoio para enfrentar as dificuldades que talvez surjam. Ao mesmo tempo, porém, pode ser vivido com adversidade e temor. Para certos praticantes, talvez o medo do contato seja de início mais forte que o prazer:

“Eu vivi o *kinomichi* como adversidade... O contato com pessoas desconhecidas; o contato, o toque que não se tem no cotidiano. Aí está a motivação, e assusta. Às vezes eu deixava de ir por isso.”

Na prática do *kinomichi*, temos a possibilidade de enfrentar esse medo, que também corresponde ao medo da vida. Toda tensão crônica no corpo é um medo de viver, um medo de se deixar levar. O medo do contato se manifesta em reações corporais, que podem ser enrijecimento, suor ou outras manifestações neurovegetativas. Isso acontece com alguns iniciantes:

“Na primeira aula, eu cheguei todo tenso. No início, no simples fato de pegarem minha mão eu experimentava uma sensação de retração, um pouco como se aquilo fosse um gesto de agressão, e sobretudo durante o movimento o braço e o ombro se enrijeciam. Agora não, não existe mais essa tensão nas trocas com os parceiros. Ocorre até uma espécie de entrega física.”

Às vezes, o contato produz reações muito intensas, que podem ir da náusea ao arrepio: “Lutei durante mais de um mês” — diz um praticante. “O contato era um inferno. No entanto, ao mesmo tempo senti que havia ali algo importante, e me obriguei. Hoje, consigo ter contato com outra pessoa sentindo prazer”. “Algumas pessoas” — diz um instrutor — “pousam as mãos sobre as do parceiro como se as estivessem pondo no fogo... Elas se retraem totalmente.”

O contato é a expressão do medo que existe em nós, medo do outro, medo do desconhecido. Medo de que se trate de dominação. O contato só pode acontecer se nos sentimos seguros, em uma relação de confiança. O método Noro não é uma luta, nem uma relação de forças. O outro não é um adversário, mas um parceiro. Não há ameaça alguma que possa atentar contra a integridade psicofísica de qualquer um.

“Antes fiz ioga” — conta um iniciante. “A primeira coisa que experimentei no *kinomichi* foi o contato. É o mais difícil. Nas outras disciplinas, havia sempre uma maneira de se trancar, de se fechar por dentro, e a gente saía de lá voltado para si mesmo. Aqui, não há ruptura. A abertura se prolonga lá fora. Não há interrupção. A aula termina e nós continuamos. Cada um é livre para depois fazer com isso o que quiser. Pratico há quatro meses. Minha companheira me disse: ‘Você mudou’. É isso que me dá um eixo, que me dá vontade de prosseguir.”

"Desde o início, abordei o contato pelo movimento" — relembra uma *hakama*. "Fui entrando nele como se atravessasse as camadas de uma flor... Eu me sentia muito voltada para dentro de mim mesma. O contato era insuportável. Estar tão perto de outra pessoa me fazia tremer nas minhas próprias tensões. A cada hora de contato, eu conseguia me livrar das minhas tensões externas e, visivelmente, das tensões internas também. Fui me descontraindo pouco a pouco. O que se sente a cada contato é sempre diferente. Muda todos os dias. Sem dúvida, o contato é uma das características do *kinomichi*. Pode-se ter experiências muito fortes, proibidas em outras situações da vida. O contato com o outro conduz ao contato consigo mesmo. Um nutre o outro. Passamos, assim, do contato consigo ao contato com o outro, depois com o grupo e retornamos ao contato consigo. O contato é muito mais difícil no movimento lento do que no rápido. Neste, pulamos, corremos, rolamos como cachorros brincando. No contato lento, podemos deparar com a recusa do parceiro. Sou tímida por natureza. Sinto vontade de me esconder, de ir para o outro canto do *dojo* e ficar comigo mesma. Sentir outra pessoa, e ela me sentir também... Isso desencadeava muita coisa. Nas primeiras semanas, chorei muito. Sentia ódio, ficava com raiva. Isso rompeu com a possibilidade de recolhimento em mim mesma. Foi então que percebi: 'Está difícil demais para mim', e ao mesmo tempo eu sabia que era justamente o que me permitiria me abrir — o contato com uma pessoa desconhecida.

Eu morava à beira-mar. Sempre fui fascinada por espaço. Eu estava num espaço exterior, mas não conhecia nada do meu espaço interior. Foi o que mais me atraiu no método Noro: encontrar dentro de mim o espaço que eu conhecia do lado de fora.

Sozinha, na praia, eu não tinha medo. Mas no meio das pessoas eu sempre tinha medo. Desde o primeiro contato, senti todas as minhas tensões, câimbras nos músculos; eu suava, tinha vontade de chorar... Era uma luta terrível dentro de mim. Em situações como essa, alguns desistem. Continuei porque senti que havia um trabalho a ser feito.

A razão pela qual prossegui é que imediatamente houve um vínculo com mestre Noro. Eu não teria ficado se tivesse sentido que era uma espécie de técnica como a bioenergética, método talvez eficaz, mas que não é meu caminho, por ser muito brutal.

O primeiro ano foi bem difícil. Pratiquei como um cavalo que vai para a lavoura, porque não conseguia compreender muito bem do que se tratava. Descobri primeiro o desbloqueio do corpo, depois a abertura e, enfim, com a espiral, vi meu corpo mudar — primeiro externamente, depois com outra revolução no espaço interno. Mudei completamente. Fui capaz de dizer cada vez mais 'sim' para as coisas que me rodeavam. Eu estava cheia de 'nãos' em relação ao barulho, à multidão… Foi como se me permitissem ter um lugar onde eu tinha o direito de amar, amar tanto quanto quisesse, em todos os planos.

Você me pergunta se gosto de todos. De jeito nenhum! [risos] Depende. É isso que é fantástico. Quando estou com o coração aberto, observo, me pergunto: 'O que acontece com essa pessoa? Talvez ela não tenha essa antena, ou então ninguém lhe explicou que é por ali que está sua abertura, sua alegria, seu bem-estar. Devo deixá-la tal como está, trancada dentro de si?

Então faço o que sinto. Se tenho vontade de falar, eu falo… Se sinto que essa pessoa não tem antenas e recusa o que estou lhe transmitindo, procuro eu mesma não me fechar. Pois, se você logo se fecha, o contato fica muito superficial. Tento aceitar os limites tais como se apresentam, sentir a pessoa tal como é na sua vida e gostar dela tal como ela é. Como diz mestre Noro, 'a prática é um instrumento'.”

“Descobri o contato” — diz mestre Noro — “quando passei férias na Tunísia. Eu estava na praia, sozinho, praticando com o bastão… A lua estava magnífica… e eu apontava o bastão na direção dela. Lancei minha força para a lua e a lua devolveu luz. Foi um momento magnífico, inimaginável, não o *satori*, mas quase… Um contato entre a lua e eu! Por que não realizá-lo entre dois seres humanos? Antes disso, eu já tinha tentado propor o contato. Eu dizia: 'Vou ajudá-los. Façam alongamentos. Confiem em mim'. Mas eu queria sempre conduzir, dominar. Depois dessa experiência com a lua, compreendi o que Confúcio quis dizer ao falar da união de um ser humano com outro. Um mais um não geram dois, mas multiplicam a força e iluminam. Então comecei a ensinar essa nova forma de exercício.”

O contato preciso

A ideia de gesto "preciso" implica a noção de contato "preciso": "O *kinomichi* desperta a escuta em todos as esferas do corpo" — diz um *hakama*. A pegada correta demanda uma regulação, uma normalização do tônus. Isso supõe que os praticantes hipertônicos, que manifestam certa rigidez, devem descontrair e as pessoas hipotônicas, de contato frouxo, impreciso, devem ganhar presença corporal para que seu contato se torne mais firme, para tentar alcançar o gesto "preciso".

O gesto "preciso" é um gesto pessoal, com o qual se está presente em dada situação. Essa presença deve ser firme, mas sem rigidez — o contato pleno. O contato pleno significa que não pegamos com a ponta dos dedos; não há vazio entre a mão que pega e o punho que é pego. É o que explicam os praticantes, cada um à sua maneira. "Pegar a mão de alguém obriga a estar ali, a estar presente." "No começo, não sabemos fazer os movimentos, então é o parceiro que cuida de nós. Depois somos nós que temos de cuidar do nosso movimento, o que requer grande atenção." "Implica aproximar-se do outro como se oferece uma flor, com um movimento do corpo todo, de total doação. Em uma relação homem-mulher, o protótipo é de certa forma a abordagem cortês: abertura, sorriso, graça, troca, não violação, agressão, dominação, força." "Tenho grande dificuldade nos contatos estáticos. Consiste em estar aberto à distância certa. Quando se é acolhedor demais, gentil demais, sorridente demais, pode-se acabar 'vampirizando' o outro. Alguns não suportam a gentileza. Têm medo de ser enredados."

O contato acarreta aproximação, ir na direção de… logo, uma medida certa para encontrar o equilíbrio: nem perto demais, nem longe demais; nem rápido demais, nem lento demais; nem forte demais, nem fraco demais; nem rígido demais, nem suave demais. Mas sim preciso, um "preciso" que se deve encontrar, apreendendo o momento e o lugar, sobretudo o meu e o do outro. Um "preciso" que muda, que se renova a cada instante e implica, então, uma "adaptação" ou uma readaptação constante.

Tudo se movimenta, tudo varia, mas tudo está interligado: a intensidade, a proximidade, a rapidez e a força devem ser coordenadas e moduladas em função da mudança contínua. Isso adquire uma complexidade tão extrema que o "cérebro" é incapaz de levar todos esses elementos em consideração e de tomar a decisão exata. Ainda por cima, essa decisão deve ser constantemente renovada a cada mudança de situação.

"Se a centopeia se perguntasse que pata deveria ir à frente primeiro e qual em segundo, ela não sairia do lugar" — afirmou Valéry[11]. Do mesmo modo, é o corpo que sente, que decide intuitivamente: um movimento acarreta uma totalidade orgânica. Confiar no corpo para agir e reagir. Não procurar compreender com a cabeça; deixar o movimento se fazer.

A busca do contato é uma característica fundamental do método Noro. Ela passa pela exploração dos limites do outro e de si mesmo. Trata-se de ir o mais longe possível, mas permanecendo na sua base. Empurrar para trás para ir para a frente, empurrar para baixo para ir para o alto, avançar em espiral. Perder o equilíbrio, às vezes, mas reencontrá-lo a cada momento. O movimento engendra sempre uma novidade à qual convém se adaptar: é um desafio, uma escola de aprendizado. Todo encontro com um parceiro permite o aprendizado da diferença. Seja com um iniciante, seja com um praticante adiantado, cada qual é fascinante.

Cada um de nós é a forma manifesta de uma energia que procura se expressar. A energia é livre por natureza; participa da energia infinita da natureza. Fica bloqueada, comprimida no corpo, e procura se expressar, fluir livremente, juntar-se à energia externa, aquela que se manifesta na outra pessoa. Por mais bloqueada, por mais tensa que ela esteja, sua energia está ali, livre, procurando reencontrar a liberdade por todos os meios, como a água em qualquer lugar busca a todo instante, em toda parte, o caminho para o mar. Essa é sua "natureza". Ela não pode ser de outro jeito. Necessidade e liberdade coincidem: necessidade é a natureza das coisas; liberdade é a natureza de toda "forma". De fato, não existe forma sem energia. Ora, a energia é livre e necessariamente procura fluir.

Fazer contato significa sentir, mover-se, apoiar-se e dar apoio, tornar-se um ponto de equilíbrio do ativo e do passivo, ponto em que se pode vir a ser o outro.

11. Paul Valéry (1871-1945), poeta, ensaísta e filósofo francês. [N. E.]

A RELAÇÃO COM O OUTRO

O contato não verbal permite sentir e conhecer o outro: surgem então simpatia, antipatia ou empatia, conforme o que os praticantes sintam. "Há o aspecto não verbal — gostar de praticar com alguém com quem não se chegou a trocar uma palavra sequer." "O fato de ser físico, sem fala, possibilita sentirmos a energia do outro. Analisamos as coisas de outra maneira; sem palavras, nós nos comunicamos de forma diferente. Isso me ensinou a gostar das pessoas sem nunca ter falado com elas. Às vezes aparecem pessoas e eu não vou com a cara delas, mas depois acabo conhecendo-as melhor." "Praticamente a partir do primeiro contato das mãos sentimos o outro, o que nele é rígido, duro, suas tensões e sobretudo a sua entrega. Alguns se entregam, tranquilos; outros oferecem resistência. Com alguns eu me sinto tranquilo, no ritmo; com outros, tudo é complicado." "Com um bom dançarino, um mau dançarino pode conseguir dançar bem. Alguns *hakamas* sorriem, parecem receptivos, mas a receptividade deles é superficial. É funcional, não ultrapassa certa camada. Além disso, topamos com uma barreira. Reconhecemos os intelectuais pela rigidez corporal deles: pensam em vez de se deixar levar, de se entregar." "Há dois tipos de parceiro: os que me fazem sentir descontraída e os que me fazem sentir 'dura e nula'. Com uns, tudo acontece, tudo flui, tudo é agradável. Com outros, nada sai bem."

Cooperação e não conflito

O outro não é um adversário a ser enfrentado, mas um parceiro com quem se busca e se cria algo. Como afirma um praticante, "o *kinomichi* não é uma relação de força. É uma busca a dois; é como uma dança em dupla".

Desde que não se fale em ataque, não temos tanta tendência a nos colocarmos em posição defensiva com o retraimento e a tensão que ela implica. O medo é neutralizado, e nós aprendemos a confiar no parceiro.

Reavaliação de si mesmo

O outro nos permite ter consciência de nós mesmos, o que pode nos levar a uma reavaliação. Essa conscientização é mais ou menos rápida, mais ou menos completa, vivenciada com maior ou menor dificuldade. "No início, muitas vezes surge euforia quanto ao ambiente e ao contato. Mais adiante, o deserto e a rigidez aparecem. É preciso correr atrás, pois defrontamos com dificuldades." "O *kinomichi* me desperta a vontade de fazer um trabalho sobre mim, sobre o meu corpo, sobre a minha relação com os demais. No *kinomichi*, corremos o risco de nos vermos diante de dificuldades que a prática nos revela. É positivo quando somos capazes de resolver; é negativo quando não conseguimos."

O *dojo* é um lugar protegido, onde não há espectadores, não há observadores. Mas somos vistos por outras pessoas e as vemos. "O *kinomichi* permite que você se conheça melhor mas permaneça anônimo. É como se você se despisse." É também "a descoberta das pessoas fora de qualquer ordem social". Assim, podemos deixar a máscara cair, confrontar-nos com o que realmente somos. Ao mesmo tempo, nós nos conscientizamos da possibilidade de evoluir na prática. Somos julgados menos por nossas falhas do que pelas possibilidades que temos de crescer.

Riqueza e complexidade da relação

O não dito predomina durante a prática. Escolhemos determinado parceiro e não outro. Às vezes, sentimos o desejo de uma pessoa de praticar conosco e fingimos não perceber, e vice-versa. A cada instante, acontecem miríades de coisas: aquele com quem estamos praticando, aquele com quem desejamos praticar da próxima vez; os olhares se cruzam, sorrisos se esboçam, os corpos se esbarram. Tudo isso está presente e forma múltiplas impressões que alimentam, se transformam e atuam.

O *dojo* é um espelho do que acontece na vida. Alguns, com um sorriso nos lábios, parecem ter o prazer de se torcer, de atingir o limite do suportável; outros são masoquistas e querem sofrer: "Se eu sofro é porque está bom". Alguns são de uma suavidade extrema, quase excessiva: param assim que encontram alguma resistência. Outros têm um só desejo: ir até o fim e enfrentar a resistência. Uns querem se mostrar superiores; outros são sempre amáveis e acolhedores. Alguns se precipitam sobre os iniciantes para acolhê-los; outros os evitam como se não existissem ou fossem invisíveis.

Uns praticam com os iniciantes com extremo prazer; outros, por obrigação. Alguns querem fazer bonito para o mestre; outros prezam o compromisso que assumiram de se tornar *hakamas*.

Essas atitudes não são nem permanentes nem imutáveis. Um dia escolhemos o primeiro que aparece, o que está mais próximo, ou ainda o que fica sozinho. Em outro dia, nós é que ficamos sós. Em outro dia ainda, temos vontade de trabalhar com fulano ou com sicrana e sobretudo com uma pessoa determinada. Em outro dia, procuramos aquele com quem temos mais dificuldade... o mais desagradável. É uma experiência que tentamos fazer voluntariamente. No dia seguinte, estamos cansados, deprimidos e só queremos trabalhar com pessoas simpáticas, agradáveis, que nos trazem algo. Num dia queremos nos doar e no outro só desejamos receber.

Cria-se uma rede de praticantes. Depois de certo tempo, nós nos vemos sempre diante do mesmo parceiro. Às vezes, trabalhamos com muito prazer praticamente com a mesma pessoa a aula toda. Depois não queremos mais e durante alguns meses não praticamos mais com ela.

Algo acontece a cada instante. "Num dia fulano me pareceu agressivo. No dia seguinte conversei com ele e algo se esclareceu. Depois que nos entendemos, tudo mudou." "Eu me esforço para não ter de pensar mais; recuso explicações. No entanto, às vezes uma observação me ajuda, dependendo de quem a fez, do momento e do modo como é feita. Alguns nos tocam; outros fazem diagnósticos a cada minuto. Isso me bloqueia."

A escolha de parceiros é um assunto que mexe com todos os praticantes.

“Escolho o primeiro parceiro que vejo" — diz um instrutor. "Isso pode acontecer por contato visual. Muitas vezes é quem está mais próximo, mas às vezes ele está olhando para o outro lado. Talvez faça isso de propósito, pois às vezes eu também faço o mesmo. Gosto muito de praticar tanto com iniciantes quanto com *hakamas* para aprender melhor o movimento. Não é por acaso que acabo ficando com determinado parceiro. Pratiquei mais com alguns deles. E cada vez mais eles me procuram. Agora consigo perceber tudo que acontece no *dojo*.”

Outro instrutor relata: "Eles têm sempre uma ou duas pessoas ao seu redor. Há dias em que de repente me vejo sem ninguém por perto. Já faz três semanas que pratico com alguns que eu nem notava. Não é que eu não queira praticar com eles, é que não consigo chegar até eles porque ficam no fundo da sala. Se eu fosse até lá, certamente alguém me escolhia antes. Mas eu gostaria, sim, de praticar com eles, porque não os conheço. Ainda não nos conhecemos".

"Funciona em ciclos" — diz um *hakama*. "Há momentos em que nos vemos sempre com as mesmas pessoas durante três ou quatro aulas. Depois isso muda; ficamos com outras. Por que essa pessoa? Então surgem afinidades. Há um lado gratificante. Se pratiquei bem com um parceiro e tive uma sensação bastante extraordinária, se ele me mostrou ou me fez compreender alguma coisa que eu não sabia, me sinto desabrochar, expandir, fico contente e, então, me disponho a praticar com alguém que me parece menos simpático, menos interessante, com quem eu não teria tido vontade de praticar antes. Só posso dar ou me sentir disposto a dar porque já recebi um tanto. Mas, na ordem inversa, não é assim. E quando há uma sucessão de 'pessoas não gratificantes', então se torna desagradável mesmo. Já me aconteceu em alguns dias de sair do *kinomichi* com uma sensação péssima. Acontecem muitas coisas lá dentro... Então não se pode dizer de antemão para um iniciante: 'Você vai ver, o ambiente é acolhedor; vai ser muito bom'."

"Em determinado período" — explica um *hakama* jovem —, "eu não sabia se devia escolher pessoas agradáveis ou desagradáveis ou a primeira que eu visse. Depois entendi que não devia ser determinista, que eu precisava me permitir coisas agradáveis. Não dizer a mim mesmo: 'Só vou pegar as pessoas mais difíceis, mais horríveis'. É preciso encontrar também um equilíbrio, porque não nos sacrificamos pelo outro; nunca. Mas é possível impor algumas provas a nós mesmos. Pensar: 'Tenho dificuldade com isso ou aquilo e vou praticar com essa pessoa que não é especialmente simpática a fim de trabalhar o que é difícil para mim'. Na verdade, não há regra. Há pessoas de quem gosto e num dia, numa hora, fica extremamente difícil praticar com elas, por uma série de motivos.

Claro, há aquelas de quem não gosto. E talvez nesse dia, com essa pessoa, vá ser maravilhoso. Não dá para saber. Existem momentos em que encontro uma pessoa com quem faço um trabalho de qualidade e nos tornamos parceiros. Isso dura uns três meses... Algo se constrói com essa pessoa. Depois, muda. E aí, de repente, ela mudou ou eu mudei, e não funciona mais. Isso acontece com muita, muita gente. Depois, pode ocorrer outra reviravolta. E há pessoas que são dinâmicas, que tomam a iniciativa de ir até o outro, e outras que vão esperar durante muito tempo que algo aconteça.

Escolhe-se o parceiro de acordo com a fase em que estamos. No início, procuramos pessoas mais adiantadas ou aparentemente mais adiantadas. Quando progredimos um pouco, ficamos num dilema: ou procuramos alguém mais adiantado ou alguém mais iniciante ou, ainda, alguém do mesmo nível que nós. Depois, quando avançamos e nos tornamos *hakamas*, espera-se que cuidemos dos iniciantes. Assim, quando encontro um novato, procuro praticar com ele. Esse é o meu código também.”

“Eu me questiono pouco sobre a escolha dos parceiros” — depõe outro *hakama* —, “exceto quando escolho mulheres, para obedecer às recomendações de mestre Noro, a não ser quando é para praticar com alguém de nível superior. No dia em que me tornei *hakama*, minha relação com os *hakamas* mudou. Há aqueles que são antigos, mas não melhoram nem aprofundam o exercício. Agora estou melhor do que eles, mesmo que eles já fossem *hakamas* quando iniciei.”

“É um verdadeiro universo proustiano” — afirma um praticante. “É enorme a variedade de relações! Contato visuais... atrações pessoais... antipatias... ambiguidade nas relações, em especial com as mulheres... e depois o problema difícil com aqueles que são antipáticos, debilitados, cansados, pesados. Deve-se enfrentar a opacidade da pessoa. É a ocasião para eu trabalhar as minhas questões. Tudo isso se relaciona com a nossa sombra, que nos faz projetar sobre o outro aquilo de que não gostamos em nós mesmos.”

A conscientização dos praticantes também ocorre quando esbarram num parceiro:

“Ainda acontece de eu esbarrar nas pessoas” — revela uma *hakama*. “No início, acontecia bem mais. Quando sentia vontade de fazer o movimento, eu usava meu parceiro e pensava: ‘Azar dos outros... Eles que se afastem’. Aos poucos, essa vontade diminuiu... Se não há espaço suficiente, penso antes no movimento e o realizo com menos amplitude, ocupando assim somente o espaço de que disponho. Antes eu me sentia frustrada. Mestre Noro diz: ‘Há a espiral interior e a exterior. O espaço está em toda parte; não acaba na parede ou na frente do nosso corpo’.”

“Sala pequena demais? É preciso superar isso” — explica outro *hakama* — “e se habituar a trabalhar para ter noção da distância. No início, não nos sentimos à vontade; temos medo de esbarrar nas pessoas. Depois, aos poucos, o campo de visão se amplia, aprendemos a tomar cuidado. Em certos dias, é claro, esbarramos em todo mundo, nos machucamos; depois, curiosamente, encontramos o nosso lugar. Tudo acontece como se tivéssemos uma redoma à nossa volta — e, se trabalharmos direito nesse espaço, ninguém vai conseguir entrar nele.”

Dar e receber

O iniciante recebe muito e tem pouco para oferecer. É como a criança que pede sem parar. Ele aspira a trabalhar com pessoas que tenham o que lhe dar. Aprende rápido a evitar outros iniciantes, pois percebe que dois juntos não conseguem fazer muita coisa. Se ele recebe muito e ainda oferece tão pouco, pelo menos pode tentar receber com elegância. E depois chega o momento em que ele já sabe um pouco mais e, por sua vez, pode dar.

Vem então a descoberta do interesse de cuidar de um iniciante: a observação de sua inexperiência, seus esforços e suas tensões levam a compreender melhor a passagem da energia. A observação permite abordar para comunicar. A doação, assim, se transforma em troca. Inicia-se uma criação.

No entanto, a doação pode se manter unilateral por muito tempo. Como na vida, alguns só querem receber, receber e receber ainda mais. Um *hakama* instrutor declara: “Quando se atinge certo nível, tem-se algo para dar aos outros. Há certas pessoas prontas para trabalhar com você enquanto você lhes oferecer algo. Porém, no dia em que você tiver uma dificuldade passageira, em que não tiver nada para oferecer, as pessoas se afastam completamente de você. É uma experiência da vida. Descobrimos no *kinomichi* as coisas da vida. Mestre Noro me disse um dia: 'Quando você estiver um pouco acima, vão puxar você pelos pés. É preciso se retirar um pouquinho, sair fora'. Quando desaparecemos um pouco, ficamos anônimos, mas continuamos lá. Então isso faz bem. Algumas pessoas imaginam que você não tem nada para oferecer e o deixam em paz. Não vão procurar você... Outras aparecem para descarregar. Mestre Noro fala de quente e frio: elas descarregam o frio delas e desejam sair cheias de calor".

O lugar "preciso" do outro

Um mestre japonês dizia que "o golpe de espada que não seja no espírito do amor não está na direção da espada". É por isso que enfrentar ou evitar o outro são abordagens equivocadas. Trata-se de encontrar o parceiro onde ele está — não o inventar ou fantasiá-lo, mas criar com ele, no momento presente, uma realidade nova. Para isso, é preciso que o outro não seja considerado um indivíduo, um colega ou um amigo, mas sim *o outro*, quer dizer, alguém com quem deparamos e se torna um desafio.

Se o parceiro é desajeitado e impede que o movimento se desenvolva em toda a sua amplitude, nem por isso ele deixa de ser um pretexto para meditarmos sobre a abordagem do encontro, isto é, para buscarmos o contato ali onde ele está e não onde nós decidimos que ele deva estar para que "fique bom". Se estamos bem adiantados na prática, nosso desprendimento será suficientemente forte para criar, apesar de tudo, harmonia. Esse desprendimento é a primeira iniciativa em direção ao outro, em direção à aceitação total do fato tal como se apresenta para nós.

O outro é aquele que nos faz evoluir ao mesmo tempo no espaço e em nós mesmos. O perigo é a tentação de se transformar em professor, pois "o método Noro não tem como objetivo corrigir os outros, mas corrigir o próprio espírito". O ritmo de um transmitindo-se por via corporal para o outro, para que este acabe experimentando o bom sentido do gesto. Essa comunicação "além das palavras" vem do fluxo energético que passa através de nós e se transmite ao parceiro.

A energia corporal despertada pelo método Noro, por ser de caráter universal, cria uma relação entre todas as pessoas. Essa relação não é urdida por discursos ou trocas de doutrinas: ela antecede o discurso.

“A virada” — diz um *hakama* — “ocorre quando, em vez de estar preocupado apenas consigo mesmo, você começa a se preocupar com o outro, com o que ele sente; não procurar realizar, realizar a si mesmo, mas fazer o outro se realizar. Sacrifício? Não, é como se você tentasse buscar a linha de força da árvore, explorá-la, sentir, reconhecer o cerne da madeira no sentido das fibras.”

“Não são as mãos que fazem, mas o corpo inteiro” — afirma outro *hakama*. “Não faço, mas sou o movimento conforme as indicações (não verbais, é claro) dadas pelo outro. Ele me indica a direção. Não há mais ativo-passivo, mas dois, cooperando rumo ao mesmo objetivo, ou seja, à melhor realização do outro. E isso se revela para mim misteriosamente, milagrosamente, como a minha melhor realização. Por quê? Porque não sou violentado, nem forçado, nem coagido. É uma proposta que me é feita, como uma carícia no sentido dos pelos, não de lado, não enviesada, não forte demais nem leve demais. Só o que quero, como quero. Ofereço esse prazer a mim mesmo através do outro. Isso leva ao agradecimento, natural e espontâneo, a um sorriso satisfeito de contentamento.”

“O espírito da relação entre ‘si’ e ‘outrem’” — expressa o dr. Bui Mong Hung — “manifesta-se plenamente durante os movimentos. O parceiro é aceito tal como é, sem oposição agressiva, sem ruptura de ritmo, pois é recebido por um movimento em espiral que se adapta com perfeição ao seu. Os dois parceiros formam então um sistema único, atados um ao outro, no qual cada um percebe de imediato e se adapta instintivamente às mínimas variações de força, velocidade, aceleração, direção por parte do outro — uma ‘comunhão’, de certo modo, entre ambos. A captação dos sinais se faz de maneira intuitiva e imediata: o espírito, os músculos descontraídos e em extensão — o conjunto é como um sensor que percebe até as profundezas do seu centro de gravidade e as intenções do outro. A sensação subjetiva é uma comunhão profunda, como se você e o outro fossem apenas um, ao mesmo tempo distintos entre si, já que cada um é mestre absoluto dos próprios movimentos, do próprio ritmo, da própria respiração, do próprio centro. Enquanto os dois parceiros continuam mestres da situação, a resultante da força deles os mantém num sistema único acionado por um movimento em espiral. A perda de controle de um dos parceiros, absorvido por completo pelo outro, é que o desequilibra e determina o fim do movimento. Assim, o contato com o outro se faz com leveza, firme, mas sem puxar nem agarrar, gestos que destroem a sensibilidade e a harmonia. Esse tipo de contato, quando é preciso envolver o outro numa pegada, é feito com os três últimos dedos da mão, facilitando a extensão do antebraço sobre o braço. Por outro lado, quando se pega com o polegar e o indicador, obriga-se a um trabalho dos músculos da parte anterior do braço (braquial e bíceps), o que favorece a tendência a agarrar e tensionar.

Assim, pegada, atitude corporal, estado de espírito, tudo concorre para um desapego em relação ao outro, que segue em profunda comunhão com o parceiro. Simbolicamente, a união com o outro é realizada pelo encontro harmonioso das energias dos dois parceiros, resultando num movimento contínuo, semelhante à vida em perpétua evolução, na qual cada um permanece dono da situação, pois o eixo dos movimentos passa pelo centro deles e o espírito permanece calmíssimo, exatamente como se estivesse em repouso.”

4. MOTIVAÇÕES DOS PRATICANTES

Como se chega ao *kinomichi*? Por que se abandona a prática e por quais motivos se deseja continuar? São essas as perguntas a que tentaremos responder agora.

COMO SE CHEGA AO *KINOMICHI*?

A maioria dos praticantes exerce uma atividade profissional, e constitui, nesse sentido, um grupo razoavelmente heterogêneo. Muitos são artistas (atores e bailarinos, cantores e músicos, cineastas e fotógrafos, pintores e arquitetos). Há uma parcela considerável de médicos e paramédicos (clínicos gerais, homeopatas, naturopatas e acupunturistas, psiquiatras, psicomotricistas, fisioterapeutas), assim como de professores (do ensino médio e superior e de educação física). Encontramos também funcionários públicos (dos correios, da companhia de eletricidade, de diversas funções), bem como empregados e gerentes da administração, do comércio e técnicos. Nota-se uma proporção significativa de pessoas da área de informática e a presença de executivos. Há poucas pessoas com menos de 30 anos: quando há, são estudantes ou desempregados. Também há alguns aposentados e mães praticantes de *kinomichi*.

Nota-se de imediato que as motivações são bastante diversas. Pode ser, por exemplo, o desejo de praticar exercícios físicos, como se poderia praticar esta ou aquela modalidade de ginástica leve, uma ginástica inteligente que não seja entediante, ou ainda apenas o desejo de emagrecer ou se sentir em boa forma. Pode ser também o desejo de complementar outros exercícios corporais já praticados — ioga, *tai chi chuan*, eutonia, método Feldenkrais — ou o de complementar uma prática psicológica (Gestalt, bioenergética, análise transacional etc.) ou espiritual (*zazen*, meditação e outras) iniciada em outro lugar.

Muitos encontram na prática do método Noro um complemento indispensável para sua atividade profissional: a arte de se deslocar, de se posicionar, de respirar, de ocupar o espaço. É o caso de bailarinos e atores.

Cada um procura o método Noro seguindo um itinerário pessoal, na maioria das vezes "por acaso", "por indicação de um amigo".

"Vim por acaso, por recomendação de uma amiga, para fazer exercícios" — diz uma iniciante. "O que me chamou a atenção foi que todas as dimensões do ser são tocadas. O ser mais profundo é tocado, o que talvez provoque um crescimento pessoal. Não é uma questão de técnica ou de esporte. Fiz dança e natação. Fui campeã universitária de corrida e de salto em altura, mas tenho uma dificuldade terrível de me abrir. Com certeza os casos curiosos, as histórias e parábolas contadas por mestre Noro desempenham um papel importante nesse processo."

"Um amigo bailarino me trouxe para um estágio, e um movimento me pegou" — diz outra iniciante. "O que senti? Uma sacudida... fui levada por uma energia. Isso acontecia também às vezes na dança, mas nem sempre. Já no método Noro, a sacudida foi no corpo e no espaço."

"Por diversos motivos, eu não podia retomar a dança" — conta uma *hakama*. "Primeiro, fiquei intrigada com o aspecto estético, o ritual: vestir uma roupa para algo... uma celebração... o branco. Depois da primeira aula, fiquei encantada... O esforço físico tinha me cansado e eu sentia que havia ali uma grande exigência. Será que eu estava eufórica? Não exatamente. Eu me sentia bem... Meia hora depois, tive de me deitar de tão quebrada que estava... Senti algo de autêntico em mestre Noro... uma pedagogia... O acolhimento é muito importante. Quando canto, encontro a mesma coisa que sinto no *kinomichi*."

"Eu precisava lidar com dificuldades pessoais e profissionais que não eram de ordem física" — declara outra *hakama*. "Senti necessidade de encontrar um equilíbrio para harmonizar as energias e não ficar o tempo todo só na cabeça... Sempre pratiquei muitos esportes. Quando jovem, o espírito de competição me motivava; um pouco mais velha, era o hábito do movimento. Depois, não encontrei mais motivação. Por que correr? Para que serve isso? Para me entreter? Prestei um serviço militar muito intenso.

Era muito infeliz. Quando encontrei o *kinomichi*, eu estava bloqueada da cabeça aos pés. Fiz muito esporte — depois dos 35 anos, fiz cada vez menos. Ficava demais só na atividade cerebral.”

“Comecei em 1984” — lembra outro *hakama* — “e logo me seduzi. Eu tinha feito um pouco de *tai chi*, e um colega da acupuntura que praticara com mestre Noro me apresentou o *kinomichi*. Aquilo me agradou porque encontrei o mesmo espírito do *tai chi*. Contudo, preferi o *kinomichi* por comodidade. Praticar sozinho é mais difícil. O *tai chi* se torna rapidamente mecânico e regrado. O *kinomichi*, por ser praticado em grupo, permite receber um retorno dos demais, e também, o que para mim é importante, ter aulas com o criador do método, além do fato de ser ensinado por um oriental… Quanto à técnica, os instrutores são certamente melhores que mestre Noro: eles decompõem, analisam, explicam e demonstram muito melhor os exercícios. Mas mestre Noro transmite outra coisa… Dou muita importância ao que acontece diante da pessoa que ensina. A sensibilidade oriental é diferente da nossa; é difícil de definir. Trata-se de perceber indiretamente, por imersão, de se imbuir. Tudo desempenha um papel: a maneira como ele corrige, conduz o grupo, faz palhaçada. A transmissão ocorre por meio de detalhes. Mestre Noro transmite outro tipo de percepção, que é ao mesmo tempo pessoal e a expressão de uma tradição do Extremo Oriente que corresponde aos nossos pontos cegos. Ele é, assim, o porta-voz de uma tradição pouco familiar para nós e, na verdade, estrangeira, mas nos esclarece sobre nós mesmos.”

“Vim pela primeira vez” — diz um *hakama* — “para agradar um amigo, na época em que mestre Noro ensinava aiquidô. Diziam que era muito difícil, mas não foi essa a minha impressão. Meu pai era severo demais, e mestre Noro era mais flexível que ele. Eu, muito agressivo, não suportava nenhum olhar mais atravessado; tinha um código de honra muito intransigente. Mestre Noro me recomendava manter a paz, ser um pacifista em ação. Foi muito difícil no início. Isso tudo não me impede de ser esquentado, mas agora consigo canalizar o meu lado agressivo. No início, eu não gostava da prática de jeito nenhum. Não entendia para que servia… Depois, pouco a pouco, compreendi que não se deve esquecer o corpo.

É um veículo que precisa de manutenção. Se o corpo estiver bem, a alma também estará.”

“Eu comecei a praticar com um aluno de mestre Noro” — conta um instrutor. “Depois senti que devia ir até a fonte e tive uma espécie de visão. Logo antes de entrar no trem que me levaria a Paris, senti que estava abraçando algo importante, fundamental na minha existência. Senti uma espécie de grande sopro que vinha bem pela frente do meu corpo, que o atravessava e saía por trás, como um fluxo de energia. Pensei: ‘Meu trabalho é este: compreender que o meu ser deve se tornar o lugar de uma passagem, de uma metamorfose, de uma transformação. Preciso de uma ferramenta concreta, perceptível, tangível para sentir que essa ideia possa se realizar nos dedos, no nariz, nas orelhas, nos cabelos, em tudo que me constitui’. Essa visão é inabalável. A abordagem proposta por mestre Noro não contraria essa ideia. Há coerência entre a visão dele e a visão que ganhei de presente antes de me lançar nessa abordagem. Por outro lado, eu tinha elaborado um raciocínio filosófico com mais contribuições verbais, todo um trabalho analítico, um trabalho sobre a meditação, pesquisas muito profundas sobre as emoções, o conteúdo do inconsciente etc. que foram a base para que aquilo que faço aqui não fosse só um trabalho sobre descontração e relaxamento.”

MOTIVOS PARA ABANDONAR A PRÁTICA DO *KINOMICHI*

É nos seis primeiros meses que ocorre a maior parte das desistências da prática do *kinomichi*. Encontramos múltiplos casos difíceis de compilar, já que na maioria das vezes os praticantes — até os que expressaram grande entusiasmo — param de frequentar as aulas sem dar explicação. Vejamos os motivos principais que conseguimos reunir.

Discrepância entre o que se deseja e o que se propõe

É o caso, por exemplo, daqueles que buscam uma expressão corporal mais livre ou mais emocional, ou ainda daqueles que pretendem ser eficientes no confronto e querem aprender uma técnica de combate ou de autodefesa. Querem se afirmar na competição e expressar sua agressividade.

Para estes, o *kinomichi* pode parecer "brando", "pouco viril"; não encontram nele o prazer da agressividade, da liberação de tensões ou apenas a sensação de força e potência, assim como a capacidade de resistir a ataques.

Uma contrariedade mais tênue diz respeito à finalidade do gesto. Mede-se a correção do movimento pela eficiência: "Eu o desequilibro, eu o machuco, portanto meu movimento é eficaz". A finalidade dos movimentos do método Noro é menos fácil de evidenciar. Na verdade, o gesto não é gratuito. Não se trata de uma dança de expressão livre, e a eficiência é medida pela "harmonização de energias", o que requer extrema sensibilidade.

Outra suposição: o abandono das tradições ou do cerimonial. Procura-se tranquilidade ao se associar a uma escola tradicional, que tem hierarquia, práticas, regras de funcionamento — ao contrário do que ocorre ao confiar num inovador que experimenta, investiga, transforma-se o tempo todo.

Os jovens de 15 a 25 anos

Para mestre Noro, a prática do *kinomichi* se destina a todos. É interessante também para crianças com menos de 15 anos, mas dessa idade aos 25 anos os jovens se desinteressam.[12] Quem tem menos de 30 anos tem interesse por outras coisas.

Hoje, apenas 5% dos praticantes têm menos de 30 anos. A maioria se situa na faixa etária dos 30 aos 50 anos.

"Durante 20 anos" — relata mestre Noro — "agredi meu corpo, muito mesmo. Eu me cansava, mas bastavam duas ou três horas de sono para que eu me sentisse novo. Se não houvesse agressão, não funcionava. Mas o céu me reservou uma provação. Quando retomei a consciência depois de um acidente de carro, pensei: 'Fiz um esforço enorme durante longos anos e bastaram alguns segundos para que tudo desaparecesse. O que estou procurando?' Se aos 30 anos estivermos como o que éramos aos 20, significa que nosso desenvolvimento se estagnou. Se aos 50 anos quisermos

12. Essa observação não se aplica ao Brasil, onde existe uma grande quantidade de jovens praticando *kinomichi*. [N. T.]

utilizar o mesmo movimento que aos 20, não será possível. Muitas vezes me perguntam: 'O que você propõe para os que têm entre 20 e 30 anos?' Ainda não encontrei a resposta. Presto bastante atenção nos praticantes abaixo dos 30 anos e observo sua evolução, procurando perceber o que desejam, quais são suas prioridades.”

O abandono por motivos alheios à prática

São extremamente diversos.

- Em primeiro lugar, há os conflitos conjugais. Um dos cônjuges pratica e o outro, inflexível, se recusa a fazê-lo. Mestre Noro recomenda a prática a ambos, pois ela é muitas vezes fonte de evolução, de mudança. Se um dos cônjuges muda e o outro não, o equilíbrio do casal se compromete.
- Certas pessoas se identificam com o desejo do outro sem que isso corresponda a uma iniciativa pessoal delas. Por exemplo, as que têm amigos praticantes de *kinomichi* às vezes querem sentir o entusiasmo deles.
- Há também a categoria das pessoas para quem a prática constitui uma abertura, mas, depois de iniciá-la, não conseguem continuar, por exemplo, por causa de uma viagem ao exterior, por motivo financeiro, devido à perda do emprego ou por outro motivo sem relação direta com a prática.

Abandono por motivos inerentes à prática

Às vezes as pessoas não estão prontas para enfrentar suas dificuldades psicomotoras ou não suportam o questionamento delas próprias ou da imagem que têm das coisas.

- *Desânimo diante das dificuldades físicas.* Resulta do sofrimento diante da própria falta de destreza. Logo nas primeiras horas, é comum nos sentirmos de algum modo desestabilizados. Pode-se preferir ficar na própria zona de conforto. Pode-se esbarrar em obstáculos físicos: rigidez, falta de coordenação, fracasso na execução dos movimentos.

- *Saudação e prosternação.* Alguns indivíduos compreendem mal o significado da saudação: "Me curvar diante de alguém? Isso nunca. Eu não. Não posso idolatrar ninguém, nem achar que uma pessoa seja um deus".
- *Contato malvisto.* Algumas pessoas não suportam o contato. Sentem um mal-estar, uma verdadeira náusea com a proximidade física com alguém que não conhecem. O contato corpo a corpo é para elas tão insuportável quanto o contato entre corações: "Talvez aí o contato tenha ocorrido rápido demais" — diz mestre Noro. "Seria melhor começar pelo exercício individual e passar para o exercício com um parceiro? Será que a massagem serviria de transição?" São perguntas ainda sem resposta.
- *Recusa ao autoquestionamento.* A prática do método Noro propicia descobertas que podem levar a pessoa a se questionar, o que pode ser difícil de suportar. É preciso aceitar a mudança. Ora, a pessoa pode não querer se engajar nessa trajetória, ou não estar pronta para fazer esse esforço, para se doar, investir em si mesma e até mudar. Talvez ela se sinta muito bem no dia a dia tal como é. A experiência cotidiana trivial de muitos praticantes tem estimulado amigos seus a ter contato com a prática. Alguns, depois de experimentarem por curiosidade, acabaram não prosseguindo. O amigo, mesmo que próximo, continua tendo gostos, necessidades e interesses diferentes. Há aqueles para quem "o corpo" é um instrumento privilegiado de mudança, pois lhes parece mais fácil. Para outros, sua trajetória passa pelo coração ou pelo intelecto.
- *Decepção nas relações com os outros praticantes.* Mestre Noro insiste muito na abertura, na afetuosidade, na comunicação, na doação de si. Essas informações são dadas no tatame em certos momentos. Alguns iniciantes desejam prosseguir essa relação fora do *dojo* e podem então encontrar uma pessoa comum, fechada, sem disposição para manter essa relação de abertura. Desse modo, eles se sentem enganados, traídos, e podem ficar ressentidos com esses praticantes: "É tudo hipocrisia" — pensam.

- *Falta de comunicação verbal.* É difícil falar de dificuldades, sejam elas físicas ou psíquicas. Muitos praticantes resistem a dizer o que sentem. Não verbalizam, não dialogam e permanecem na maioria das vezes sozinhos com suas dúvidas, angústias e interrogações. Em certa medida, essa "solidão" faz parte do aprendizado. Ela incentiva a encontrar a resposta por si só permanecendo atento ao problema, sem esperar que outros a solucionem, por mais qualificados que sejam — já que a resposta poderia não ser a correta justamente por ter vindo de fora.
- *Inexistência de busca pessoal.* "Por que as pessoas abandonam o *kinomichi?*" — pergunta um *hakama* experiente. "No início, quando ficava sabendo que um *hakama* ou até um instrutor tinha abandonado a prática, eu ficava surpreso. Como é possível? Hoje, entendo que nos entediaremos se não fizermos esse caminho de introspeção ao qual o *kinomichi* nos convida. Pois o método Noro leva justamente a isso; do contrário, não teria nenhum interesse."

Conhecemos alguns praticantes, inclusive *hakamas*, que adquiriram grande domínio técnico, grande flexibilidade, grande fluidez. Parecem realizar uma espécie de proeza técnica. No entanto, ao trabalhar ao seu lado, temos a impressão de que para eles nada está acontecendo. Aparentam realizar gestos mecânicos. Quando questionados, declaram que "sem dúvida algo acontece", sem dar mais explicações. Mas o que dizem engana. Ou eles sentem algum interesse e são assíduos, pois a prática é o seu "alimento", ou logo abandonam a prática. O mesmo ocorre com iniciantes. Alguns, com um ar bastante desprendido, dão a impressão de não participar. E são em geral os mais apaixonados, os que estão mais mexidos interiormente! "Muitas vezes me engano" — diz mestre Noro. "Vejo aquela pessoa de cara fechada e penso: 'Essa aí não vai continuar". E acontece o contrário: ela se apega e passa a vir cada vez com mais frequência, e faz enormes progressos rapidamente. Outros, pelo contrário, são sorridentes e entusiasmados e, de repente, desaparecem sem dar nenhuma explicação."

OS MOTIVOS PARA CONTINUAR NO *KINOMICHI*

Sensação de falta quando se deixa de praticar

Diz mestre Noro: "Quando se pergunta a um iniciante o que está acontecendo, ele responde que não está entendendo. Mas, se você lhe disser que pare, ele vai responder: 'Não dá'. Inúmeros *hakamas* respondem da mesma maneira: 'Por que eu continuo? Não sei. É a minha trajetória'. O método Noro é um instrumento como o violino: faço escalas, toco uma música. Ele não reage nunca do mesmo modo; depende sempre da maneira como é tocado".

Muitos, quando saem da aula, principalmente no início, sentem uma grande euforia que deixa saudades e querem reencontrá-la.

"O que os atrai dessa maneira?" — pergunta mestre Noro. "Como responder? Só posso constatar. Muitas vezes, vejo pessoas que se inscrevem, mas deparam com sérios problemas, e fico com a impressão de que vão parar, não vão continuar. E de repente acontece uma mudança... Elas se abrem. Sentiram alguma coisa. Cada indivíduo é diferente. O que acontece, não se sabe. O iniciante começa a praticar e ocorre algo no corpo dele."

Será um melhor domínio psicomotor? Um melhor equilíbrio psicofísico? Uma abertura espiritual? Provavelmente tudo isso ao mesmo tempo, ainda que a maioria dos praticantes tenha dificuldade de traduzir o que sente. Eis como um *hakama*, ator, se expressa a esse respeito: "Quando se fica algum tempo sem praticar, às vezes alguns dias, sente-se uma falta incrível. Falta de quê? Falta, talvez, desse gosto, desse sabor particular que vai se depositando em nós a cada hora no espaço do *dojo*. Essa falta vira uma espécie de ausência em si e para si. Quanto mais se degusta esse sabor genuinamente, mais sua falta se torna pungente, no sentido da 'pungência' das coisas, expressão japonesa citada por Georges Banu a respeito do teatro no Japão. A verdadeira força, a especificidade do *kinomichi* está nesse segredo do próprio instante, numa espécie de marca paradoxalmente fugaz e imutável que surge pouco a pouco e, cada vez que é de fato sentida, tem o sabor de um som puro. Nesse instante, nossa subjetividade cede espaço a algo objetivo, apesar de nós ou fora de nós. Em seguida, isso passa a influenciar nossa maneira de viver".

Desejo de melhorar o corpo ou através do corpo

“Tenho só 30 horas de prática" — diz um iniciante. "O que eu buscava era uma válvula de escape, uma descontração, desestressar, um contrapeso à pressão externa. Para mim, era importante que mexesse com o corpo.”

Às vezes, a meta é mais precisa, quase terapêutica: "A necessidade de reencontrar meu corpo" — diz alguém. Ou "destravar a minha perna, para que ela volte à vida" — afirma outra pessoa, que, por causa de um choque pós-traumático, portanto algo de origem psicológica, não conseguia mais mexer a perna. Depois de ter tentado vários métodos de fisioterapia, consultou um acupunturista. Foi ele que conseguiu destravar um pouco a perna dela e lhe recomendou o método Noro, com o objetivo de reintegrá-la por inteiro à sua vivência do corpo e destravá-la por completo.

F., por sua vez, dedica-se à prática "por causa do agravamento dos problemas de claustrofobia, para aprender a respirar e para dominar o corpo". Tem muitas vezes a impressão de perder o controle do corpo.

O objetivo pode também ser mais geral. Quando os praticantes chegam à prática depois dos 30 anos, estão muitas vezes de mal com o próprio corpo: pernas rígidas, articulações tensas, enxaqueca, mas reaprendem rapidamente a viver com o corpo inteiro, descobrem o volume espacial, liberam as articulações: "Fiz dança durante anos" — diz um *hakama* jovem —, "mas ficava com dor nas costas e tive de parar. O método Noro me permitiu resolver meus problemas físicos nas costas, mas me abriu também para a vida do ponto de vista da utilização dos movimentos do corpo. Assim, pude ligar aquilo a algo de que eu nem fazia ideia. O *kinomichi* me abriu horizontes e me permitiu me informar sobre outras coisas. Quando mestre Noro fala de Confúcio, nos dá vontade de abrir um livro desse autor e mergulhar na leitura".

“Eu precisava de movimento e expressar a vida pelo movimento" — relembra um iniciante. "O que é fundamentalmente importante para mim no *kinomichi* é a noção de canal, de passagem, passagem vertical entre o

Céu e a Terra e passagem horizontal com os outros e o espaço em volta. Procuro me desbloquear para deixar que essas passagens ocorram... É uma sensação... uma sensação intensa, agradável, como uma plenitude, uma afinação, uma unidade, uma abertura, que permite apreender melhor tudo. Procuro me abrir para o que está em volta, que não se percebe quando se está tenso, contraído demais.”

Percepção da insuficiência de outras práticas

Esporte e educação física

Muitos professores de educação física ou antigos adeptos de diferentes esportes praticam o método Noro. De certa maneira, acabaram por se conscientizar dos danos do esporte tal como é praticado nas sociedades ocidentais, como explica mestre Noro: “O espírito de competição que encontramos na maioria das práticas esportivas é a expressão do dualismo ocidental e da separação entre corpo e espírito. Sempre se exalta a vitória do espírito sobre o corpo, a vitória de um indivíduo sobre o adversário, a vitória de um time sobre o outro. Trata-se sempre de combates e de práticas agressivas”. Raymond Murcia esclarece:

“O esporte, vítima da lógica interna que as sociedades modernas lhe impõem, foi desviado do seu objetivo inicial, o de estar a serviço do ser humano para permitir seu desabrochar, submetendo-o às exigências do desempenho. O desvirtuamento nasce da confusão entre desenvolvimento humano e desempenho.

A prática deixou de ser orientada para o desenvolvimento harmonioso, ainda que implicitamente alegue levar a ele. Por acaso não tentam nos fazer acreditar que, como o desempenho faz parte do acervo cultural da humanidade, a educação do indivíduo deva adotá-lo como meta e direcioná-lo para ela? As potencialidades humanas são extraordinárias. Será preciso desperdiçá-las sacrificando-as para a mídia, para uma pseudocultura do corpo na qual impera o ‘desempenho a qualquer custo’? Há leis cuja transgressão tem um preço alto. Será que o desempenho do corpo humano pode ser comparado de alguma maneira que seja ao de uma máquina? Albert Jacquard escreveu: ‘Temos restrições genéticas; não as conhecemos. Mas é verdade que o atleta, por exemplo, se aproxima delas de modo assintótico. Assim, torna-se cada vez mais irrisório quebrar um recorde se admitirmos que o limite final não é nem sequer definível, que nos aproximaremos dele como da assíntota. Você acha que o milésimo de segundo a menos que o tempo do outro tem alguma importância?'"[13]

O esporte é muitas vezes considerado uma panaceia. Se não o praticamos, sentimos culpa e nos prometemos começar o mais depressa possível. Enquanto o praticamos, às vezes nos sentimos rejuvenescidos, vigorosos, em boa forma. Depois, se as dores musculares nos martirizam, dizemos que não estávamos suficientemente treinados ou não o praticamos com a devida frequência.

Na verdade, o esporte é benéfico quando somos jovens — contanto, claro, que gostemos dele. O crescimento do ser humano cessa em torno dos 27 anos, e até lá temos energia excedente para gastar. Até essa idade, o corpo suporta danos pequenos; além dela, o esporte se torna perigoso. Na verdade, com exceção talvez da caminhada, não existe esporte cuja prática seja benéfica para o corpo todo.

Quantos acidentes na prática dos esportes! Quantas quedas mortais, infartos, fraturas, distensões, até paralisias para toda a vida, inclusive em atletas consagrados.

Mestre Noro intervém:

“Basta pesquisar primeiro as estatísticas sobre a duração da vida dos esportistas profissionais para constatar quanto ela é abreviada. Esse modelo não é exclusivo das práticas ocidentais. O mesmo acontece no Oriente. Os lutadores de sumô, no Japão, se aposentam aos 30 anos, e a duração média de vida deles é de 40 anos. Quando começam o aprendizado, ainda não estão gordos. O organismo se protege das pancadas desenvolvendo os músculos e secretando gordura para amortecer os choques. Ao cabo de alguns anos, eles atingem uma corpulência fenomenal. Parecem bonecos enormes. Depois da aposentadoria, começam a emagrecer. Mas não estão imunes a doenças de todo tipo, como todos os esportistas profissionais, aliás.”

13. Raymond Murcia, artigo na revista *EPS* n. 208.

O esporte é muitas vezes utilizado como meio para "resolver problemas pessoais". René Descartes já dizia, e Alain[14] o confirma: "Não há problema que não se resolva com 15 minutos de caminhada". Realmente, é verdade quanto a alguns problemas, mas não todos. De fato, todo problema mental se traduz por uma tensão física, e o exercício físico permite, em certa medida, uma "descontração": transpiração, aumento das trocas energéticas com o exterior, concentração no esforço físico, o que permite "esquecer".

É benéfico fazer o corpo se movimentar, mas usar o esporte para "esquecer", camuflar, maquiar, recusar, rejeitar os próprios problemas é nocivo em longo prazo. A eficácia imediata é apenas aparente; trata-se de um paliativo que leva a evitar que se encare a dificuldade, que se enfrente a "causa" que produz a tensão. A tensão se acumula, então, no interior. A única maneira de que dispomos para nos libertarmos dela é "esgotá-la" por meio de uma descarga energética contínua.

O exercício físico pode aliviar, esgotar a energia, mas ele não implica obrigatoriamente descontração, abertura. Assim, vemos professores de educação física "tensos e rígidos". Conseguiram o passe de mágica de chegar a fazer os movimentos necessários com aparente naturalidade sendo interiormente duros e enrijecidos. A mesma coisa acontece com corredores, tenistas, golfistas, nadadores etc. Exercitam o corpo "em torno" da própria rigidez sem que esta seja afetada; manipulam o corpo como alguns intelectuais manipulam conceitos sem ser afetados por eles. Lidam com eles, mas internamente permanecem separados deles, sem se unificar com eles.

Certas práticas que se situam na corrente das chamadas ginásticas suaves procuraram corrigir esses danos — é o caso, por exemplo, da eutonia de Gerda Alexander, do método Feldenkrais e, ainda, da abordagem de Lily Ehrenfried.

"Iniciei a abordagem corporal e espiritual pela eutonia" — diz uma jovem praticante —, "e comecei a trabalhar a espiral. Porém, achei maravilhoso

14. Alain é o nome literário adotado por Émile Chartier (1868-1951), filósofo, jornalista e professor francês de grande projeção no século XX. [N. E.]

trabalhar no *kinomichi* sobre mim mesma, trabalhar o interior ao mesmo tempo em que estou com outra pessoa.”

Alguns alunos de Gerda Alexander vieram para o *kinomichi*. Foi o caso de Raymond Murcia, o primeiro eutonista a praticar *kinomichi* com o desejo de ampliar a eutonia. Mestre Noro questiona:

“Mas será que Gerda Alexander consegue aceitar os exercícios mostrados por Murcia? Atualmente, ele pratica a eutonia e o *kinomichi* como duas disciplinas distintas. Quanto a mim, ajo diferente. Não estudei com Françoise Mézières, nem com Gerda Alexander, nem com Moshe Feldenkrais, por quem tenho muito apreço. Mas fiz pesquisas com a dra. Ehrenfried e incorporei os seus exercícios ao *kinomichi*. Não escondo isso. Mas, se um discípulo dela viesse aqui, ele não reconheceria nada: 'Não' — diria ele —, 'isso não é da Ehrenfried. Algumas coisas são completamente opostas'.

A contribuição da dra. Ehrenfried foi importante para a minha evolução. Mas foi só uma parte. Acho uma pena que cada uma dessas escolas fique separada e fechada em suas práticas particulares. De fato, o nome cria uma fronteira, e em cada prática há contribuições muito importantes.”

As outras práticas orientais

Muitos praticantes vieram para o *kinomichi* depois de terem praticado ioga, *tai chi* ou, ainda, as chamadas artes marciais, como caratê, judô ou aiquidô.

“A ioga é estática demais” — diz um iniciante. “O lado espiritual está desconectado do lado terrestre.”

“O *tai chi* é dinâmico” — diz um *hakama* —, “mas se torna repetitivo rapidamente... Além disso, é difícil encontrar um mestre oriental. E também não existe o aspecto relacional.”

Um iniciante praticava caratê antes. A diferença: “No *kinomichi*, não apanhamos. No caratê, descarregamos no adversário. Aqui nos acalmamos; cria-se algo em dupla”.

“A diferença entre o *kinomichi* e as outras vias corporais?” — propõe um *hakama*. “O que me interessa, antes de qualquer coisa, o que me toca e foi o que fascinou Gustav Jung a vida inteira, é a conjunção dos opostos, quer dizer, o trabalho a dois. Como dois podem ser um? Como duas entidades energéticas, psicológicas, culturais podem chegar por um momento a essa união, a esse encontro do qual vai nascer algo integral que não é a exclusão nem de um nem do outro, que não é a dominação nem de um nem do outro? É o que mestre Noro sempre diz: 'Como vamos harmonizar dois, para que desses dois nasça um terceiro que não os afaste?' Então, não encontrei isso em nenhuma outra prática. Nem na ioga, nem no *tai chi.*❞

Do aiquidô ao *kinomichi*

Alguns *hakamas* são antigos praticantes de aiquidô e foram alunos de mestre Noro. Um instrutor relata:

❝Pratiquei aiquidô durante 15 anos com outro professor, que não era mestre Noro, é verdade. Eu adorava. Meu objetivo era superar o meu medo. No aiquidô, quanto mais nos lançamos sobre o adversário, mais somos arremessados com força. Conheci alguns que faziam isso. Eu não. Não conseguia evitar de me conter. É verdade que nunca me machuquei, mas nunca consegui superar o medo. No *kinomichi* é totalmente diferente. Não há o menor risco de a pessoa se machucar. Podemos nos entregar por completo... No primeiro dia, quando me inscrevi, eu estava com tanto medo que a minha barriga estufou e fiquei nauseado. Mestre Noro notou. Ele me fez deitar de bruços e massageou as minhas costas, e foi assim que tudo começou.❞

❝Venho do aiquidô" — diz H. "Eu tinha a impressão de ter encontrado um trabalho interior, mas o *kinomichi* é ainda mais refinado. É um trabalho interior de consciência. Consciência que se propaga para fora.❞

❝Por que abandonei a prática do aiquidô?" — diz um *hakama*. "Porque me afastava de mim mesmo, enquanto o *kinomichi* me aproximava. Desse modo, o desejo de dominação foi desaparecendo pouco a pouco, pois é uma compensação de um vazio interior que sentimos. Sou médico e pratico cada vez menos a medicina tradicional, que consiste em querer eliminar o 'mal'. Estou cada vez mais convencido de que é preciso procurar estar num estado de abertura... de confiança de que tudo que necessito vai chegar no momento certo. No *kinomichi*, minha confiança aumenta. Cada célula tem uma vida. Estou muito impressionado com as pesquisas de Elisabeth Kübler-Ross sobre a morte: uma atitude mental não agressiva contribui para a cura.”

“Eu estava muito envolvida no combate. Militei pela causa ecológica” — revela uma *hakama*. “Tinha diversos confrontos com a polícia. Negligenciei o corpo. Quando pequena, fiz aula de dança, depois fiquei muito só na cabeça e o meu corpo se fechou. Então comecei a praticar aiquidô e senti uma libertação no movimento. Depois encontrei mestre Noro e fiquei logo tocada... Não sei por quê. Eu precisava voltar... uma sensação... um gosto de alguma coisa... e repetir, repetir mais e mais.”

“Quando criança” — conta um *hakama* —, “por volta dos 9 anos, se bem me lembro, eu era fascinado pelo poder de destruição: tinha comprado um livro sobre caratê, estava me exercitando e, jovem adolescente, esfolava meus punhos na *makiwara*[15] de tanto que eu treinava! Eu ficava orgulhoso diante dos meus colegas de turma por ter resistência à dor e poder bater com tanta força e vigor. Estava ingenuamente fascinado com os 'poderes extraordinários' que eu atribuía às artes marciais: matar com um grito, deter balas, viver na neve etc. Via no punho cerrado, no grito, no choque, na quebra a expressão mais triunfal do meu ego! No entanto, ao mesmo tempo li, perto dos 14 anos, *A doutrina suprema*, de Hubert Benoît, pois desde muito jovem o zen já me intrigava, ainda mais porque nos meus livros sobre caratê e judô estava escrito que essa forma sobre-humana era extraída de uma ascese espiritual, do 'não agir', na época um tanto enigmático!”

“O aiquidô desenvolve a força (o *ki*)” — afirma outro *hakama*, ex-adepto da prática. “Exige presença, solidez, uma determinação colossal para superar os obstáculos, vencer as próprias fraquezas. Ele implicava um sofrimento voluntário. No *kinomichi*, o sofrimento desapareceu, o que leva à quase abolição da ideia de esforço. A noção de prazer é privilegiada. De

15. Transcrição de termos japoneses relativos ao caratê. *Shiwari* ou *tameshiwari* é o teste de quebra de objetos duros, como as citadas tábuas de madeira. *Makiwara* é um instrumento de treino de socos e chutes na forma de uma tábua de madeira. [N. E.]

certa forma, é até mais violento, porque nos vemos diante da própria incapacidade de experimentar o prazer. Nós nos sentimos desajeitados, incapacitados na própria expansão, diante da nossa impotência. São situações com as quais aprendemos imediatamente a lidar.”

“Sempre fui mirrado” — diz um instrutor —, “e sentia necessidade de provar para os outros que eu podia enfrentar um grandão. Eu não era tão bom, mas tinha energia e muita vontade. Pensei: ‘Um dia, serei faixa preta de judô, senão não vai valer a pena... Um dia, serei instrutor...’ E consegui. Depois descobri o aiquidô... Depois aconteceu o deslumbramento do encontro com mestre Noro.”

Alguns pensam que não existe ruptura entre o aiquidô e o *kinomichi*, que o *kinomichi* completa o processo contido no aiquidô, que ele realiza o que o aiquidô promete, que mestre Noro sempre praticou o *kinomichi* mesmo antes de encontrar seu mestre Ueshiba, pois o seu *aiki* sempre se diferenciou dos demais, e que ele sempre fez pesquisas e continua fazendo. Porém, para mestre Noro o *kinomichi* é totalmente diferente.

“Qual é a relação entre o leão e o coelho?” — pergunta ele. “O leão come o coelho... e assim transforma o coelho em leão. O que conta não é o coelho que serviu para constituir o leão, mas o leão tal como existe hoje.”

Seguir o ensinamento de um mestre: do mito à realidade

Masamichi Noro é chamado de “mestre” por seus alunos, título traduzido do japonês “*sensei*”. A palavra “mestre” dá margem a confusão. Designaria a maestria de uma prática, no caso, o *kinomichi*? Ou uma realização pessoal mais ampla, uma maestria de vida, quer dizer, aplica-se àquele que atingiu a perfeição, a sabedoria e é capaz de ensiná-la e comunicá-la?

Inúmeros alunos veem em mestre Noro um “mestre de vida” no sentido mais abrangente, e a atração deles pela prática do *kinomichi* não independe da atração que sentem pela personalidade de mestre Noro. Muitas vezes essa atração não é desprovida de projeções e de identificações, fonte de ilusões e de falsas interpretações.

Anteriormente, os alunos chamavam mestre Noro de *sensei*. Ele mesmo explica:

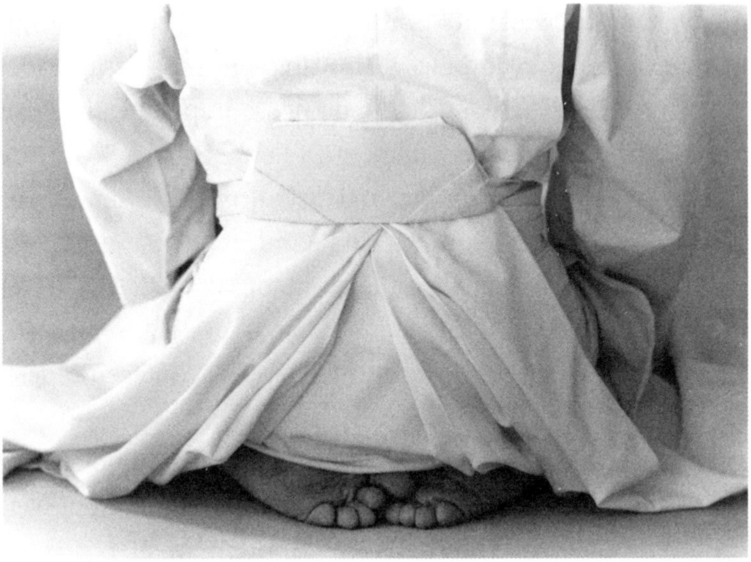

Foto 9 — Seguir o ensinamento de um mestre

"*Sensei* é uma palavra chinesa que significa 'aquele que nasceu antes'. Tem então o sentido de mais velho, com mais idade. No Japão, todos os mais velhos são chamados de *sensei*. É o título dado tanto ao professor do ensino fundamental ou do ensino médio como a um intelectual — ou, por exemplo, a um deputado. Também era comum se referir a um artista como *sensei*. Portanto, trata-se de uma palavra muito comum, um título honorífico, uma marca de respeito que não designa uma realização, seja ela material ou espiritual. Ao traduzir *sensei* por mestre, deturpa-se o sentido da palavra. Por outro lado, se pensarmos bem, existe aí algo constrangedor. No Japão, assim que o mestre dá uma ordem — 'faça isso' —, o aluno se curva em sinal de total obediência e responde: 'Sim, mestre'. E ele a executa imediatamente. Pode pensar o que quiser no fundo do coração, mas nem cogita discutir. Na Europa, esse comportamento é impensável.

Muitos alunos imaginam que um mestre é uma pessoa perfeita e que, ao segui-lo, poderão chegar também à perfeição ou à iluminação... Há um perigo nas palavras e em certas ideias: a ideia, por exemplo, de que vamos 'chegar' a alguma coisa ou a um estado, como se chega a Marselha, e, chegando lá, pronto, acabou. Nossa pesquisa não é nada disso. Pegue a palavra 'iluminado', por exemplo... Todo mundo gostaria de ser 'iluminado'. A armadilha das palavras é que introduzem no espírito do aluno a ideia de que ele vai 'obter' um 'estado', quer dizer, 'possuir' alguma coisa e 'chegar' a um lugar. É por isso que prefiro falar de 'pesquisa' e não de 'êxito'. A primeira coisa é libertar-se da armadilha das palavras que suscitam ideias falsas.”

Mestre Noro não deixa de alertar seus alunos: “Desconfiem das grandes ilusões, tanto no que diz respeito à realização do mestre quanto à realização de vocês. O essencial é estar continuamente em movimento, buscar, buscar mais, buscar sempre”.

Apesar desses alertas, muitos alunos continuam considerando mestre Noro um mestre: “Um mestre é alguém que conhecemos e em quem confiamos” — diz uma jovem *hakama*. “Confio nele não só para me ensinar o movimento, para passar do gelo ao vapor, mas também para me conduzir à luz.”

Um médico alemão opina:

“Seria um erro considerar mestre Noro um simples professor de movimentos. Ele é um verdadeiro mestre por sua capacidade de entrar num estado de abertura e transmiti-lo de imediato. No *dojo* de Berlim, há um conflito entre dois grupos. Quando lhe contei isso, senti nele uma imensa abertura de espírito. Ele estava pronto por inteiro para enfrentar todas as situações, para considerar todas as possibilidades, sem nenhuma espécie de medo, independentemente de todas as pequenas preocupações com interesses mesquinhos. Ele disse: 'Não é nada sério... Eis as soluções possíveis'. Era um problema com forte carga emocional. Ele fez 'pufe'... e tudo se resolveu.”

De onde vem a confiança que mestre Noro suscita e o amor que ele inspira nos praticantes? Cada um antecipa motivos próprios que correspondem à experiência particular individual deles. Entretanto, a maioria se atém à extrema sensibilidade de mestre Noro e à sua enorme simplicidade, despojada de qualquer falsidade e de qualquer pretensão.

Qualidade de acolhimento e de afetuosidade

“Mestre Noro não é qualquer um” — diz uma jovem mexicana. “É um personagem... Traz um grande amor dentro de si; é o que sinto: amor bastante neutro, quer dizer, desprovido de emoções, para que não seja objeto de transferência. Eu o sinto como uma fonte de bem-estar... um amor que não personaliza, se bem que em alguns momentos podemos pensar: 'Mestre Noro gosta de mim'."

"A coisa mais oculta, mais essencial no ensino" — diz uma *hakama* — "é a presença de mestre Noro. A prática se alimenta de sua maneira de ensinar, seu amor, a luz que encontro lá."

Sensibilidade

"Cada aula tem um clima diferente; circulam energias diferentes. Mestre Noro tem uma hipersensibilidade simultânea para a atmosfera geral e para a de cada participante. Ele é como um regente de orquestra."

"Incansavelmente" — declara outro — "mestre Noro repete: 'É preciso sentir... sintam... sintam'. Ele mesmo sente. Quando vê uma pessoa, sente a energia dela, sente as partes em que a energia não circula, assim como sente o fluxo dela. E, quando a mão dele se aproxima das regiões sensíveis, ela parece ser guiada para o ponto doloroso."

Essa sensibilidade seria uma qualidade intrínseca ou adquirida pela prática? Mestre Noro responde:

"Em certa época eu podia dar aulas com facilidade para mais de cem pessoas ao mesmo tempo. Era fácil para mim... Eu praticava. Hoje, para dar uma boa aula, o número de alunos não deve ultrapassar 50. Perguntam: 'Como você faz para sentir o que acontece em 50 pessoas ao mesmo tempo?' É muito difícil responder. Não olho. É uma sensação, uma percepção particular do espaço... Tudo que se produz naquele espaço, eu sinto... Quando alguém entra no *dojo*, sinto o seu estado: tristeza, cansaço, raiva...

Algumas pessoas dizem: 'Mestre Noro é vidente. É um dom'. Não, não é um dom. Pouco a pouco, essa sensibilidade se desenvolveu. Se o espelho interior está nítido, ele reflete imediatamente o que acontece, e a resposta vem. É o espelho que responde.

A sensibilidade vai se desenvolvendo. Há dez anos eu não era assim. Busco e continuo buscando incansavelmente o movimento, a atitude certa. Se não os encontro, não consigo ensinar.

Digo quase sempre aos alunos: 'Vocês podem praticar com toda tranquilidade. Não há veneno no *kinomichi*. Isto aqui não faz mal nenhum'. Antes de ensinar qualquer coisa, testei e experimentei primeiro em mim mesmo durante alguns anos. Senti no meu corpo e senti no corpo dos outros, e sei que o movimento está certo.

Alguns acham que o movimento deve machucar para ser eficaz. É uma concepção totalmente errada. Jamais se deve violentar nem agredir a si mesmo e aos outros. O movimento preciso é o que traz bem-estar. É uma posição natural, e por isso é precisa.”

Mestre Noro toma as decisões quase sempre em razão do que sente.

“Quando reflito, me engano, mas algumas imagens me vêm espontaneamente e digo o que vejo. Na maioria das vezes, elas estão corretas.”

Mestre Noro não discute, não argumenta. Cada encontro é uma sensação. A amizade é uma sensação compartilhada, não por palavras, mas em geral em um momento de silêncio em comum. Assim, por exemplo, ele diz de Dürckheim: “O que ele dizia não me interessava; seu fundamento também não. Eu gostava da pessoa dele, de tomar um café com ele, comer um bolo de chocolate... Eu apreciava a presença dele”. Mestre Noro prossegue:

“Parei de ler. Por quê? Leio um livro que me parece magnífico... e outro que me parece tão bom quanto aquele, mas diz o contrário... As duas teorias se misturam e isso cria confusão. É preciso sentir, e não pensar com a cabeça.

Vejo que alguns praticantes estão muito deprimidos quando entram no *dojo*. Então não lhes dou nem conselho nem resposta. Sei de antemão que, se eu der uma abertura, a pessoa vai me responder com agressividade. Passo perto dela, não lhe dou atenção... E, de repente, essa pessoa fica diferente... Ou, então, digo algo subitamente, me viro de costas e vou para outro canto da sala. Isso também acontece... Você diz que é espontâneo, é verdade, mas estudei isso também. Pesquiso constantemente; pesquiso com base nas sensações do meu corpo. Cada pessoa é diferente, as situações são diferentes e a ação com cada uma deve ser diferente. É por isso que não há regra geral. Se alguém, como já aconteceu, se ocupasse de anotar tudo que acontece, o resultado seria completamente paradoxal.”

A sensibilidade extrema de mestre Noro não está à prova. Não suscita dúvida alguma para a maioria dos praticantes. Ele dirá para um ou para outro, em particular ou em grupo, o que exatamente precisa ouvir naquele momento, ou ainda fará apenas uma descrição da situação particular daquele instante. Por exemplo, um praticante acaba de ter uma discussão violenta com a esposa e entra pela recepção do *dojo*; mestre Noro o recebe com estas palavras: "Está difícil com sua esposa" — em tom de constatação amigável e calorosa. O praticante só pode responder "sim, mestre" e se dirigir ao vestiário para se trocar. O diálogo ficará por aí. Mas o estado interior do praticante terá se modificado.

Mestre Noro não só é sensível como também expressa livremente o que sente. Ele não se engana nunca? Engana-se, mas restabelece de imediato o equilíbrio da situação, pois sua sensibilidade acompanha a rapidez de sua adaptação às mudanças. Erros e deslizes se rearranjam prontamente.

Não há nada de premeditado ou calculado em mestre Noro. Como no arco e flecha, a flecha se dirige sozinha para o alvo. Como isso é possível? Ele explica:

"O centro do alvo é preto, e para os taoistas o preto é símbolo do infinito. O arqueiro procura respirar com o infinito. Ele estabelece contato mentalmente, fisicamente, com o alvo. O corpo e o espírito são os instrumentos. A flecha não tem importância alguma. O que conta é estabelecer contato com o infinito. Começamos a respirar e, em determinado momento, tocamos o infinito, respiramos com o infinito. Então a flecha parte. O objetivo não é atingir o alvo com a flecha, mas conseguir equilibrar Ser Humano-Céu-Terra. O arco e flecha é um exercício de equilíbrio. Ocorre o mesmo com o *kinomichi*."

Simplicidade e naturalidade

Alguns mestres gostam de se rodear de uma atmosfera de segredo e de mistério. Falam o mínimo possível e, assim, deixam que entendam tudo que quiserem, o que contribui para "a impressão" que causam nos discípulos. Mestre Noro é o extremo oposto disso. Ele fala, explica, mostra-se tal como é sem se esconder, sem esconder nada. Confessa os seus gostos, desgostos, medos, fraquezas, raivas ou gulodice — seus sucessos e seus fracassos.

"Minha atitude mudou" — diz mestre Noro. "Antes, eu não gostava de me mostrar em situação de fraqueza. Antes de entrar no *dojo*, eu preparava tudo; compunha uma máscara e entrava na sala. Hoje, me apresento tal como sou. Se estou com vontade de me divertir, me divirto... Antes, eu interpretava. Dizia: 'Está bom, está ruim'... Se algo não estava dando certo, eu dizia 'não' e, se estivesse indo bem, eu dizia 'sim... sim'."

"Acho que mestre Noro é um ser particular" — diz uma jovem iniciante. "Ele tem um nível de desenvolvimento espiritual elevado, mas me toca muito o fato de ele conseguir se comunicar de ser humano para ser humano, sem impor uma distância. O fato de mestre Noro ser tão apegado ao terrestre, ao cotidiano, ao dia a dia possibilita o meu vínculo com ele."

"Você quer saber se sinto raiva?" — pergunta mestre Noro. "Há dois ou três anos tenho observado uma mudança. No exterior, posso ficar com uma raiva terrível, mas assim que visto meu quimono e entro no *dojo*, ah! A raiva vai embora e consigo sorrir."

"Mestre Noro tem períodos de desânimo" — confidencia Odyle Noro. "Por que esconder isso? Ele não trapaceia; não pode trapacear. Sempre me opus a que lhe conferissem uma posição de mestre. Não o chamam mais de *sensei*. As pessoas, como você disse, ficam impressionadas com seus 'dons de vidência'. Na verdade, ele tem uma prática tão grande, uma experiência tão grande que sente em primeira pessoa o que acontece no *dojo*."

Um homem em movimento

"Sou um homem que procura aperfeiçoar o caminho atual" — diz mestre Noro. "Nem gênio, nem sábio, mas homem em movimento."

Diz um *hakama* que o conhece bem:

"É nesse aspecto que mestre Noro é uma grande figura, desconcertante e grandiosa. Ele é todo especial, muito diferente dos outros japoneses que procuram se destacar. Ele procura a abertura máxima. Não fazer correr mais rápido, mas abrir-se cada vez mais."

Seguir um caminho evolutivo

"As formas" — diz um *hakama* — "não têm interesse algum. O mais importante é o espírito ao executá-las, ou seja, caso se tenha uma busca espiritual. Nesse caso, se temos uma busca e se nos interrogamos e sentimos a transformação que acontece em nós, quer dizer, uma espécie de abertura da consciência, então o *kinomichi* se torna fascinante. Os que não têm essa capacidade de busca se cansam e se aborrecem depois de pouco tempo, porque chegam a um domínio, uma perfeição técnica da forma e, depois disso, ficam entediados porque a coisa se torna repetitiva e não gera enriquecimento interior. Para se apaixonarem pelo *kinomichi*, as pessoas precisam ter logo de início essa interrogação, essa busca."

"Tenho a impressão de estar num caminho e de evoluir" — diz um *hakama* instrutor. "Os movimentos me levaram a praticar a base. Além disso, comecei a estudar violino."

"Para mim, o *kinomichi*" — especifica uma *hakama* — "permite ter acesso a um nível de consciência diferente. É um caminho iniciático. Fui me modelando durante o processo."

"O *kinomichi*" — explica um cineasta — "é um trabalho integral que não se tem oportunidade de fazer em outros lugares. Para mim, ele transcorre em três níveis: no plano profissional, me permite enfrentar melhor o estresse, ter relações de trabalho mais positivas; no plano energético, me sinto muito mais cansado quando deixo de praticar; por fim, no plano espiritual, me sinto ligado a um caminho de harmonização, de busca, de equilíbrio — mesmo que eu só seja capaz de definir nesses termos. Cada vez que venho ao Centro[16], eu me recarrego, me ponho de novo na presença de uma norma diante da qual consigo me ressituar."

16. Centro Internacional do Kinomichi, criado em 1991 no *dojo* de La Fontaine, em Paris. [N. E.]

SEGUNDA PARTE

A PRÁTICA DO *KINOMICHI*

O Caminho gera o um
O um gera o dois
O dois gera o três
O três gera os dez mil seres

Os dez mil seres se cobrem com o obscuro e abraçam o claro
E se harmonizam através do esplêndido sopro
Lao-Tsé, *Tao te ching*, capítulo 42

1. OS PRINCÍPIOS

PARA FACILITAR A COMPREENSÃO e a memorização, é comum em todas as tradições orientais e do Extremo Oriente reunir os elementos essenciais de um ensinamento sob rubricas fáceis de memorizar. Assim, no budismo, fala-se nas "Quatro Nobres Verdades" e no "Nobre Caminho Óctuplo". Ainda hoje os chineses utilizam expressões idiomáticas poéticas, como "o desabrochar de cem flores".

O próprio mestre Noro fala dos "cinco Ss": os três primeiros — *sourire* [sorriso], *souplesse* [flexibilidade], *spirale* [espiral] — são indicados aos iniciantes de imediato. Os dois últimos — *sexy* e *spiritualité* [espiritualidade] —, cujo sentido é percebido intuitivamente mais ou menos de modo correto por cada um, serão progressivamente explicitados adiante.

É evidente que apresentar os princípios do método Noro na forma dos "cinco Ss" é um procedimento didático divertido e prático, cujo humor não é desprovido de seriedade. Os praticantes não se enganam: "Trata-se de um instrumento [...] um roteiro útil" — diz um; "Uma maneira bonita de apresentar um resumo" — diz outro. Isso significa que há outros conceitos, como atenção, espontaneidade, presença e sopro, que são difíceis de se adequar a essas cinco rubricas. Contudo, como também diz um praticante adiantado: "Colocar os 'cinco Ss' em prática é perfeito". Tal é o ponto de vista adotado nesta apresentação. Assim, cada "S" agrupa conceitos que se aproximam, dando-lhe uma extensão o mais ampla possível.

SORRIR

Descontração

"Para compreender bem o significado do sorriso" — diz mestre Noro — "é preciso perceber o oposto: a cara amarrada. Ficar de cara amarrada é se fechar, contrair-se e, exatamente por isso, destruir e destruir a si mesmo, destruir qualquer possibilidade de relação. Ficar de cara amarrada é se concentrar, à imagem de *O pensador*, de Auguste Rodin, cuja cabeça está tão pesada que ele é obrigado a sustentá-la com uma das mãos, cujo braço se apoia em seu joelho.”

“Sorriam” — diz mestre Noro. A ordem soa dura. Será possível se forçar a sorrir? O sorriso autêntico não surge por si só quando se está satisfeito, quando se sente contente? O verdadeiro sorriso não vem do coração?

Todos conhecem o sorriso artificial das recepcionistas, o sorriso comercial para seduzir e manipular, o sorriso “xis” obrigatório diante da câmera fotográfica para expressar uma emoção que não se está sentindo — sorriso constrangido e forçado, que se torna rapidamente uma careta. Como sorrir quando nos sentimos tristes, cansados, sobrecarregados de preocupações? Não é uma espécie de hipocrisia, uma ausência de autenticidade? “Desejo ser eu mesmo, poder fazer uma objeção, me expressar tal como sou. Sorrir quando não estou com vontade é contrário à verdade, ao que sinto.”

Um praticante se expressa desta maneira: “Quando estou nervoso, não consigo forçar um sorriso. Tenho vontade também de ficar um tempo no estado em que estou, sem que isso prejudique o outro. Não é essa a transparência da qual fala mestre Noro?” Outro praticante acrescenta: “No início, isso me irritava. De que serve estampar um sorriso no rosto? De todo modo, o que está no interior transparece”.

Vamos inverter o problema. Consideremos as coisas do ponto de vista daquele que vê um rosto carrancudo. Todo mundo prefere olhar para um rosto sorridente, acolhedor, amável, agradável, descontraído, aberto.

Então, onde está a verdade do sentimento? É preciso renunciar a ela? De jeito nenhum. Mas por que exprimir a verdade do sentimento interior diante dos outros ao se encontrar com eles? Por que, com que direito, impor a eles meu humor? Posso — devo — me expressar livremente, autenticamente, quando estou sozinho, comigo mesmo. Mas diante do outro a situação muda. Eu me expresso em função do outro.

A verdade do momento presente é considerar a presença do outro. Não é mais me conformar com meu sentimento interior. O outro está ali, presente diante de mim. E cabe a mim me comunicar com ele, me apresentar a ele de um modo que ele possa me receber: atitude acolhedora, benevolente, amigável e aberta. Acolho o outro da maneira como eu mesmo gostaria de ser acolhido. Entrar em contato com o outro não é confrontá-lo de cara amarrada.

Muitos chegam ao *dojo* à noite, depois do trabalho, cansados, tensos, cheios de preocupações. Alguns se prepararam internamente no trajeto para a aula noturna. Assim que passam pela porta, os praticantes costumam ser recebidos na entrada pelo sorriso comunicativo de mestre Noro. Na maioria das vezes, correspondem espontaneamente com um sorriso que vem por si só. Depois ocorre a passagem pela câmera de despressurização, que é o vestiário, a ducha, vestir o quimono, a presença dos outros praticantes. Vamos sendo tomados pela atmosfera particular do lugar, com a qual nos impregnamos antes de adentrar o *dojo*. Parte da tensão já desapareceu.

Em certas noites, a energia não circula. Os participantes permanecem taciturnos. "Assim não está bom" — diz mestre Noro. "Vocês estão de cara fechada. Todos deitados no chão... se espreguicem. Façam a tensão desaparecer. Desbloqueiem-se" — pois se espreguiçar distensiona, descontrai, recoloca as coisas no lugar.

O espreguiçamento traz o sorriso para o rosto do parceiro — um espreguiçamento correto, nem forte nem suave demais, nem tanto à esquerda, nem tanto à direita, mas no próprio eixo pelo qual passa a energia que flui pelo corpo. Espreguiçar-se leva à descontração; o ar sai dos pulmões. A expiração é profunda. Imediatamente nos sentimos aliviados de um peso.

O sorriso que surge depois do espreguiçamento é natural, um sorriso por si só, um sorriso de satisfação e gratidão para com o parceiro que possibilitou esse fluxo. "Quem se sente bem, sorri" — observa um praticante.

O olhar faz parte do sorriso. "Algumas pessoas" — diz mestre Noro — "evitam mirar o rosto do parceiro, assim como há aquelas que não conseguem fechar os olhos. De tanto medo que sentem, isso lhes parece impensável. Às vezes, esbarramos numa parede: um rosto como porta de prisão. É preciso tentar abrir essa porta aos poucos. Podemos começar dizendo: 'Fulana, você está bonita!' O sorriso então começa a se esboçar." No entanto, as palavras não são suficientes por si sós. Há também o movimento e a atitude interior.

O sorriso não é apenas uma regra estabelecida de boa educação, o cumprimento de uma etiqueta. O ser como um todo participa dele. O olhar se acende, os músculos se descontraem, as tensões cedem, as contrações desaparecem, o abdome relaxa, o coração se abre. Um calor suave invade todo o ser. Ocorre o acolhimento de tudo que parte tanto do interior como do exterior. O sorriso é, portanto, abertura para a vida, para o movimento, para a mudança. É disponibilidade e acolhimento — e, a partir daí, o sorriso é criação.

A abertura à energia desenvolve a sensibilidade. Assim, implica o contato. O sorriso de acolhimento ao parceiro pede um esforço. Como fazer para não ser uma careta? É preciso experimentar um sentimento verdadeiro de amizade sincera. Não é possível sorrir sem ter um sentimento positivo pelo outro. O parceiro está ali diante de mim. Ele me dá a oportunidade de me aproximar dele, de entrar em contato com ele; é um favor que me concede. Sinto gratidão. Ele me dá a oportunidade de me aproximar de mim mesmo, de sentir bem-estar, e expresso meu contentamento com um sorriso.

"Em última instância, tanto faz qual pessoa encontremos" — diz uma praticante —, "pois é para nós mesmos que sorrimos. É claro que é mais fácil com uma pessoa da qual gostamos, mas com um pouco de prática se consegue sorrir para todo mundo. Não é mais difícil do que quando se está cansado e se faz um pequeno esforço para ficar bem diante de outra pessoa."

O sorriso não é apenas físico, não é apenas o movimento dos lábios: é também a luz que se expressa pelo olhar. Logo, é uma disposição interior. O que aparece no rosto deve ser sentido no coração. Relata um praticante:

"Antes eu me esforçava para sorrir o tempo todo, e mesmo assim mestre Ṇoro me dizia 'sorria', como se eu estivesse de cara fechada. Depois de algum tempo, pensei: 'Talvez eu precise tentar de outra maneira'. Não é nada óbvio de início. Mestre Noro não estimula o que é externo."

Abertura

"O sorriso" — diz mestre Noro — "é o contrário da concentração, da contração, do fechamento." Sorrir é sinônimo de descontração. É significativo só conseguirmos sorrir ao expirar. É impossível sorrir inspirando.

Sorrir é se abrir ao desconhecido. É dar início à aceitação daquilo que é novo e, assim, preparar-se para acolhê-lo. É se colocar em atitude receptiva: aceitar não saber, aceitar receber.

"A palavra 'concentração' é uma armadilha" — diz mestre Noro. "O rosto é um espelho de nosso estado interior. Se alguém se diz concentrado, é possível observar que na verdade ele, muitas vezes, está quase com uma careta no rosto, totalmente rígido. Buda sempre tem um meio sorriso em sua postura de meditação. Assim se exprime um estado de equilíbrio, de unidade. No Ocidente, talvez por sua cultura, associa-se muitas vezes a concentração a um grande fechamento. É por isso que digo muitas vezes aos meus alunos: 'Não se concentrem'. Para mim, a verdadeira concentração é a unificação do corpo e do espírito, mas muitos utilizam essa palavra no sentido oposto, de um recolhimento em si... É dessa imagem de concentração que quero me livrar. Para mim, o sorriso, o sorriso conjunto, é uma prece. Tento transmitir essa importância da abertura e do sorriso, mas muitos recusam."

A abertura do coração é a aceitação do outro, o acolhimento que se expressa pelo sorriso, a descontração do corpo, o relaxamento dos músculos, a disponibilidade, a abertura afável ao que vem, ao que se apresenta, ao que é novo, e particularmente aos recém-chegados.

Tudo deve estar aberto: nada de desconfiança, nada de rejeição, nada de fechamento, nada de rigidez. Não se trata, entretanto, de uma entrega no sentido de passar o controle de si para o outro, mas de uma abertura atenta e vigilante a tudo que se apresenta.

"A abertura é a expiração. Não temos de prestar atenção na inspiração" — diz mestre Noro. "Ela se dá por si mesma. Não temos de dar atenção ao fechamento. As pessoas se fecham automaticamente."

"No início, isso me chocou" — revela um praticante. "Eu só conseguia me abrir depois de verificar a possibilidade de poder me retrair. Só consigo avançar num lugar desconhecido se souber que posso recuar."

Entretanto, pode haver excesso de abertura. Conta um *hakama* que é padre católico: "Uma pessoa me disse: 'Eu me sentia aberta demais e privada de raízes'. Eu lhe respondi: 'Você só pode se abrir se estiver na sua vertical, senão é perigoso'". A prisão interior é feita de tensões, e toda tensão, de qualquer ordem, provém de um fechamento. A abertura está ligada à segurança e requer enraizamento. Do contrário, em que se apoiar? Encontra-se segurança no movimento, na busca do equilíbrio, apoiando-se sobre si mesmo. Nós nos fechamos porque temos medo. Abrir-se implica não ter mais medo, sentir-se seguro. O *dojo* é, assim, um local privilegiado, de plena atenção.

Quem se encontra inteiramente fechado está se protegendo. Fechado na própria carapaça, sem contato com o exterior. Não muda; endurece e declina. Aquele que está bem aberto se deixa penetrar por tudo que acontece. Tudo penetra e volta a sair. Ele só retém aquilo que o alimenta.

A dificuldade encontrada pelo iniciante é se abrir só um pouco. Está vulnerável e não sabe ainda eliminar o que o toca. De certa maneira, o método Noro é o aprendizado da abertura total para não ser mais afetado negativamente pelos impactos vindos do exterior.

Mestre Noro sempre diz "abram-se", mas isso implica também o desejo de se abrir. "Num momento podemos sentir um desejo intenso de nos abrirmos; em outro, não temos vontade, independentemente do que aconteça. Num momento, queremos nos abrir de verdade; em outro, o mínimo possível" — afirma um praticante. Um instrutor experiente lhe responde: "Quanto a mim, tento estar o mais aberto possível, totalmente aberto. Se eu não me abrir por completo é porque estou com um problema físico. Do contrário, não. No início é preciso tempo para se descontrair, se abrir, e depois isso acontece rapidamente quando se chega ao *dojo*. Dois minutos depois, estamos abertos — se não, é porque temos problemas graves".

Não há abertura sem fechamento, como não há expiração sem inspiração. É como uma ressaca no mar.

"Junto a um parceiro, nós nos abrimos" — comenta uma praticante. "Depois, dependendo da reação dele, nós nos abrimos ainda mais, ou então, se ele não for receptivo, podemos nos fechar. Abertura, assim, é mobilidade. É unir-se ao que se apresenta: adaptabilidade. Estar aberto permanentemente é enrijecer-se, congelar. Abertura implica movimento. Abertura é como fogo que sobe, desce, volteia, se alastra, míngua e retorna conforme as circunstâncias que encontra.”

Um *hakama* opina:

“É fácil falar de abertura, dizer ‘ser um só com o outro’. Vivê-la é uma dificuldade diferente. No início, a prática de certos movimentos me fazia sofrer. Eu tinha a impressão de que precisava passar por esse sofrimento, aceitá-lo para adquirir a técnica. Eu pensava: ‘Os músculos e os tendões têm de se habituar’.”

Certas pessoas querem sofrer. Elas têm a impressão de que “se sofro, está fazendo efeito, estou progredindo”. De certa forma, algumas conseguiram superar o sofrimento, abrir-se ao máximo possível para que a dor cessasse. Mas não é necessário sofrer assim sem gostar disso. O essencial é permanecer presente na sensação, não ultrapassar a dor suportável, ficar apenas dentro do próprio limite, nem aquém, nem além. Não hesitar em avisar ao parceiro se ele tiver tendência a extrapolar, a ultrapassar esse limite. E então, mantendo-se presente nessa sensação, expirando nesse início de dor, pouco a pouco o músculo se descontrai sozinho, abre-se e o movimento pode continuar. Nenhum esforço a ser feito, exceto ficar nesse ponto de contato. É por isso que mestre Noro repete continuamente: “Não se agridam, não se martirizem. O *kinomichi* não é sofrimento, e sim alegria”.

Um praticante relembra:

“Quando ouvi mestre Noro falar de abertura pela primeira vez, eu não tinha entendido que a abertura implica também um fechamento em caso de necessidade. Agora, abordo meu parceiro com certa reserva. Não vou me abrindo completamente de cara; verifico primeiro se ele efetua o movimento no eixo correto, no ritmo apropriado, com a intensidade requerida... E, se o movimento dele me parecer correto, então relaxo e vou aos poucos me abrindo mais. É outra maneira de me harmonizar com o outro... de acordo com o que ele é. Estar aberto demais diante de alguém tenso pode reforçar o medo dele. Sorrir demais para alguém apavorado pode traumatizá-lo ou, no mínimo, perturbá-lo. Por outro lado, às vezes é difícil sorrir com alguns parceiros. A contração, o retraimento parecem se produzir de modo automático. Entram em jogo algumas afinidades. Às vezes surgem dificuldades com pessoas que eram agradáveis na semana anterior. E de forma inversa também. A abertura, a possibilidade de abertura, oscila. Cada um tem seus limites. É preciso aprender a conhecê-los. E esses limites também oscilam.”

“Para se abrir” — especifica outro praticante — “é preciso sentir o outro. Não só a mão ou o punho dele, mas todo o seu corpo, tudo que está acontecendo dentro dele. E para isso é preciso sentir o próprio corpo, tudo que está acontecendo dentro de si. Em caso de dificuldade com uma pessoa ‘fechada’, o primeiro trabalho consiste em se descontrair, em se abrir a si mesmo, e não dizer à outra pessoa, de um modo um pouco ingênuo, ‘relaxe o ombro!’, pois, na maioria das vezes, estaríamos transmitindo ao parceiro a nossa tensão.”

“Quando se trabalha com alguém” — diz um *hakama* — “e a coisa não funciona, é muito interessante achar em si o que não está permitindo o contato. O importante para mim é abrir o coração, a instância interior. E, se eu não conseguir isso, tentar afastar o que está bloqueando, incomodando. É limpar o coração ou, como diz mestre Noro, ‘retirar as ervas daninhas’.”

Podemos ver nesses testemunhos que a abertura é um processo complexo. Alguns acreditam estar abertos e não estão. Estão abertos na frente, não atrás. As costas deles estão rígidas.

Outros acreditam que é possível se manter abertos em espírito enquanto mantêm o corpo fechado. Mas há uma correspondência precisa entre o fechamento do corpo e o fechamento do espírito.

Outros utilizam a técnica para se protegerem e se entrincheirarem melhor. Assim, constroem para si mesmos uma carapaça muscular de proteção, tanto mais insidiosa de desmascarar, pois vem camuflada por uma grande desenvoltura técnica. Eles trapaceiam com o corpo assim como alguns intelectuais camuflam sua angústia por trás de uma habilidade intelectual que os protege. O corpo pode enganar tanto quanto o intelecto e a afetividade. Pode-se reconhecer isso no fato de a energia não circular. A prática que tem o objetivo de permitir a circulação da energia vem a ser desviada do seu objetivo. A própria maneira como eles praticam torna-se um obstáculo, pois é verdade que a técnica por si só é insuficiente. Tudo depende da maneira como é acionada.

FLEXIBILIDADE

O homem ao nascer é tenro e brando
Ao morrer é rígido e duro
[...]
Por isso, os rígidos e duros são companheiros da morte
Os tenros e brandos são companheiros da vida
Lao-Tsé, *Tao te ching*, capítulo 76

Adaptação

"A educação que recebemos na sociedade nos ensina a desconfiar" — diz mestre Noro. "Assim que estamos na presença do outro, muitas vezes aparecem bloqueio e recusa. É preciso aprender a se desvencilhar disso. É preciso fazer desaparecer, dissolver esse muro de recusa." Como? Desenvolvendo a flexibilidade. É o objetivo da primeira iniciação.

A sociedade em que vivemos exalta a força e a eficiência. Ouve-se muito dizer que "é preciso fazer o corpo ser duro como ferro". A televisão reforça esses clichês. "O contrário é a verdade" — diz mestre Noro. "A força nasce de uma abertura total e da descontração. Em vez de se cristalizar, trata-se de se flexibilizar. Vida é flexibilidade; rigidez é morte. Há duas armadilhas a evitar: a rigidez e a indolência."

Fala-se muitas vezes de flexibilidade em termos mecânicos e se procura medi-la em graus, aberturas, ângulos ou amplitudes articulares. Costuma-se atribuir a "falta de flexibilidade" a um "bloqueio" da articulação, a uma "rigidez", a um "encurtamento do músculo" ou ainda à falta de elasticidade. Daí os exercícios propostos habitualmente: "esticar", "abrir", "alongar". Se tentamos nos tornar flexíveis com uma ginástica que estica as articulações, elas voltam a ser rígidas assim que o treinamento cessa. Nenhuma surpresa nisso. Corpo e espírito estão estreitamente ligados. Se considerarmos o corpo um objeto a ser manipulado, o sujeito então é passivo, sua sensibilidade não intervém e ele não muda. A mesma atitude interior volta a imperar.

Sem dúvida, ao brutalizar a si mesmo, pode-se obter uma flexibilidade superficial, ter tendões elásticos que ao mesmo tempo estão tensos, porque a tensão pode ser corporal sem ser muscular. Pode-se estar contraído parecendo maleável. É uma desarmonia velada.

"A flexibilidade" — diz mestre Noro — "não diz respeito apenas aos músculos e às articulações. Não é uma faculdade física, mas a expressão de uma harmonia entre o exterior e o interior." A busca de harmonia está em toda parte. Quando uma parte do corpo se move, todas as outras se movimentam. Se uma parte para, as outras fazem o mesmo. O corpo é uma totalidade cujos elementos estão todos inter-relacionados.

Os movimentos devem, portanto, ser executados na mesma velocidade, sem parar, de uma vez só. Eles se encadeiam sem interrupção. O corpo se move então como um rio percorrido pelo mesmo fluxo.

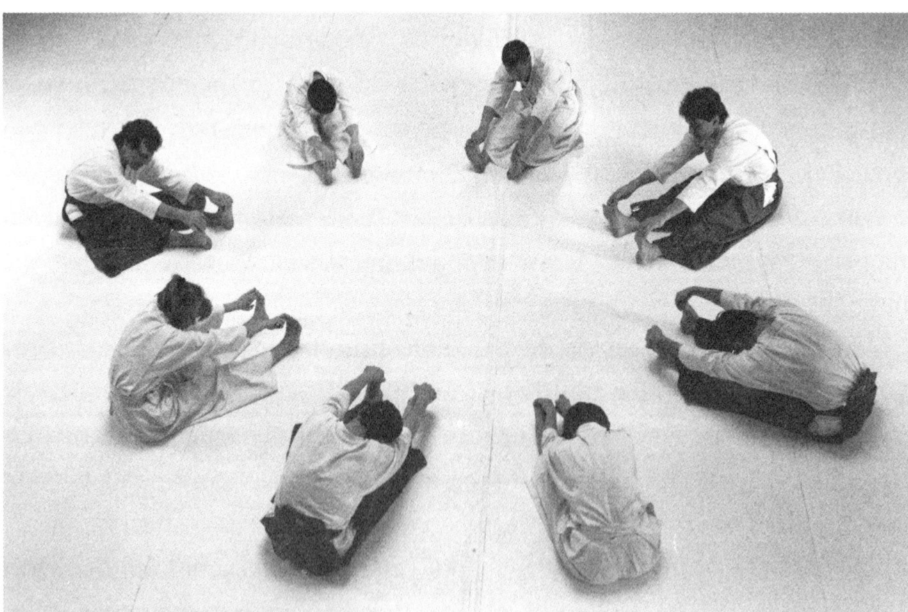

Foto 10 — Flexibilidade

Mestre Noro esclarece que "a flexibilidade é a circulação do *ki*, a livre circulação da energia". Isso implica então fluidez e ausência de solavancos, à imagem da água que escorre e se adapta a todas as flutuações do terreno, ou ainda à imagem do bambu ou do junco da fábula, que sabem se dobrar e se curvar conforme a força do vento. A flexibilidade é essencialmente um estado de disponibilidade e adaptabilidade interior. Ela acarreta descontração e relaxamento.

A descontração consiste em deixar a energia agir, expressar-se livremente. O corpo se torna um instrumento de passagem da energia. Não há então nada para fazer? Esforço nenhum? Há sim. O essencial é "a atenção passiva"; sentir o escoamento da energia; estar presente. Um esforço também para não tensionar, não se bloquear. Daí as instruções sempre repetidas:

- "Não se machuquem." Nada de retração, trabalho de força, mas sim alongamento e extensão. Esta consiste em apoiar-se na Terra e se elevar para o Céu, crescendo o máximo possível, sem forçar. A extensão se opõe à compressão: contração e compressão, contração do medo, do estresse, da procura de proteção. "A extensão" — diz mestre Noro — "é o único meio de liberar um bloqueio: nódulos musculares, contrações cristalizadas e tetanias."
- "Não forcem." A extensão não ocorre nunca com força, nunca em linha reta, mas num desenrolar, em espiral graciosa, harmônica, arredondada, sem solavanco, sem rigidez, sem agressividade.

Nunca se deve ir além do limite. Nada de desempenho, nada de muito esforço, nada de objetivo a atingir, medido em centímetros, em distância ou em tempo, e sim elegância, desenvoltura, facilidade. Tudo deve ser feito com bom humor, sorriso, abertura.

- Dificuldade, resistência, bloqueio, limite? Quando deparar com isso, respire! Vão desaparecer. A energia cuida disso. Não há então nada para fazer a não ser evitar contrariar a ação dela. Trata-se de estar atento ao momento das dificuldades, descobrir o lugar certo: de um lado está a estagnação num conforto indolente, no qual nada acontece; do outro, a dor fulgurante, a ruptura.

- "Não agridam." Deve-se cooperar, ir no mesmo sentido, "unir-se", e não "ir contra".

"No *kinomichi*" — escreve o dr. Bui Mong Hung —, "os gestos mais simples, como ficar em pé, andar, contatar o outro, contêm todas as sutilezas, todas as dificuldades da técnica, toda a filosofia, assim como os movimentos de prática mais complicados e mais sofisticados. O simples estar em pé alia a estabilidade da rocha à mobilidade de uma lufada de ar que permanece suspensa e retoma o fluxo natural à menor solicitação. É a concretização de um espírito calmo, vigilante e aberto a tudo que está ao redor, pois nenhum ponto de atenção particular, interno ou externo, ofusca o seu potencial de receptividade. Isso pode ser alcançado por um conjunto de particularidades técnicas: alinhamento da coluna vertebral sem rigidez alguma, graças a um estado descontraído e alongado dos músculos, distante tanto do esforço tenso quanto da flacidez, tal como se pratica habitualmente no relaxamento. O músculo está em estado de repouso, mas pronto para a ação, portanto no polo oposto à resposta muscular do sono, que busca o relaxamento — como a diferença entre um condensador totalmente carregado, pronto para lançar sua faísca, e outro completamente descarregado, que precisa de recarga para que possa entrar em ação. Portanto, músculo em repouso, mas mantendo intacto seu potencial de ação imediata, em oposição à rigidez tensa do esforço, que consome energia e já está direcionada, incapaz de se adaptar de imediato a qualquer ação imprevista."

O *kinomichi* é a arte de viver de acordo com o *ki*. O que é o *ki*? É o sopro vital, a energia primordial subjacente e, assim, a ordem das coisas: tudo se move, tudo muda, tudo está em movimento, tudo é novo, nada é semelhante a nada. Tudo é um caso particular, que exige uma resposta particular. A arte de viver é a adaptação à mudança, o que implica perceber a mudança e também se adaptar a ela. Seguir o movimento, mas não se deixar levar por ele: flexibilidade e firmeza.

Expiração

A flexibilidade é inseparável da expiração. A descontração e a abertura ocorrem — só podem ocorrer — na expiração. Para mestre Noro, a expiração é a fase ativa da respiração. Nenhuma ação é de fato possível fora do tempo que dura a expiração. Só na expiração é possível bater um prego na parede, derrubar uma árvore ou tocar piano.

“O Sol” — diz mestre Noro — “dá luz e calor sem pensar em nada... Ele não para de dar... Ele dá, dá, dá o tempo todo. Não pede nada. Não, ele dá. O mesmo acontece conosco. Para que a consciência se desenvolva, é preciso abrir, abrir, abrir o máximo possível. Então, automaticamente, para manter o equilíbrio do corpo, o inconsciente estabelece um fechamento. O mesmo acontece com a respiração. A única coisa que conta é a expiração, que deve ser realizada com consciência. Quando se expira até o fim, a inspiração vem de modo espontâneo. A inspiração consciente destrói o ser humano, pois o inconsciente tenta repetir a inspiração, que é uma contração e um fechamento. É preciso seguir o processo natural. Não beber e comer para ganhar forças ou porque faz bem à saúde. Não, é preciso gastar energia, entregar-se por completo e então, automaticamente, a fome aparece, a sede vem. Portanto, a ação consciente é dispender, doar-se, abrir-se, expirar.”

“Não se deve inspirar” — diz um *hakama*. “Primeiro expirar, ou seja, relaxar. Só depois de ter relaxado pode-se receber; a inspiração vem por si só. Basta a inspiração ser ativa e voluntária para se fechar a porta em vez de abri-la.”

“Quando está alegre, feliz” — diz mestre Noro —, “você expira e solta seu sopro... Com esse sopro, você cria uma dimensão, um espaço cada vez maior à sua volta e em você. Porém, a inspiração deve ser passiva: ela vem sozinha. Hoje em dia, é o contrário que acontece: o medo, o estresse levam ao fechamento e ao bloqueio por intermédio da inspiração. O mesmo acontece quando estamos tristes e deprimidos: a inspiração adquire uma importância enorme. É um erro grave trabalhar a inspiração como possibilidade de desenvolvimento humano. Vejam toda essa gente que vai para o campo ou para o litoral e diz aos filhos: ‘Anda! Inspira! Respira esse ar bom!' Não! É um erro monstruoso! É um equívoco antigo, que considera o nosso corpo uma máquina que precisa de tais e tais elementos para funcionar. Está errado! Mas poucas pessoas estão prontas para aceitar isso. E isso está totalmente ligado à educação... O que não significa de modo algum que expirar é bom e inspirar é ruim. É preciso compreender que, desde que se possa vivenciar e criar uma expiração precisa, total e criativa, a inspiração que se segue é também radicalmente diferente — e criativa também. Nossa vida é um sopro. A inspiração se impõe inconscientemente; é a lei da natureza. No entanto, se nos concentramos na inspiração, é um arraso, pois tornamos ativo o que é por natureza passivo, vamos de encontro às leis da natureza."

A expiração durante o esforço, praticada por tradição no Extremo Oriente, foi redescoberta há pouco tempo no Ocidente por Lily Ehrenfried em especial, assim como pela srta. Marie-Thérèse Foix, com as quais mestre Noro trabalhou. A srta. Foix comenta:

"Sempre ensinamos que era preciso inspirar levantando os braços, porque os músculos peitorais eram de inspiração. Ora, os peitorais abaixam os braços; não os levantam. É preciso então expirar levantando os braços, como faz mestre Noro. Foi assim que começamos a trabalhar juntos e lhe recomendei fazer alongamentos na expiração."

É preciso prestar muita atenção, porque se costuma opor resistência à expiração e, muito rapidamente, os ombros ficam bloqueados.

"Se você pedir a alguém" — diz Karl Graf Dürckheim — "que expire profundamente, na maior parte das vezes ele começará por uma grande inspiração, convencido de que é preciso primeiro tomar para depois dar. No plano existencial, está certo, é preciso ter para dar, mas, no plano espiritual, é exatamente o contrário: é preciso dar tudo para receber."

Em geral, a maioria das pessoas tem hoje uma respiração mal colocada e muito alta. Respiram com o peito e não com o diafragma. Isso se dá pelo estresse e pelo medo que acompanham a vida na sociedade moderna, em que estamos continuamente em estado de alerta. Assim que nos sentimos agitados, tensos, ansiosos, a respiração sobe para o peito. Ao contrário, quando se está bem, descontraído, à vontade, a respiração desce para o abdome. Ela se torna lenta, potente, profunda. A respiração é, assim, o reflexo do nosso estado interior. Por outro lado, podemos agir sobre o nosso estado interior modificando nosso modo de respirar: respiração abdominal e não torácica, expiração completa no esforço. O dr. Bui Mong Hung afirma:

“A participação ativa do diafragma aumenta a capacidade respiratória e, com isso melhora a capacidade para o esforço, liberando os músculos da região cervical e escapular, normalmente implicados na respiração torácica. O resultado é fazer descer o centro de gravidade do corpo, melhorando a estabilidade e dando maior desenvoltura aos movimentos. A respiração diafragmática profunda tem também como efeito descontrair todo o corpo e acalmar a parte mental. Por sua vez, durante a inspiração, os músculos do pescoço e os músculos intercostais se contraem. A expiração permite a descontração, mais particularmente a liberação dos braços e dos ombros e, de maneira geral, o relaxamento de todos os músculos. Quando estes estão relaxados, temos a impressão de expansão, uma expansão que cobre o espaço e vai ao infinito. Quando inspiramos, o espaço se retrai.”

Na verdade, toda má respiração é consequência do pequeno eu dominador que retirou o sopro do centro profundo acionado pelo diafragma e instalou-o na parte superior e voluntária do peito. A respiração correta é um grande movimento da vida, um movimento transformador por excelência.

O primeiro dever na expiração é soltar-se de início nos ombros, ou seja, relaxar a pessoa e não o músculo. Trabalhamos sobre nós mesmos e não sobre o nosso corpo. O relaxamento na parte alta da expiração ocasiona espontaneamente uma descida, uma doação de si mesmo, que termina no final da expiração por uma entrega total. Nós nos sentamos na própria pelve, no nosso melhor equilíbrio.

Três aspectos: relaxar, doar-se, entregar-se.

Sentir a energia (*ki*) e deixá-la fluir

Respirar não consiste apenas em se abastecer de ar. Deixa-se de perceber o essencial se a respiração se limita apenas a um fenômeno corporal. Corpo e espírito estão estreitamente imbricados. A verdadeira respiração é um movimento da pessoa como um todo, uma completa doação de si. Aí não se fala mais de respiração, mas de sopro. O sopro que impregna tudo que vive, chamado de *ki* no Japão.

A palavra *ki* é sem dúvida a coisa mais difícil de compreender na língua japonesa. O dicionário fornece dezenas de traduções: alma, espírito, intenção, desejo, sentimentos, temperamento, caráter, humor, disposição, tendência, atenção, inquietude, aparência, fisionomia, aspecto, condição, estado, atmosfera, vapor, névoa, éter, gás, corpo gasoso, perfume, aroma, respiração, fluido vital. Sobressai claramente disso tudo uma coisa: a alusão a algo imaterial. Se a palavra *ki* permanece intraduzível, os japoneses a utilizam habitualmente em centenas de expressões comuns sem que isso suscite qualquer problema.

Uma expressão comum — *kimochi* — pode nos indicar o caminho. Ela pode ser traduzida por estado de espírito, ambiente ou, ainda, sensação. No Japão, não é o objeto, o resultado tangível que conta, mas o gesto, a intenção. Quando se dá um presente a alguém, diz-se "é o meu *kimochi*", que significa "o objeto é muito modesto", "é apenas um sinal do meu sentimento".

Mestre Noro repete com frequência: "A espada não tem importância alguma; a técnica é secundária; o movimento é um instrumento. O que conta é o seu sentimento interior, que você se entregue por completo, que sua participação seja total. Só então se pode começar a tomar consciência do *ki*". Aliás, os chineses dizem normalmente: é o *yi* (intenção) que cuida do *ki*.

É muito simplista reduzir a respiração a uma simples operação bioquímica. A respiração é ao mesmo tempo vitalidade, movimento, participação, comunhão.

Essa sensação interna subsiste no Oriente sob o nome de *ki* ou de prana. Existiu antigamente no Ocidente. Sobraram alguns vestígios, como as palavras "psiquê", que significa alma, sopro; "*anima*", da qual derivam alma, animar; "*spiro*", de onde vêm espírito, inspiração, aspiração, respiração; "pneuma", sopro divino ou espírito ao qual na Antiguidade alguns médicos atribuíam a causa da vida e, em consequência, da doença.

A dualidade, predominante desde Descartes, de nossa visão de mundo, que separa de um lado o ser humano sujeito do conhecimento e do outro a matéria inanimada independente do ser humano, nos fez esquecer os aspectos fluidos, invisíveis, percepções intuitivas que subsistem na noção de *ki*. Mestre Noro esclarece:

"O *ki* é a força da natureza. Tudo que se manifesta, toda energia, a folha de grama que aparece na terra úmida na primavera, tudo é *ki*. É impossível explicar o *ki* cientificamente. O ser humano é uma bola de luz. Hoje em dia, consegue-se fotografar auras (efeito Kirlian). Antes falava-se em éter... É sempre a tentação do Ocidente de querer materializar tudo. Eu digo não. Quando se materializa, perde-se toda a essência.

Alguns me perguntam: 'O que é o *ki*?'. Impossível dar uma resposta. Explico com frequência, falando da respiração, que devemos ser um simples canal de passagem das forças do infinitamente grande para o infinitamente pequeno, do infinitamente pequeno para o infinitamente grande. Ou seja, as forças do Céu passam pelo nosso corpo e vão para a Terra, as forças da Terra vão em seguida para o Céu; isso é a inspiração e a expiração. A força que desce do Céu passa por nosso corpo, penetra a Terra por nossas raízes. Chamamos essa força descendente de 'força da Água'. A força da Terra, por sua vez, sobe para o Céu, e nós a chamamos 'força do Fogo'.

Alguns insistem e perguntam: 'O *ki* seria Deus?' Em japonês, a palavra 'Deus' se diz '*kami*'. *Ka* quer dizer 'fogo' e *mi* significa 'água'. Literalmente, 'Deus' se diz 'Fogo-Água' e, em relação à cruz de Cristo, reencontramos esse mesmo simbolismo da água e do fogo: matéria e espírito, horizontal e vertical, positivo e negativo. A palavra *ki* significa originalmente 'a manifestação' ou 'arroz'; para mim, a manifestação de Deus.

Para cultivar arroz precisa-se de água, muita água, e também da força da luz e do calor, do sol, portanto, do fogo. E esses dois elementos juntos criam o arroz. O arroz significa então a união da força do Fogo e da Água; assim, Céu e Terra. Aqui, quando se fala de Deus, tem-se logo uma imagem determinada, mas para nós, japoneses, não existe esse tipo de imagem. *Ki* é reunir o corpo e o espírito, é a união dos opostos, a unidade.

A paz se cria pela harmonia de todos os nossos potenciais, de tudo que existe — o ser humano e a natureza, o interior e o exterior, o positivo e o negativo... No átomo, há uma força positiva e uma força negativa. Entre essas duas forças, uma terceira se manifesta, que as une: é o movimento, o *ki*.

Essa noção fundamental de *ki* é inerente às concepções de mundo taoista, chinesa, e xintoísta, japonesa: é o princípio energético vital do universo. O *ki* faz o mundo girar. Desse ponto de vista, um animal, uma árvore, uma pedra, em igualdade com o ser humano, são manifestações desse princípio energético primordial e dos suportes de sua manifestação; participam de uma mesma trama. Ora, para que se realize a harmonização dos princípios contrários e complementares *yin* e *yang*, que regem a manifestação, é preciso que o *ki* circule livremente no universo — portanto, no ser humano, que é ao mesmo tempo parte e espelho do universo.

Infelizmente, muita gente ignora essas coisas. Por trás desses símbolos se escondem inúmeras coisas belas, mas perdemos esse modo de percepção, de compreensão das coisas, porque nos tornamos lógicos demais, e essa lógica só diz respeito ao que percebemos do exterior — e, ainda assim, nem mesmo a totalidade do exterior das coisas. Não há mais uma lógica no interior. Nossa busca da vida é então a busca do equilíbrio desse *ka-mi*, em que nem um nem outro deve superar, oprimir o outro. Os dois estão em constante equilíbrio.”

Afinal de contas, não será necessário encontrar outras traduções de *ki* além de sopro ou energia ou até respiração se compreendermos que essa noção recobre uma experiência de totalidade, de unidade, de não separação entre corpo e espírito.

O *ki* faz parte do mundo da sensação, da intuição da potência ou, ainda, da imaginação criadora como energia primordial. Imensurável, inqualificável, é difícil falar dele, mas é possível visualizá-lo e senti-lo. A visualização não precisa de justificativa lógica nem de aprovação dos outros. Quando o instrutor diz “expirem na mão”, trata-se de um absurdo científico, mas cada um é livre para tentar e perceber o que sente. Não se pode esquecer que o pensamento abstrato é uma aquisição recente própria ao

Ocidente. Quando esse tipo de pensamento falta, há o recurso a imagens, a formas de visualização que falam diretamente à sensibilidade, que a orientam, moldam e desenvolvem — permitindo assim o acesso a uma experiência direta, de viver e de provar plenamente, em vez de ficar fechado na "cabeça", no alto do corpo.

Poderíamos continuar dissertando durante horas sobre o sentido da palavra *ki* e ainda não conseguiríamos saber muito mais, pois, assim como essa "força de vida" é imaterial, ela escapa a qualquer conceituação intelectual. É preciso vivê-la, senti-la em si... e é para isso que o *kinomichi* foi criado. Eis o que diz um instrutor com mais de 20 anos de prática:

"Sinto essa força que flui porque consegui sentir o que acontece na ponta dos dedos quando estou com o braço estendido sem tensão. É como se enviássemos nossa força para longe, não sentíssemos mais o parceiro sobre o braço. Abraçamos de verdade seu impulso, sua energia. Quando há essa circulação de força, sentimos toda a energia do parceiro, à revelia dele, aliás, e podemos guiá-lo.

É preciso trabalhar muito a respiração e particularmente a expiração. Diziam para mim: 'Expire na mão'. No início, eu não sentia nada. Então, depois de uma longa prática, começou a se revelar pouco a pouco. Primeiro desapareceu o bloqueio nos ombros. Não era mais preciso fazer força, nem tensionar; a energia começou a circular. A expiração me permitiu descontrair, o que me levou à experiência da circulação da energia, e esta, por sua vez, me permitiu expirar ainda melhor e me descontrair ainda mais.

Um dia, de tanto praticar, não senti mais o *bokken* na mão. Ele descia sozinho, subia sozinho, graças a um impulso do braço esquerdo que eu nem sentia. De tanto fazer esse movimento muito simples, a coisa veio. Foi preciso praticar durante muito tempo, e então senti: sim, o *ki* está na ponta do *bokken*. Ele vai até mais longe... até o outro lado da sala... até o próprio infinito, poderia dizer."

Mestre Noro repete incansavelmente, a respeito de cada movimento, que não é a técnica que conta. O corpo, o *bokken* (espada), o *jo* (bastão) são apenas instrumentos. É a intenção que guia; a abertura, a doação de si, a presença naquilo que se está fazendo; são esses os elementos essenciais. A matéria então se apaga. Só resta a energia, aquela que passa por mim, que passa pelo outro, que passa pelo universo inteiro. Vivência, experiência gratificante, experiência de não dualidade. Daí o encanto sutil da prática, que nos faz sentir que falta algo quando a deixamos de lado por um tempo.

ESPIRAL

O "terceiro S" a que mestre Noro se refere é a "espiral" [*spirale*]. Designa não apenas a biomecânica do corpo, ou seja, a maneira como ele deve se articular para que os movimentos estejam corretos, e o caminho que nos leva da rigidez, da imobilidade e da exiguidade do "cubo" para a fluidez e a expansão da "esfera", como também um dos modos de funcionamento fundamental do universo.

Biomecânica ou geometria do corpo

As técnicas do movimento ajustam-se às leis da biomecânica: o alinhamento vertical da coluna vertebral é a postura que põe em repouso o máximo de músculos e reduz o trabalho muscular ao mínimo. O alinhamento da cabeça, do peito e do tronco constituem o eixo do corpo, em volta do qual se efetua o movimento. O dr. Bui Mong Hung explica esse ponto:

"O peso corporal dividido desigualmente sobre as pernas — um terço sobre uma perna, dois terços sobre a outra — cria um equilíbrio estável com um mínimo de inércia. A simples troca da divisão do peso já inicia o movimento e favorece a mobilidade. Por outro lado, a distribuição igual do peso sobre as duas pernas, que pede um arranque suplementar de uma fração de segundo para vencer a inércia, é estável, porém mais estática. Assim, aparece a vantagem da forma tetraédrica com geometria variável, aliando estabilidade e mobilidade, sobre a forma cúbica, bem colocada sobre o chão, porém mais difícil de deslocar."

Quando o peso do corpo está sobre uma perna, esta se torna cheia (*yang*); a outra se torna vazia (*yin*). Portanto, quando se trata de movimento, é um erro colocar o peso sobre as duas pernas simultaneamente.

Quando o centro de gravidade é colocado sobre uma perna, é possível ser flexível, rápido, fluido. Com o peso dividido por igual nas duas pernas, ficamos pesados e estagnados.

O movimento se enraíza na terra pelos pés, passando pelas pernas e pela pelve, e depois desabrocha nos braços e nas mãos. Dupla exigência: posição firme dos pés, sensação de estar bem colocado na pelve para ter uma boa base.

Há uma relação natural, passível de se sentir, entre a parte de cima do corpo e a parte de baixo. A parte de cima — cabeça, ombros, braços, peito — deve estar leve, aérea, enquanto a pelve e as pernas constituem a base sólida, que nos liga à terra.

Descobrir progressivamente a parte de cima e a parte de baixo para poder se enraizar sem desmoronar e se elevar e se abrir sem perder as raízes. "Nesse ponto" — complementa o dr. Bui Mong Hung —, "a técnica se junta ao simbólico: o ser humano calmo e concentrado está plantado como pirâmide entre o Céu e a Terra. Ele é um dos elementos da tríade Céu-Ser Humano-Terra. O ser humano é o traço de união entre Céu e Terra, que, juntos, formam um todo único."

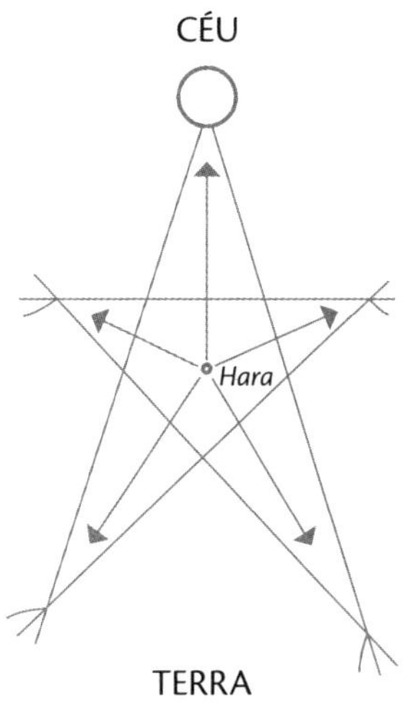

Apresentação comum do circuito energético a partir de um centro (*hara*), que vai para o Céu e para a Terra.

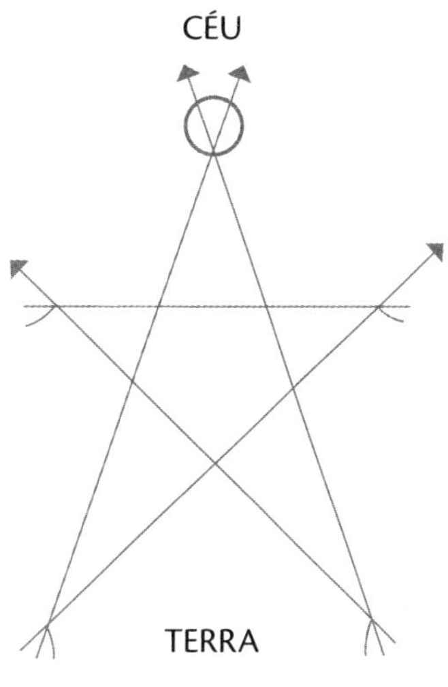

Apresentação do circuito energético segundo mestre Noro. A energia vai para o Céu. O ser humano é um canal de passagem da energia.

Do quadrado ao círculo

“Tradicionalmente” — diz mestre Noro —, “os estados da energia são expressos pelo círculo, pela espiral, pelo triângulo e pelo quadrado, citados aqui em ordem descendente, do Céu para a Terra. O último estágio era o quadrado, que expressava a estabilidade e a imobilidade e implicava a suspensão da vida.

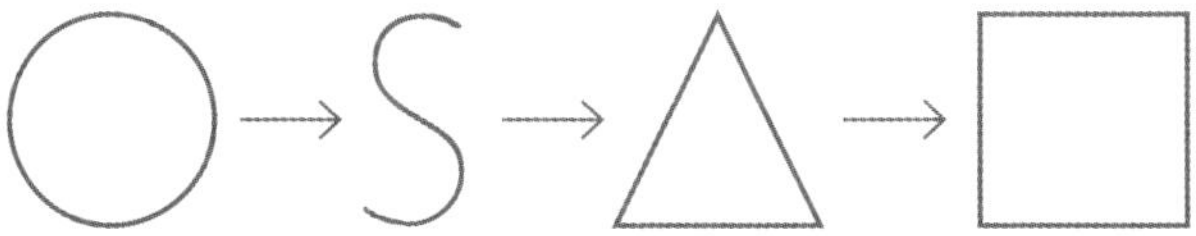

Hoje, o movimento deve ir no sentido oposto, ascendente, da Terra para o Céu: quadrado, triângulo, espiral e esfera.

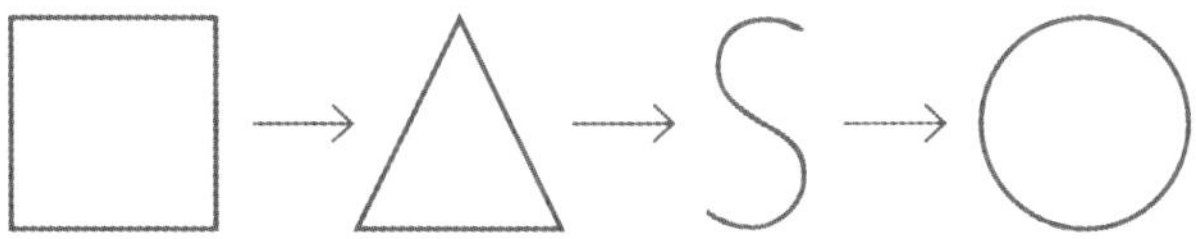

Desse modo, vamos do estático para o dinâmico, e a compreensão dessa ascensão da energia se dá pelo movimento e por uma abertura para a vida.”

Mestre Noro esclarece:

- Há dois tipos de quadrado. Um exprime a força descendente: os pés paralelos no chão, as mãos ao longo do corpo; o outro, a força que sobe para o Céu com o realinhamento da cabeça.
- O triângulo é a formação básica de todos os movimentos, e o encontramos em toda parte.
- A espiral aparece assim que há dinamismo. De fato, a rotação do triângulo em volta de um eixo (a coluna vertebral) ou de um ponto (ventre ou *hara*) ocorre segundo uma espiral.
- A esfera é o espaço. O *kinomichi* é a arte de criar um espaço, um espaço dinâmico, móvel, o espaço do Céu, o espaço da Terra, e de ligar esses espaços.

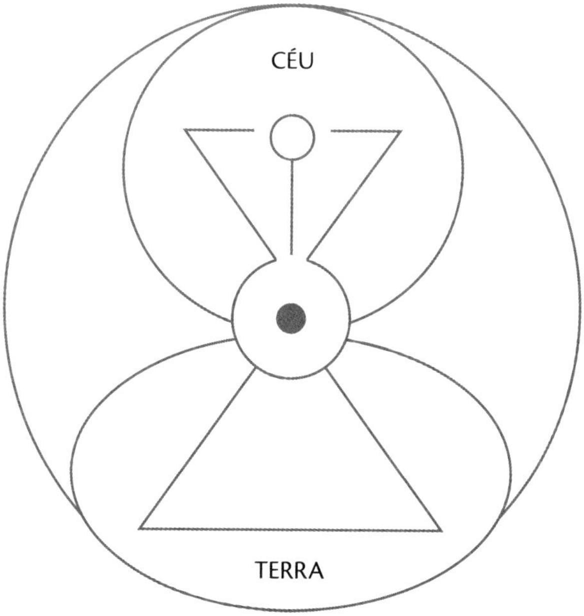

Sentir a energia é estabelecer contato entre a unidade corporal reencontrada e o espaço circular que varremos com o braço, a espada ou o bastão, de modo que nosso centro seja o centro de toda a esfera onde a ação se realiza, esfera que, pela prática, deve se expandir cada vez mais ao infinito.

Seria possível falar de projeção do nosso eu fora dos limites do nosso corpo. Mas esse eu expandido não é mais nosso ego, estreito, limitado, mesquinho e rígido. É um eu que participa da natureza, que é feito de flexibilidade, de abertura e de adaptabilidade, e que, na verdade, tende a se confundir com a energia. Esse eu expandido — "o grande Eu", como o chamava Dürckheim — é a conscientização de que tudo é energia.

O movimento em espiral

A espiral é um símbolo que encontramos em todas as culturas. Ela evoca a evolução de uma força e simboliza a extensão, o desenvolvimento, o ciclo progressivo, a rotação da criação. Ela expressa a evolução a partir de um centro em direção ao infinito e à involução: o retorno ao centro.

A espiral é uma formação frequente e natural no reino vegetal e animal. Das nebulosas galácticas às cadeias moleculares de DNA e RNA, em

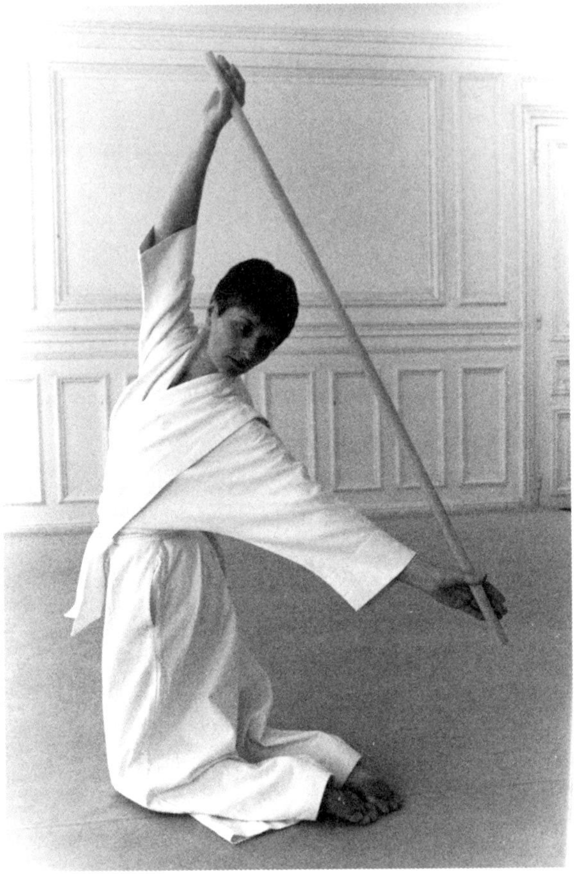

Foto 11 — Geometria do corpo

toda parte a vida parece privilegiar a estrutura em espiral. Pela espiral se revela não o caminho mais curto de um ponto a outro, mas o mais dinâmico e o mais harmônico, como o esquema ondulatório de uma harmonia musical, por exemplo.

"Fiquei muito impressionado" — diz mestre Noro — "com as plantas e, mais particularmente, as glicínias e plantas trepadeiras que giram em torno de um apoio. A espiral é o trajeto da energia, o contrário da linha reta. A linha reta é destruição; não permite a evolução. A linha reta é a expressão de uma brutalidade, de uma explosão agressiva que destroça. Ela é contranatural. A natureza não funciona em linha reta em lugar nenhum. Antigamente, os caminhos serpenteavam através do campo. Os romanos traçaram vias largas cortadas a faca — estado de espírito que certamente levou à decadência deles. A linha reta é eficiente na aparência e num primeiro momento. Satisfatória para o espírito: o caminho mais curto de um ponto a outro, aprendemos em geometria; mas ela não corresponde aos circuitos da energia. Ela é contranatural.”

A espiral é uma curva que gira em torno de um eixo como o corpo em volta da coluna vertebral. O movimento é o rastejar da serpente. Para avançar, ela ondula.

Quando um círculo se desloca numa direção, um ponto A situado sobre esse círculo seguiria um caminho em forma de S.

Num espaço tridimensional, o S se torna espiral.

“Quando você pensa em espiral” — diz a srta. Foix, com quem mestre Noro trabalhou muito —, “você pensa em progressão, e então pensa em rastejar. Todo o nosso corpo rasteja. Quando pensa em rastejar, você busca mecanicamente os pontos de apoio de que dispõe e percebe que a parte central do corpo obedece às extremidades. Quando faço minha coxa trabalhar, faço-a trabalhar em rotação externa, e a pelve faz a perna voltar. São as mãos que rastejam… ou as mãos ou os pés ou as coxas. É um deslocamento no espaço. Em vez de fazer [ela levanta os braços], faço a minha mão rastejar. Vocês não estão vendo, mas ela está rastejando. E então posso ir bem longe para trás porque a minha escápula e a minha clavícula acompanham, compensam a cada vez o movimento do braço. Como meu braço trabalha sozinho, ele não desloca nada fora dali. No gesto, só a direção conta; todo o resto acontece mecanicamente sem que seja necessário intervir. É provável que seja esse o sentido da palavra *ki*, a energia, que implica uma intenção, portanto, uma direção…”

A espiral é inerente a todo movimento vivo e mais particularmente ao movimento do ser humano entre Céu e Terra. Ela liga nossa aspiração para o alto ao nosso enraizamento na terra. Ela é o resultado de contrários. É a conjunção da flexibilidade e da estabilidade. O movimento pode então ser aberto, firme e móvel. Daí nasce a fluidez própria do *kinomichi*:

“Há alguns anos, mestre Noro mudou a técnica do *i-chi*, o primeiro movimento de Terra” — diz Raymond Murcia. “Em vez de dividir todo o

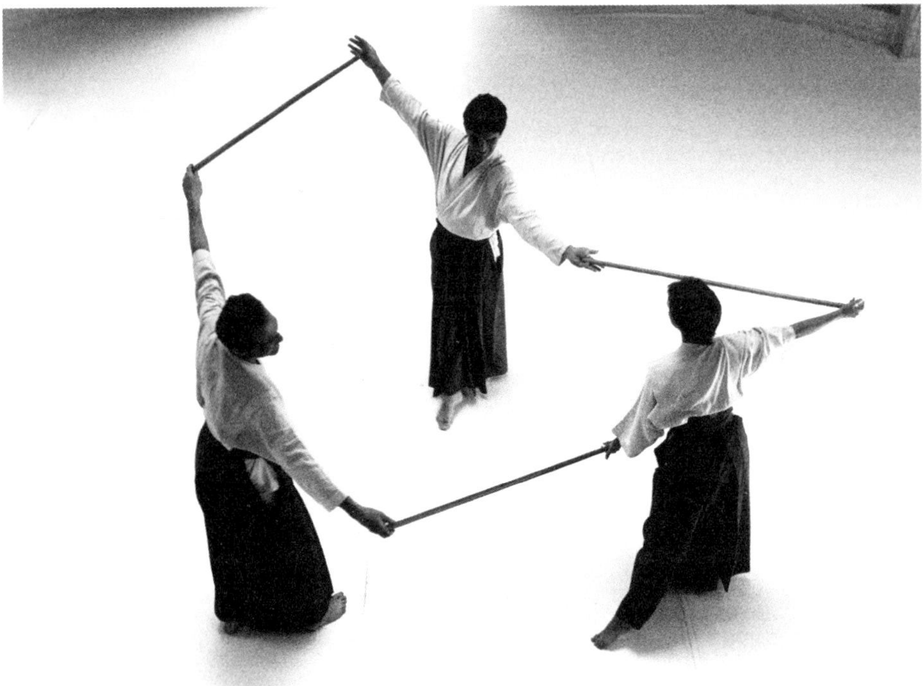

Foto 12 — Espiral no exercício do bastão (*jo*)

peso do corpo sobre uma articulação dorsolombar, ele demonstrou como distribuí-lo helicoidalmente por toda a coluna vertebral. Essa modificação foi mesmo genial, pois a técnica antiga criava uma patologia, machucava. A resposta era a espiral. A espiral mais uma vez se mostrou correta.”

A espiral é a expressão do equilíbrio no movimento, a estabilidade dinâmica na mudança. O método Noro é justamente a busca de estabilidade por meio das mudanças incessantes da vida, à imagem do giroscópio, que parece imóvel, embora não pare de rodar. Utilizando a espiral em todo movimento — o que implica abertura, flexibilidade, disponibilidade —, o *kinomichi* se junta aos grandes processos naturais.

A espiral está presente não apenas nos movimentos de uma pessoa, mas no movimento a dois. Há uma espiral interior e uma espiral que prossegue no exterior.

Quando o ser humano age com a energia e o tempo que lhe são próprios, ele utiliza o ritmo. Em todos os campos, na dança, na música, na prática corporal, tudo obedece ao ritmo. Há ritmo em tudo. Um ritmo certo expressa a proporção, o equilíbrio, a ordem universal. O dr. Bui Mong Hung escreveu:

"Não pode haver flexibilidade sem espiral. Os movimentos descrevem espirais de curvaturas maiores ou menores, segundo um ritmo mais ou menos rápido, mas sempre à imagem das ondas que crescem ou retornam sem parar. As pausas são, na verdade, apenas aparentes, a exemplo das cristas das ondas, momentaneamente suspensas, mas que na realidade continuam seu curso perpétuo. É dessa dinâmica que nasce a harmonia.

Não existe forte oposição às forças agressivas que deslizam na tangente sobre a espiral; portanto, não há choque frontal e, assim, elas são absorvidas sem solavanco no movimento... É todo o corpo, não apenas o braço, que participa do movimento da espiral.

A condição necessária para um desenvolvimento pleno das forças é a flexibilidade. Toda rigidez numa parte do corpo bloqueia a transmissão de energia. Esta é principalmente cinética e proporcional ao quadrado da velocidade ($Ec = ½ mv^2$; Ec = energia cinética, m = massa, v = velocidade). Nos movimentos circulares, com uma mesma velocidade angular, a velocidade de um ponto periférico aumenta segundo sua distância do centro de rotação. Em vez de utilizar o ombro como centro e se contentar com o comprimento do braço, a participação de todo o corpo empurra o centro de rotação até a altura da primeira vértebra sacral, alongando o braço com todo o comprimento da coluna vertebral. O impulso inicial volta para a pelve, que inicia a espiral e transmite o movimento para o braço e as mãos por intermédio do corpo.

Em certos movimentos que utilizam, segundo termos técnicos, a força da Terra, o centro de rotação é levado para a ponta do pé; o impulso sobre o chão é acrescentado à energia multiplicada pelo comprimento adicionado da perna, do corpo e do braço. É preciso acrescentar ainda à energia cinética a dos músculos que entram em ação, os paravertebrais, muito mais potentes, de massa bem superior, comparativamente, à dos músculos do ombro e dos braços.

É ainda a respiração profunda e diafragmática que assegura a coordenação dos movimentos, que lhes imprime o ritmo das ondas, que descontrai o conjunto dos músculos, permitindo assim deslocar o centro de gravidade do corpo para sua localização mais baixa, na altura da primeira vértebra sacral. Esse ponto, conhecido em termos técnicos como o '*tan tien*' (campo de cinábrio), em chinês, e '*hara*', em japonês, é percebido subjetivamente como o lugar de onde parte o impulso dado aos movimentos, de onde brotam as forças, numa junção em feixe único de espírito, corpo, respiração e energia. Vimos que essa sensação subjetiva de liberação de força acompanha, na verdade, uma conformação ideal pelas leis da biomecânica.”

O *hara*

Chegamos assim ao *hara*, do qual mestre Noro pouco fala, só para tomá-lo como contraponto das ideias mais comuns que tanto os ocidentais quanto os japoneses têm dele.

A tradução da palavra "*hara*" é "ventre", mas essa palavra não tem o mesmo significado entre ocidentais e os japoneses. Para aqueles é uma localização no corpo, para estes é a sede da verdadeira consciência.

Parece que os ocidentais, em certos períodos, tiveram consciência do ventre. Encontramos em várias obras artísticas egípcias, gregas ou de inspiração religiosa uma irradiação do centro, até em certos casos a materialização desse centro por uma protuberância carregada de potência, de onde partem curvas e espirais.

Há também certas expressões, tais como "fazer das tripas coração", "frio na barriga", "ter o rei na barriga" etc., que são certamente resquícios de um conhecimento esquecido.[17] É verdade também que, em relação à nossa cultura judaico-cristã, tudo que se relacionava com o ventre era tabu. O ventre e o baixo-ventre eram a sede dos baixos instintos, e a personalidade do ser humano só começava acima do diafragma.

Mestre Noro comenta:

“Há três maneiras de ver o *hara*: como órgão, é o estado mais grosseiro da matéria; na imaginação, ainda é matéria; enfim, viver sem pensar

17. As expressões foram adaptadas para o português, mantendo a correspondência com o termo "ventre", presente no parágrafo anterior e nas expressões em francês. [N. T.]

nisso... Não se deve materializar o *hara* num ponto preciso no abdome, como se tende a fazer com demasiada frequência no Ocidente. Não se pode jamais limitar o *hara* a esse lugar do ventre. É muito mais profundo que isso. Para o iniciante, é importante conseguir se sentir ali, no ventre. Mas não se deve parar por aí.

Nós, japoneses, simbolizamos o *hara* — portanto, Deus — com um espelho. O *hara* é um espelho. O espelho é também símbolo do mistério, do desconhecido, mas é um objeto que se suja muito rápido! Se o movimento interior cessa, a poeira se instala. Tomemos o silêncio como exemplo. Muitas vezes falo aqui do silêncio e sinto que, para o ocidental, o silêncio é algo morto, imóvel. Não, não! Não é nada disso! O público ocidental estudou muito todas as teorias e filosofias orientais, mas se engana com frequência. O silêncio não é um estado imóvel, petrificado, sem movimento. Se for esse o silêncio procurado nas práticas de meditação, a poeira se instala. É preciso, então, limpar constantemente o nosso espelho, purificá-lo em especial com a ajuda do silêncio, que é atenção, vigilância permanente. Mas a palavra 'atenção' não expressa com precisão o que quero dizer; é algo muito mais profundo que isso. O que se busca é a atenção isenta de agitação. Se a agitação se instala, o espelho se quebra ou se cobre de ondas. Esse espelho é então símbolo do reflexo de tudo: interior, exterior, tudo! Tudo se reflete nesse espelho... geralmente. O silêncio é, portanto, muito importante. É preciso conseguir fazer nascer essa calma, que permite a vigilância. Se a pessoa estiver agitada demais, o espelho se quebra. Mas prestem muita atenção na palavra 'silêncio'... Silêncio, sim, mas não um silêncio de morte. É preciso aplicar isso no corpo. O que é limpeza? Existem várias técnicas. A que os praticantes do zen usam é a meditação. Eles recebem no *hara* a força da água, a força descendente. Essa força é extraordinária. Quem diz que medita para se descontrair ou para relaxar não entendeu nada. Nada! A força que vem da água é de uma potência extraordinária!”

Sexy

O que significa “*sexy*” na linguagem de mestre Noro? Não é um termo tradicional. Tem até um lado espalhafatoso e vulgar. Alguns chegam a ver nele uma provocação. E, no entanto, é uma palavra eficaz, "genial, até, porque mágica", diz mestre Noro. Assim que a palavra é pronunciada, todos se sentem envolvidos de um jeito ou de outro. O termo é ao mesmo tempo evocativo e suficientemente impreciso para permitir que se dê livre curso à imaginação de cada um.

Sexy evoca sedução, charme, o encanto que torna uma pessoa atraente. Dizer "seja *sexy*" significa, em primeiro lugar, utilize todos os seus recursos, valorize todas as suas disponibilidades, entregue-se inteiramente, mostre-se no seu melhor dia, torne-se atraente. Seja encantador, sedutor, sorridente, aberto, agradável, amável. Do ponto de vista físico, é entregar-se por inteiro, fazer todo o corpo participar do movimento... fazer o movimento começar do centro, isto é, da pelve... Sentir a energia no corpo; seguir o movimento; abrir o coração; os braços e as pernas apenas seguem.

"Ser *sexy*" — acrescenta mestre Noro — "é expulsar. Dar, dar tudo, deixar tudo sair, e aí vem a clareza. É impossível encher um recipiente que já está cheio. Trata-se de expulsar o que é limitado, parcial, estreito, encarquilhado, e aí o infinito entra automaticamente..."

Sexy é, então, o que une, o que junta "os três Ss" anteriores: *sourire* [sorriso], *souplesse* [flexibilidade], *spirale* [espiral].

Jovem ou idoso, bonito ou feio, afinal essas definições têm pouca importância. Permanecem superficiais. "O que conta" — mestre Noro não se cansa de repetir — "é a atitude, a disposição interior que se reflete no exterior."

Ser *sexy* é, assim, o contrário da opressão, do desmoronamento, da desvalorização de si, do fechamento em relação aos outros, do trancamento dentro de si e, nesse sentido, é a abertura para o mundo externo. "Não suficientemente *sexy*" significa, então, recolhido demais, fechado demais, oprimido demais, desprovido de alegria.

"A palavra '*sexy*' é mágica" — especifica mestre Noro —, "pois, assim que vemos um sorriso aparecer, os músculos se descontraem, o rosto distensiona, uma luz aparece nos olhos." Cada um sente: Ah! Eis algo interessante, que tem que ver comigo, algo que me aquece o coração. "Deem calor" — repete incansavelmente mestre Noro—, "falta *sexy*... falta calor do coração. O movimento não é mecânico."

Um professor de arte dramática explica: "Mestre Noro diz com humor, mas também com seriedade: 'Falta *sexy* no seu movimento'. Pensamos nesse 'charme sutil' do ator do qual fala Zeami, uma presença cuja potência se alia à suavidade e à flexibilidade, a solidez à fluidez, o masculino ao feminino, ponto onde o *yin* e o *yang* se equilibram".

Entretanto, "*sexy*" — e aí está a ambiguidade — é inseparável de sexo e de sexualidade. Não poderíamos entender como "tente seduzir o seu parceiro"? E, se for o caso, onde cessa a sedução? Eis como um *hakama* sente isso:

"Pela expressão controlada da nossa necessidade de seduzir, pelo domínio da nossa aspiração ao prazer sensual (levando em especial ao gozo estético), garantimos nossa libertação das pulsões animais, primitivas e indiferenciadas, afirmamos nossa emancipação do estado bárbaro, arcaico e infantil. É das nossas pulsões mais básicas que a consciência extrai, por transmutação, nossas aspirações mais nobres. Assim, o chumbo de fato se transforma afinal em ouro. O *kinomichi* se propõe então a devolver ao desejo seu verdadeiro lugar, energia da qual não seríamos nem a vítima nem o escravo.

Ser '*sexy*' é primeiro reencontrar a confiança de si, reencontrar seu justo lugar na relação de troca com os outros. É também aprender a considerar seu corpo uma expressão da beleza da vida, da mesma forma que uma flor ou um pôr do sol. É saber descobrir a beleza dos outros e eventualmente ser capaz de reconhecer e de se fazer reconhecer pelo parceiro ou pela parceira suscetível de compartilhar sua vida. É se sentir bem consigo mesmo do jeito que se é. Não é utilizar o amor dos outros para conseguir sentir melhor a própria vida, mas viver e sentir com os outros para utilizar melhor o amor."

ESPIRITUALIDADE [*SPIRITUALITÉ*]

Por favor, não procure nada por trás
dos fenômenos. Eles são a lição em si.
Goethe

O verdadeiro alvo que o arqueiro
deve mirar é o seu coração.
Máxima do *kyudo*[18]

Qual é o objetivo do *kinomichi*? Muitos praticantes acham difícil responder a essa pergunta. Sentem o benefício da prática, mas não sabem qual é o seu objetivo em si. No entanto, quando mestre Noro fala do "quinto S" — *spiritualité* [espiritualidade] —, esse termo lhes parece pouco claro e causa certa confusão, mesmo que o mestre fale do *kinomichi* como uma via que permite a evolução do ser humano, evolução que leva à unidade: unidade do corpo e do espírito, unidade com o outro, unidade com o universo todo, o que é próprio de toda espiritualidade.

A espiritualidade para os praticantes

«Quando se pronuncia a palavra 'espiritualidade'" — diz mestre Noro —, "muitos dos antigos membros se opõem. Ou então dizem: 'Não estou compreendendo muito bem... Do que o senhor está falando?' Ou então: 'Isso não me interessa muito... É mais uma extravagância de mestre Noro'. É por isso que não falo do 'quinto S', só dos quatro primeiros... A abertura à dimensão espiritual não é problema meu. Vem automaticamente para todos os praticantes a quem ela interessa.

Antigamente, na prática das artes marciais, insistia-se essencialmente na técnica. Ouvíamos dizer: 'Primeiro a técnica, e depois, quando vocês a tiverem assimilado, aí então falaremos do espiritual... do amor... da harmonia...' Só se fala do amor para ter a consciência tranquila. Quis inverter a ordem das coisas e partir da não agressividade, da cooperação, da descontração e da 'harmonia'.»

«A espiritualidade?" — diz um praticante. "Não, isso não representa nada para mim por enquanto. Mas, quanto mais se evolui no *kinomichi*, mais é preciso aprofundar-se. É uma área que pede muita reflexão. Claro, senti ao longo da prática e até fora do *dojo*, sozinho ou diante dos outros,

18. Arte marcial japonesa do arco e flecha. [N. E.]

momentos muito intensos de paz, de alegria e de harmonia. Será isso a espiritualidade? Nesse caso, é a palavra que não me diz nada pessoalmente, mas estou a par do tema.”

“Ou sentimos um chamado no mais íntimo de nós” — diz outro —, “ou, depois de um tempo mais ou menos longo, acabamos nos desinteressando. Mestre Noro não dá nenhuma indicação quanto à espiritualidade. Sem dúvida, ele tem uma intuição muito própria. Sabe que é essa a abordagem correta. Ele vive através do seu corpo e provavelmente tem dificuldade para formular essa dimensão à qual o seu exercício leva de forma natural.

Alguns alunos perceberam da mesma maneira essa dimensão. Foram tocados por essa graça e seguem mestre Noro. Fazem juntos a mesma jornada, e com esse imenso ponto de interrogação por trás: para onde isso leva? Entretanto, a maioria se sente progredindo.”

“A espiritualidade?” — pergunta-se uma praticante. “Sim, sou muito ‘espiritual’. Para serem válidas, as coisas devem ser espirituais. É um nível de sensação que ultrapassa o corpo e ascende... uma espiral, uma aspiração, uma elevação... como quando entramos numa catedral... A coisa consiste em ir além do material permanecendo no concreto; dar uma forma à aspiração. É por isso que me interesso pelo método Noro.”

“Não tenho religião” — comenta outro praticante. “Para mim, espiritualidade é a natureza, a vida em todas as suas manifestações... o que me põe num estado de agradecimento à vida. Procuro estar em harmonia com o todo e, claro, com os outros seres humanos. E também, sem dúvida, encontrar o meu caminho, se isso existe. Com certeza, o *kinomichi* é um caminho... Não sei aonde leva, mas, para mim, o que conta é limpar cada vez mais, ‘capinar constantemente’, como diz mestre Noro, as ervas daninhas, que são as nossas atitudes egoístas, fechadas, para que meu ser profundo se expresse, possa ouvir o que vem.”

***

Alguns praticantes são próximos do budismo e, mais particularmente, do zen-budismo. Praticaram o *zazen* ou meditaram com Dürckheim ou com Deshimaru. Encontram na prática do *kinomichi* elementos que esclarecem, até completam, sua abordagem ou sua busca.

"O *kinomichi* é para mim uma via energética" — relata um praticante. "Parte-se da superfície e penetra-se pouco a pouco até o núcleo, o centro vital do ser humano, o que permite, no final, liberar a energia presente no núcleo de cada um. É assim que se pode esclarecer o sentido da palavra 'espiritual' em termos energéticos. Mas é uma imagem. Na prática, sinto esse curso da energia, mas sempre permanece uma consciência da separação entre o que sou — eu — e o que está à minha volta. Quando essa separação desaparece, falamos no zen em *satori*. Nunca digo que o *kinomichi* é uma via de *satori*, de iluminação... Não se pode procurar o *satori*; ele acontece. Isso ocorre em etapas... Esses momentos não duram. Aconteceu comigo uma vez na Tailândia. Um monge me disse: 'Oh! Você está provando a vida'. Passei dois meses em um mosteiro zen no Japão. Lá havia um mestre iluminado. Ele não tinha mais ego... Era simples, alegre, apesar de estar muito doente. O *kinomichi* apresenta uma diferença significativa em relação aos outros 'caminhos'. Em todos eles, fala-se em 'vales de sofrimento por atravessar', enquanto no *kinomichi* tratamos do 'aqui e agora'."

"Cada um tem a sua abordagem" — declara outro praticante. "Para mim, espiritualidade é se encontrar nesse estado em que há uma dimensão que se poderia chamar de 'abertura do coração'. Não consigo expressá-la em palavras. É a compreensão mais profunda que tenho da existência, da vida como ser humano... De maneira mais concreta é, por exemplo, na relação com o outro, chegar a tal abertura que a separação entre nós seja reabsorvida. É ao mesmo tempo uma elevação e um alargamento. Compreendo minha estada terrestre como um trabalho, como o movimento da horizontal e da vertical. Horizontalidade significa acionar tudo que sou. A verticalidade é uma antena. No meio desse movimento cotidiano, um espaço vazio e puro, sem contato, no 'centro desse movimento vertical e horizontal', como diz Dürckheim. Talvez aí comece o que se pode chamar de espiritualidade... que corresponde às frases que mestre Noro solta às vezes: 'Acariciem o universo... Sigam a luz'."

“É a busca espiritual” — afirma um *hakama* instrutor — “que leva à sabedoria, não apenas os movimentos. Aliás, mestre Noro costuma dizer: ‘É preciso passar do gelo para a água e da água para o vapor’. O *kinomichi* pode levar a isso. Mas passar do vapor para a luz... não é o propósito do *kinomichi*. Mestre Noro se recusa a isso. Ele diz: ‘Só ensino o que sei’, atitude de humildade muito rara.

Na vida cotidiana, somos todos seres com defeitos. Mesmo que caminhemos para algo melhor com a prática de técnicas, não devemos esperar encontrar o S de sabedoria e de espiritualidade [*spiritualité*]. Se isso ajuda a nos sentirmos melhor, já é bastante, mas não se deve esperar muito mais. Os que conseguiram, os grandes mestres... os eleitos, foi pela busca espiritual que avançaram.”

“Mestre Noro” — diz outro *hakama* — “não fala praticamente nunca de espiritualidade. Gosto dessa maneira concreta de abordar um trabalho de longo prazo e desenvolvimento pessoal que inclui uma dimensão espiritual. Adoro essa discrição e essa concretude. Já vi muitas pessoas se deixarem levar por um amálgama ilusório-energético que realmente não acrescenta nada. Quando você as vê ao vivo, constata atitudes tão lamentáveis, tão pouco ligadas às palavras ‘elevadas’ a que se referem... Prefiro abordagens como as do *kinomichi*, que abordam o desenvolvimento humano de modo indireto, ajudam efetivamente a evoluir e permitem a mudança e a abertura no não dito.”

***

Outros são cristãos.

“Para alguns” — diz um padre católico que é *hakama* —, “o *kinomichi* é um bom exercício físico, equivalente à corrida. Para outros, é uma busca espiritual. Para mim, o *kinomichi* é um grande meio para que o Espírito aja no meu corpo. Quero fazer dele outra coisa além de um exercício físico, um desenvolvimento de *yin-yang*, outra coisa além de uma abertura... É um esforço. Procuro ficar sempre em comunhão profunda com o Espírito.”

"Mestre Noro" — acrescenta outro *hakama* — "emprega às vezes a palavra 'espiritualidade' sem defini-la. Fala também de consciência, mas a expressão que retorna com mais frequência é corrente energética, pois lhe cai bem. A energia diz mais respeito ao corpo ou à materialidade, já que é matéria desmaterializada. Quando se fala em espírito, emprega-se mais o termo 'consciência'.

Para mim, espiritualidade é a busca de uma força de harmonização com o Céu para nós, terráqueos. Somos de origem celeste e buscamos nossas raízes celestes. Somos paradoxos sobre patas. Imaginar que somos um espírito num corpo é um paradoxo incrível. Quando você morrer, vai deixar o seu corpo aqui. Ele não vai subir com você."

Reconhecemos nisso uma formulação cristã tradicional, de origem platônica: a alma celeste fechada no túmulo do corpo terrestre. A imagem chinesa "harmonizar o Céu e a Terra" é aqui transposta e compreendida como uma dualidade irremediável... uma oposição entre corpo e alma. Ora, onde há unidade não há mais alma separada nem indivíduo isolado que deixasse o corpo na terra. A harmonia do Céu e da Terra é a passagem contínua do Céu à Terra, da Terra ao Céu. Então, onde está a Terra? Onde está o Céu? Onde está o indivíduo? Só existe mudança.

Exercício físico e caminho espiritual

Pode-se abordar a espiritualidade pelo corpo? O próprio fato de fazermos essa pergunta mostra bem quanto tendemos a separar corpo e espírito. O corpo, para nós, faz parte da matéria, do domínio material, enquanto o espírito, obviamente, faz parte do domínio espiritual, separado do domínio material — dicotomia que nos parece evidente, impregnados que somos de vários séculos de cartesianismo.

Sem recorrer às filosofias ou às práticas do Extremo Oriente, para as quais essa dicotomia não existe, já que corpo-espírito forma uma unidade, podemos recorrer à nossa tradição, tanto judaico-cristã como greco-latina, para encontrarmos nela práticas que partem do corpo ou o utilizam para permitir o caminho do ser humano até Deus. A começar pela Bíblia, que é uma narrativa de condutas, ou seja, de posturas do corpo em movimento. Esses gestos têm sido incansavelmente traduzidos na arte até os dias de hoje.

A Bíblia mostra condutas e não apresenta teoria alguma sobre elas. Quando os maiores bispos da Igreja, Ambrósio e Agostinho, no final do século IV, se esforçam para refletir a respeito dessas condutas, eles recorrem às categorias da cultura antiga. Assim, santo Ambrósio declara em *De officiis ministrorum que* "o movimento do corpo é como a voz do espírito", e Tertuliano acrescentaria: "A carne é o eixo em torno do qual gira a salvação". Em toda a tradição cristã, o corpo (o exterior) permanece em estreita relação com a alma (o interior).

As condutas ocupam não apenas um lugar essencial na celebração do culto e nos sacramentos, mas cada estado e cada função na sociedade se caracterizam pela execução das condutas apropriadas e adaptadas. Assim se dá a tradição antiga: a conduta ideal expressa a harmonia interior, tema retomado por são Tomás de Aquino e a escolástica.

Sem dúvida, existem outras tradições e práticas nas quais o corpo é maltratado e martirizado. Falam de "mortificação", "cilício" e "flagelo". O corpo é considerado um túmulo. A alma encontra-se acorrentada nele e aspira à libertação.

Descartes separou a alma do corpo. O corpo se tornou puro objeto. Sem dúvida, ele deve ser exercitado, mas o exercício é concebido como puramente mecânico. A pessoa se mantém apartada: alongamento, relaxamento, repetição, treino, competição. Utiliza-se o corpo como um objeto. Procura-se levá-lo até os limites mais extremos para prevalecer, afirmar-se à custa do outro. Agressividade contra si mesmo, agressividade contra os outros, utilização da força bruta para chegar aos seus fins. Nunca o divórcio entre exercício físico e espiritualidade foi tão grande.

Hoje se começa a descobrir, pouco a pouco, a que ponto corpo e psiquismo estão estreitamente imbricados. O corpo não pode mais ser considerado uma mecânica. Acabou o tempo em que se podia falar do homem-máquina.

O corpo não é um objeto exterior a nós mesmos. Nós o habitamos, mas o habitamos mal. Sentimos tensão, rigidez e fadiga. Ele nos sinaliza sua presença por meio de dor e doença quando é maltratado. Quando cuidamos dele, fazemos que execute movimentos e exercícios que lhe causam dor: ginástica e esportes. Buscamos o máximo desempenho; nós o exploramos. Mas, se o ouvimos, ele tem muito para nos dizer.

Sem dúvida, existe a matéria: os músculos, as articulações, os tendões, os ossos etc., mas essa matéria se mexe; é dinâmica. O corpo é um organismo vivo ligado ao resto do mundo. Faz parte de um conjunto. Como seria possível isolar um único elemento? É por isso que, de certa maneira, não se faz um movimento. Ele se faz.

A ideia, de origem budista, de dominar a função do espírito pelo treino constante do movimento corporal circula por meio das artes tradicionais do nô e da cerimônia do chá, assim como da tradição das artes marciais. O movimento corporal, forma de meditação na ação, tem o objetivo de transformar a consciência, que permite passar da dualidade à não dualidade. Isso não é de espantar. De fato, segundo o senso comum, o espírito e o corpo estão relacionados enquanto o ser humano vive neste mundo. O ser humano com um corpo sente-se ao mesmo tempo sujeito e objeto nas situações cotidianas comuns.

No início, quando nos orientam a movimentar as mãos e os pés, utilizar um instrumento, nos colocarmos em determinada posição, temos dificuldade de fazer exatamente o que nos pedem. O movimento do corpo nem sempre pode ser executado como desejamos. Ou seja, o corpo tem um "peso" que resiste ao comando do sujeito. Entretanto, se continuarmos a treinar durante muito tempo, os movimentos do espírito e do corpo vão se coordenando aos poucos, acabam se ajustando inconscientemente. O corpo perde então o peso e age como sujeito de acordo com os movimentos do espírito.

O treinamento dos órgãos motores diz respeito a um processo pelo qual um sujeito, como espírito, subjetiva o corpo, colocando-o sob o controle do primeiro. Ao mesmo tempo, quando se muda o ponto de vista, esse processo pode significar a objetivação do sujeito como corpo. Então se diria que o corpo se tornou espírito ou o espírito se tornou corpo. Para expressar esse estado, o Oriente fala da unidade corpo-espírito, ou ainda do estado sem espírito (*mushin*), o que implica não haver mais uma ação voluntária exercida sobre um objeto — no caso, o corpo — para atingir um objetivo particular.

Todo desequilíbrio energético se traduz de imediato no corpo. Daí sua importância como instrumento de medida, órgão privilegiado de percepção. O corpo permite ver e sentir o que acontece de modo direto — e, a partir daí, corrigir, recolocar no lugar, reequilibrar o que foi perturbado. Este é o objetivo do método Noro: reencontrar a harmonia do corpo, do coração e do espírito. Na verdade, essa distinção é factícia. Falamos do corpo porque ele se apresenta a nós sob uma forma visível, perceptível, que pode ser apreendida pelos sentidos. Fundamentalmente, o corpo é energia materializada. Falamos do coração para designar nossa sensibilidade, nosso sentimento afetivo. Um dos objetivos do método Noro é a abertura do coração: sentir em si calor e luz e expressá-los exteriormente — outra manifestação da energia. O espírito, por sua vez, não tem relação com os pensamentos sobre as coisas, nem com as reflexões ou as considerações sobre os acontecimentos, mas sim, antes, com a intenção, a aspiração à luz, o que nos guia interiormente para encontrarmos o equilíbrio, a atitude certa diante de todas as circunstâncias da vida — de novo, outra forma da energia. No final das contas, corpo-coração-espírito são apenas nomes dados a expressões — que percebemos diferentes — da mesma energia. É assim que o *kinomichi* — via do *ki*, via da energia — abre a espiritualidade ao praticante.

“O corpo” — afirma mestre Noro — “é um instrumento tão misterioso... Através dele, quando ele se liberta dos bloqueios, a própria essência da energia se expressa — a ‘quintessência’ da energia cósmica. O homem deve lavorá-lo, trabalhá-lo, capiná-lo sem descanso para devolvê-lo à sua pureza original. É preciso desbloqueá-lo, destrancá-lo, deixar sair as tensões; eliminar todos os elementos que não fazem parte dele, os quais impedem que a energia flua livremente, à vontade, com elegância. O *kinomichi* é uma via de ação por excelência ou, ainda, uma via da energia em ação.”

Busca da unidade do ser

Unidade pessoal

Todo ser humano está em conflito e em contradição: oposição entre o que pensa e o que sente, o que sente e o que faz, o que deseja e o que obtém... O método Noro, por buscar a harmonização, acalma e dissolve esses conflitos e conduz, assim, à alegria e à unidade interior.

Unidade com o outro

A primeira experiência do *kinomichi* é o contato com o outro. O contato das mãos já é rico em ensinamento. Nem se apoiar no outro, nem sustentar o outro. Ser ao mesmo tempo si mesmo e relacionar-se, no interior e no exterior; ao mesmo tempo dar e receber, nem a mais nem a menos, mas tentar encontrar a relação e a distância certas, nas quais se encontra o equilíbrio: nem isolado e separado, nem invadido nem invasivo, nem agressivo nem retraído, nem frio demais nem apaixonado demais. Trata-se, para cada um, de ocupar o próprio espaço, convidar o parceiro a entrar no seu, lhe propor que deixe entrar no dele sem que isso seja agressão ou invasão.

O trabalho a dois se torna, assim, uma busca da relação "precisa", a que é satisfatória, gratificante para as partes. "Deve ser agradável" — mestre Noro diz sempre. "Não se deve agredir nem a si nem o outro." A busca de harmonia está presente em todas as esferas da prática.

Utilizar o contato com o outro para aprimorar o humano é uma prática oriental antiga, já preconizada por Confúcio.

A vida em comunidade monástica no Ocidente buscava o mesmo objetivo. O trabalho consigo melhora as relações com o outro, da mesma maneira que o trabalho nas relações com o outro permite avançar no caminho da unidade interior. Cristo já dizia nos Evangelhos: "Aquele que diz que ama a Deus e não ama o seu irmão não ama a Deus"[19]. O amor a Deus é inseparável do amor ao próximo, assim como a unidade interior é inseparável da unidade com o outro.

19. Essa passagem está no Evangelho de João 1, 4:20. Segundo a versão Nova Almeida Atualizada, o versículo completo é este: "Se alguém disser: 'Amo a Deus', mas odiar o seu irmão, esse é mentiroso. Pois quem não ama o seu irmão, a quem vê, não pode amar a Deus, a quem não vê". [N. E.]

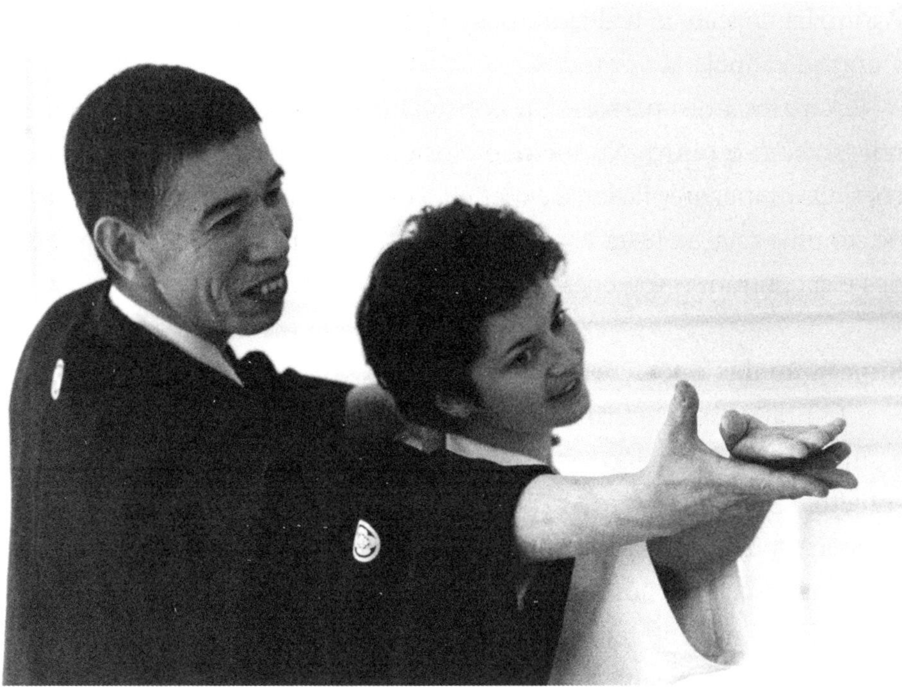

Foto 13 — Busca da unidade

O encontro com o outro desperta imediatamente emoções fortes: medo, recusa, retração ou agressão. Há sempre alguma resistência a superar. Ela não é diferente da que sentimos ao mergulhar no mar ou nos lançarmos de esqui nas pistas cobertas de neve — ao mesmo tempo empolgação e apreensão com o desconhecido.

Entrar em contato com o outro é, muitas vezes, entrar em contato com todos os pesos que ele carrega. Aceitar esse contato e se esforçar conforme as próprias possibilidades para fluidificá-los, dissolvê-los, fazê-los desaparecer é uma forma de amor em ação. É, portanto, eminentemente espiritual.

Costuma-se descrever o caminho espiritual como um movimento que faz a consciência retornar do seu interesse por objetos exteriores, levando a um retorno a si, enquanto no método Noro trata-se de ir do interior, do fechamento dentro de si, para o exterior. Mestre Noro fala, então, de criação de espaço: uma energia que vai até o outro e encontra a energia dele.

Assim, há criação ao realizarmos algo juntos. Quando isso acontece, surge a unidade almejada por todos.

A maioria das pessoas que consulta psicólogos tem um problema de relação com o outro. No método Noro não há discurso, não há explicações. Os praticantes fazem a experiência direta, por si mesmos, do que pode ser uma relação justa vivendo todos os erros, tropeçando em dificuldades e encontrando soluções.

Superação das oposições

O praticante experimenta, num outro plano que não o intelectual, a superação das oposições: repouso-movimento, ativo-passivo, sujeito--objeto, si mesmo-outro... Aqui, as técnicas do corpo atingem uma dimensão espiritual: realizar a unidade. O praticante vê desaparecer progressivamente os contornos das entidades que lhe pareciam bem delimitadas e separadas e chega ao retorno do múltiplo à unidade — experiência indescritível, pois vivenciada subjetivamente. Mestre Noro explica:

“Certas pessoas pensam: ‘Meu interior é importante... o exterior não importa’. Não. Por que separar o interior do exterior? Um filósofo chinês disse: ‘Quando você compreender que o positivo e o negativo são inseparáveis, que não são duas coisas diferentes... quando compreender que o dia e a noite [são diferentes] etc., você terá compreendido tudo’. Veja o que acontece na Europa: ‘Da cintura para baixo é tabu. Há uma parte superior e uma parte inferior... uma é boa; a outra, má’. Não, não é assim.”

“No início, nos exercícios” — diz um *hakama* —, “um é ativo e o outro, passivo. Depois, pouco a pouco, a diferença se dissipa. Aquele que tem papel ativo intervém cada vez menos; acompanha o movimento do parceiro, depois o segue e, por fim, torna-se diretamente sensível à energia do outro. Sua energia funde-se à do parceiro. É um movimento de duas energias que se tornam apenas uma. O mesmo acontece com aquele que tem papel passivo a princípio: procura se deixar levar. Em última instância, todo o seu esforço consiste em opor o mínimo de resistência possível, mas, aos poucos, ele acompanha o movimento proposto, sugerido imperceptivelmente por seu parceiro. E, no final das contas, haverá só uma única energia em movimento — claro que com todos os sobressaltos e todas as falhas inevitáveis.

A mesma coisa acontece nos exercícios dinâmicos. Um parceiro está no centro; aquele que gira à sua volta parece estar ativo. Mas, pouco a pouco, é o centro que se torna motor. Simultaneamente, cada um conduz e é conduzido.

Esses exercícios nos permitem constatar a nós mesmos *a priori*, compreender que não existe um que recebe e outro que dá, mas sim uma troca permanente, um movimento contínuo de dar e receber, até que chega o momento em que essas distinções se dissolvem.”

“Será permanente a conscientização à qual se chega dessa maneira?” — pergunta-se uma das participantes. “Não acredito que seja assim. Nas relações humanas, nada é enrijecido. Tudo pode mudar radicalmente e se perder. Na prática do *kinomichi*, atingimos estados de alma de harmonia, abertura, que depois se esvaem e depois são recuperados e depois se transformam. É um movimento contínuo.

Porém, a pergunta que me faço é se, de tanto praticar, de tanto experimentar a mudança contínua, podemos chegar a uma posição estável, de não mudança, ou ainda de estabilidade na impermanência. Tenho a intuição de que, quanto mais ficarmos na espiral, colados à mudança... de que é aí que se situa a permanência, a estabilidade. Pressinto que a permanência a que todo mundo aspira está na aceitação de tudo que venha.”

2. DIFICULDADES E DESAFIOS

DEPOIS DOS PRIMEIROS ENCONTROS, de alegria e até euforia, a prática do *kinomichi* se revela rapidamente uma fonte de dificuldades e de interrogações que são desafios a serem enfrentados.

O CONFRONTO COM A PRÓPRIA INCOMPETÊNCIA

Ferida narcísica

Para depois insistirmos nas dificuldades psíquicas que põem em xeque todas as estruturas da personalidade, passemos rapidamente pelas dificuldades físicas — falta de destreza, incapacidade, inabilidade, rigidez, cansaço, dores musculares —, superáveis com facilidade pela maioria dos praticantes.

Todos vivemos esses períodos tão difíceis, durante os quais pensamos: "Por que é tão difícil?" Passamos por momentos de desencorajamento de nós mesmos ou ainda de enfraquecimento com dor, pois o método Noro é uma demanda permanente por meio do movimento. Um dos praticantes relata:

"Há ao mesmo tempo uma simplicidade extrema e uma complexidade incrível no *kinomichi*. Assim que passamos para a dinâmica, ou a executo mal ou insuficientemente ou pior que os outros. Eu me sinto embotado e perdido. É rápido demais. Não tenho tempo de assimilar. Será que mestre Noro explica mal ou não demonstra suficientemente? Em todo caso, ele imita com um talento feroz quem executa mal o movimento. Toda vez eu me reconheço na caricatura daquele que faz tudo errado, é pesado, inadequado. Isso me deprime. Não consigo. Às vezes, sinto vontade de desistir de tudo. Por que insistir? O último dos últimos... o último da classe no *kinomichi*... tão duro... tão inábil... o único que não sabe se mover com elegância... o que todos os outros fazem naturalmente. Volto a ter esse sentimento familiar de inadequação, de incompetência irremediável... Sou péssimo... o último dos últimos... Será que vou continuar praticando? Que contraste com as primeiras aulas, quando eu mergulhava na euforia! Eu me sentia leve... com asas... flexível e elegante."

O que esse praticante sente não passa de uma ferida narcísica. Continuar no *kinomichi* assume a forma de uma ascese. Trata-se de enfrentar dificuldades para atingir determinado objetivo. Não é enfrentar um sofrimento, como numa boa prática ascética, mas de aceitar algo desagradável temporariamente — por exemplo, enfrentar o medo para sentir uma alegria maior assim que o obstáculo for superado. O *kinomichi* se torna então uma espécie de ritual, no sentido de uma prática com vistas a um objetivo. Diferentemente de outros rituais, ele não é repetitivo, pois nenhuma prática se parece com a anterior.

"No início" — diz uma *hakama* —, "acontecia muitas vezes de eu não ter vontade de vir. Quando chegava a hora, eu ficava com medo, encontrava mil desculpas: 'Estou cansada... tenho outra coisa para fazer'. Mas, quando chegava, era tomada pelo ritual: vestir o traje... lavar os pés... Hoje penso: 'Está na hora', e vou."

Importância da continuidade

Outra *hakama* relembra: "Havia dias em que eu tinha vontade de ficar na cama ou de ir para a praia, mas a continuidade é importante. Percebemos rápido que justamente no momento mais difícil, quando conseguimos mesmo continuar o movimento, algo acontece... algo se abre e nos deixamos levar."

É claro que o corpo às vezes precisa se recolher, descansar, distanciar-se. Os períodos de repouso também permitem avançar. Às vezes, é necessário deixar o corpo parar; às vezes, é preciso empurrá-lo, forçá-lo, mas sempre dentro de certo limite. O esforço nunca deve ser feito em detrimento da saúde. Se forçamos demais, corremos o risco de provocar efeitos contrários: problemas nas costas, deslocamento de vértebras etc. Não se trata de superar a dor ou o cansaço, mas de se abrir, descobrir o próprio ritmo.

A continuidade é importante. Não significa praticar com rigidez. Às vezes, sentimos que é bom praticar com uma intensidade particular. A constância não é a observação de uma regra externa. Continuidade não é monotonia, mas sim a renovação da prática, um aprofundamento nela.

"Uma hora por semana no início" — diz um praticante —, "depois duas, em seguida seis horas e, agora, sempre que posso." A maioria dos alunos é muito assídua, independentemente dos seus deveres familiares ou profissionais, sejam eles estudantes, pesquisadores, fisioterapeutas, profissionais de informática ou professores.

As armadilhas do sucesso: permanecer iniciante

“Às vezes o movimento se faz sozinho, vem de repente" — diz um *hakama*. "A gente nem cabe em si de tanto prazer. Procura voltar a ter essa sensação. Fica querendo sistematizá-la... Eu me esforço, e ela não vem mais, porque tinha vindo não no esforço, mas na entrega, em se deixar levar. Outra armadilha é se orgulhar da própria conquista: 'Sou grande... dono da verdade... agora eu sei'. Sentir-se o maioral.”

Quando começamos a praticar *kinomichi*, frequentemente se revela uma nova maneira de sentir o corpo, o movimento, o espaço, a energia. Essa novidade é bonita, mas ainda não se apoia numa estabilidade firme e flexível, que só se adquire ao longo de uma prática constante. Depois dos momentos iniciais do despertar da sensibilidade, nem sempre é fácil seguir dessa maneira... No entanto, depois que já sentimos essa ressonância, ainda que por instantes, sabemos que ela existe e que é possível reencontrá-la. Um *hakama* comenta:

“Às vezes parece que perdemos a capacidade técnica. De fato, quando tocamos na energia, perdemos a preocupação com o desempenho... aquela de alcançar um fim... Ser iniciante é uma experiência que se renova sem parar. É sair da habilidade adquirida pelo corpo... reencontrar a cada vez a virgindade dele e a sensação da prática.

O corpo pode trapacear. Trapaceamos tanto com o corpo quanto com o intelecto. Alguns praticantes procuram evitar a dificuldade... contornar o bloqueio... contornar a resistência... Tentam atingir um objetivo em vez de permanecerem fiéis à sensação... É o contato com a dificuldade que faz progredir... Não conseguimos... não conseguimos e, de repente, ela cede como uma concha se abrindo.”

“A técnica não me interessa” — diz outro *hakama*. “Venho para aprender a me unificar. Entretanto, não se pode estudar o espírito sem a técnica... Preciso da base estável para completar... Toda prática tem pontos fortes e fracos. Para mim, só há a busca da verdade.”

O INCÔMODO DO CONTATO

O contato com o outro é um dos maiores desafios do *kinomichi*. Pode-se supor que grande parte das pessoas que não continuam após as primeiras aulas se sentem repelidas pelo contato. Ele assusta e representa o contrário dos hábitos sociais firmemente arraigados: “Tocar num desconhecido que não conhecemos! Não sabemos nem o nome dele, nem a origem, nem a família, nem a educação, nem o lugar onde vive! Isso não, nunca!”

Às vezes, o contato é sentido como invasão de território. O parceiro “desconhecido” chega “perto demais”, o que provoca mal-estar — proximidade física a ponto de sentir o cheiro do corpo ou o hálito do outro, ou até mesmo uma proximidade psíquica forte demais, sobretudo se temos o hábito de nos “fecharmos” em nós mesmos, nos “protegermos”, não abrir nossa “intimidade”. Quando essa atitude é levada ao extremo, um aperto de mão já pode ser sentido como uma afronta intolerável à nossa integridade.

Repulsa ou atração, o contato não deixa ninguém neutro. Pois o contato pode também ser sentido como o início de uma aproximação erótica. “Escolham seu parceiro” — diz mestre Noro. Isso não deixa de lembrar um convite para dançar... e eventualmente o início de uma relação, sob o olhar dos outros. Entretanto, como esclarece um praticante: “O contato se dá dentro de certo espírito. Não há segundas intenções”.

Os praticantes não são nem anjos nem santos. Quase nunca é indiferente tocar nem que seja a mão de uma moça atraente, sentir o hálito dela, a proximidade do seu corpo. E quem poderia impedir segundas intenções? Contudo, o ambiente geral não se presta a isso. Talvez algumas pessoas venham na esperança de "encontrar alguém" ou de paquerar. Mas mestre Noro está de olho. Suas brincadeiras constantes sobre a necessidade de os solteiros encontrarem um(a) "noivo(a)" têm o efeito de neutralizar o não dito. É normal que aconteçam encontros e casais se formem. Mas, pouco a pouco, a atenção se volta para a prática e a relação "erotizante" desaparece.

De um jeito ou de outro, o contato desperta medos. Agradável ou desagradável, ele faz emergir sensações pessoais com as quais nos confrontamos: imagens, lembranças, emoções. Como lidar com isso? É uma das primeiras perguntas que nos fazemos. Aquele que veio para "exercitar o corpo" se vê defrontado por outro, mas, na verdade, também consigo mesmo. O que fazer com o que sentimos?

Assim, o contato pode parecer "desagradável", o outro pode parecer particularmente antipático: olhar duro, boca amarga, ruga de preocupação na testa, ombros curvados etc., sinais externos de que na vida comum nos habituamos a interpretar de acordo com um código pessoal, fundado nas experiências dolorosas do passado. É o momento para questionar essas evidências. Diz um praticante:

"Certas pessoas não suportam ser tocadas. Por quê? Toca-se em algo que está bloqueado no sentido literal e figurado. Quando dizem 'não admito que me toquem', elas pretendem dizer que não querem abertura — uma escolha delas que é preciso respeitar. Eu mesmo tenho esse tipo de reação. Nesse caso, penso: 'Relaxe, abra-se, solte-se'. Não se trata mais do corpo, mas de outra coisa totalmente diferente. Toca no fundo de nós mesmos. É a consciência. E o que é tocado no fundo de nós mesmos é o ego. Estamos ali para viver a vida, para fazer o luto do ego. Toda reação — impulso, raiva, angústia — é sinal do nosso ego.

A prática nos leva ao confronto com nós mesmos, ao confronto com emoções difíceis. E ocorre imediatamente uma cisão entre os que a aceitam e os que a recusam. Entre aqueles que aceitam enfrentar a dificuldade porque sabem, têm a convicção, a certeza de que a 'travessia do deserto' leva à Terra Prometida e de que não há outro caminho, e os que não querem ou porque não estão prontos, não estão maduros, ou porque pensam que há meios de evitar esse confronto.

O *kinomichi* permite que as emoções apareçam, sobretudo nos estágios durante os quais as pessoas 'se despem' psiquicamente. Há momentos de eletricidade, de lassidão, de entrega. Alguns choram. O que é afetado dentro deles? Eu mesmo vivi isso. Agora acabou. As emoções do mais profundo do meu ser vêm à tona como bolhas.”

Diante de tudo que é penoso, ou recusamos e rejeitamos — ou, pelo contrário, aceitamos. Mas como? A tendência natural é se contrair, se fechar. No método Noro, trata-se de se abrir, se soltar, relaxar o que está tenso, expirando.

No *kinomichi* não há nenhuma ênfase, insistência, consideração quanto às emoções. É raro as pessoas chorarem no próprio *dojo*. Em geral não demonstram. As lágrimas aparecem nos vestiários ou no chuveiro, praticamente nunca durante a prática. Isso não seria encorajado de maneira alguma. Um resto de pudor japonês: não é de "bom-tom" mostrar as emoções. De certa maneira, é tranquilizador que os praticantes chorem em momentos determinados. É o sinal de que estão evoluindo, que estão progredindo no relaxamento da câibra permanente da consciência que é o ego. A abertura implica soltura, as lágrimas bloqueadas nos músculos só podem mesmo sair. É um processo natural.

CONFRONTO COM A "ALTERIDADE" DO PARCEIRO

Convite ao convívio

“Nos gestos do *kinomichi*" — diz um praticante — "há convivência, abertura, convite, uma atmosfera particular que dá vontade de prosseguir, mas mais cedo ou mais tarde vai incomodar.”

Realmente, os praticantes do *kinomichi* formam uma comunidade que não deixa de lembrar a assembleia dos fiéis no cristianismo ou a assembleia (*sangha*) no budismo. Um grupo de seres humanos reunidos com determinado objetivo. Cada um contribui com presença, boa vontade e, por isso mesmo, cooperação. É um grupo de troca em que algo acontece. O quê? A oportunidade de se descobrir para descobrir o outro, para se construir, para construir o outro.

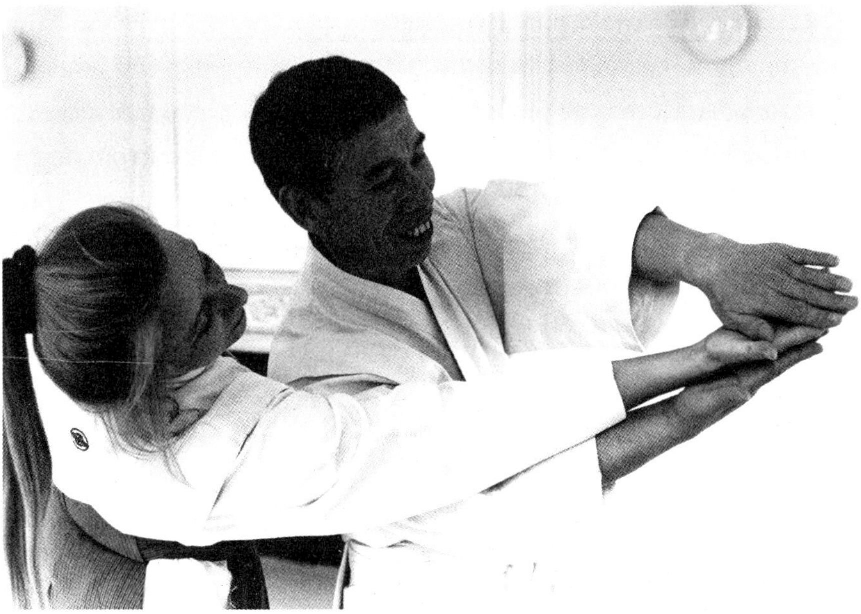

Foto 14 — Convite ao convívio

É curioso que o grupo tenha uma espécie de característica "impessoal". Claro que relacionamentos pessoais — até mesmo íntimos — podem se formar. Mas o essencial não é isso. Existem parceiros que conhecemos bem, com quem nos encontramos regularmente, que vamos descobrindo aos poucos, com os quais praticamos, com os quais sentimos certa proximidade, mas não é necessário estabelecer com eles uma relação de amizade, de camaradagem ou de conversa social.

A convivência se constrói pela comunicação. Ora, é impossível se comunicar sem estar aberto — aberto para receber, aberto para dar. A abertura, como vimos, é uma disponibilidade, um acolhimento ao que se apresenta. Praticamos *kinomichi* para fazer trocas, ou seja, buscar a harmonização. Ora, se desejamos harmonização é porque existem oposições, conflitos, diferenças. A alteridade pode ser dolorosa.

Os bloqueios do parceiro

Durante a semana, como as aulas geralmente são noturnas, os praticantes costumam chegar cansados, estressados, tensos depois de um dia de trabalho seguido de engarrafamentos ou metrô no horário de pico. Fora o cansaço, alguns podem estar deprimidos, angustiados… enfim, cheios de emoções difíceis. Como diz G. Bateson: "Seja como for, não é possível não se comunicar"[20]. É todo o estado interior do outro que penetra em nós: pode ser o cansaço, a angústia, a depressão. Então, como se abrir? "Não se deixe impregnar" — responde mestre Noro. "Trata-se de refletir apenas como um espelho e devolver o que aparece."

Mais fácil falar do que fazer. Todos os praticantes se viram diante dessa dificuldade em algum momento. Cada um resolveu o problema de modo diferente, do seu jeito.

Alguns falam de aceitação. "Temos de lidar com o sentimento negativo que recebemos" — diz um *hakama*. "É com ele que temos de trabalhar. Faz parte do jogo. Quanto mais pratico, mais compreendo esses momentos desagradáveis como tão importantes quanto os agradáveis."

Outros falam da necessidade de dar. "Minha situação é particular" — afirma outro *hakama*. "Sou professor, estou aqui para me doar. Atualmente, não escolho: vou com a pessoa ao meu lado. Procuro ir até os iniciantes e dar alguma coisa. Às vezes não sou suficientemente bom. Sou feito para me liberar de tudo. Na medida do possível, tento me livrar dos meus problemas. Por exemplo, perdi uma pessoa… Qualquer que seja o meu estado, vou à aula… mesmo que esteja cansado. Espero não transmitir meu cansaço. Eu me sinto mais leve. Tenho a impressão de que as pessoas se agarram a mim."

Outro *hakama* expõe seu ponto de vista: "Pego na mão de uma mulher, sinto que ela está deprimida e penso: 'É preciso dar uma força a ela… talvez com o meu comportamento'… Então, adoro bater um papo. Tento fazê-la acertar os movimentos que ela faz melhor… Eu a exalto; assim ela vai adquirir confiança. Sentimos alegria quando conseguimos algum resultado. Nas iniciações 1 e 2, nós nos doamos muito. Na hora final, fazemos

20. A frase original em inglês é "*one cannot not communicate*", usada por Gregory Bateson (1904-1980), antropólogo, linguista, cientista social e semiólogo inglês, e atribuída a ele com frequência. No entanto, seu autor é Paul Watzlawick (1921-2007), terapeuta, psicólogo e teórico da comunicação austríaco-americano. Trata-se do primeiro dos seus cinco axiomas da comunicação, publicados no livro *Pragmática da comunicação humana*, lançado nos Estados Unidos em 1967. [N. E.]

uma reunião entre nós; não queremos dar, mas receber. Como em sociedade. Existem categorias diferentes de pessoas. Muitos vêm para receber."

Mestre Noro diz que o contato é tão maravilhoso que ele espera chegar o dia em que seja possível praticar com todo mundo, como fazer contato com as pessoas no metrô. Ele acrescenta que talvez seja uma utopia, mas que é preciso tentar mesmo assim ... É o que certos *hakamas* se esforçam em aplicar.

"Realmente, é possível praticar com todos" — diz um deles. "Tentei até com aqueles de quem eu em geral não gostava. Às vezes era cansativo. O único meio de dar conta é se doando... se entregando como se estivéssemos com alguém de quem gostamos... Nem sempre é fácil. Por exemplo, há aqueles que param a cada 30 segundos e nos dão um conselho de que não precisávamos... Durante um ano fui assistente de mestre Noro e por isso eu era o parceiro com o qual certos praticantes se exercitavam. Eles me manipulavam como se eu fosse um objeto, e era preciso que eu me doasse como se me sentisse bem com eles... É claro que em determinados momentos eu me revoltava, mas não durava muito. O parceiro, mesmo que seja antipático, pode me trazer algo. Há também aqueles que nos sugam.... Nesse caso, é preciso procurar depois pessoas com condições melhores de saúde para recarregarmos. Diante de um parceiro, tento ser o mais aberto possível, mas me fecho em função do que recebo. Quando alguém está deprimido, tento recarregá-lo. Somos um elo. Recebemos tanto de mestre Noro que, do nosso lado, somos impelidos a nos doar."

"Muitas vezes" — expõe outro *hakama* — "a capacidade de se dar oscila. Nem sempre estamos com plena disposição. Quando bem-dispostos, nos entregamos ao outro. Temos o que necessitamos. Quando estamos desvitalizados e nos vemos diante de alguém, fica difícil. Meu único objetivo é me tornar instrutor. A partir daí, tento dar ao meu parceiro o que tenho. E, quando estou cansado, coloco-me sob a proteção do Céu e peço que me dê o que não tenho. É uma meditação ativa, uma forma de prece. Procuro permanentemente essa conexão."

De fato, quando se está bem-disposto, em volta de si há uma espécie de energia, como uma esfera irradiante que permite abordar o que está fora sem ser afetado. Todavia, quando não se está bem-disposto, quando se está "desvitalizado" — isto é, desenergizado, portanto cansado — é que o problema aparece. Se esse *hakama* não desiste, é porque tem uma motivação: tornar-se instrutor. Evidentemente, se ele não consegue responder à solicitação do parceiro, é melhor desistir logo desse objetivo. Então, isso o leva a enfrentar a situação. Mas... e quem não deseja ser instrutor? Ele pode ter uma série de outras motivações: conhecer a si mesmo, encarar seu lado sombrio... Ou seja, realizar o seu objetivo pessoal.

"A solução é a abertura" — opinam ainda outros *hakamas* perante o mesmo problema, diante do qual nem sempre se pode praticar a aceitação ou a doação: "A questão é como ser sensível sem ser afetado" — especifica um deles. "Para isso, é preciso estar em equilíbrio... sentir o ritmo que palpita, encontrar o centro. É como navegar em meio a tempestades: manter o rumo é um objetivo. Há uma dimensão lúdica também. Para isso, temos de expandir para baixo (pernas, pés, pelve), manter-nos presentes. De quebra, descobrimos que é sempre no mesmo lugar que nos fechamos; não é o outro que se fecha: somos nós mesmos."

"Se estou à frente de alguém deprimido ou cansado" — diz outro *hakama* —, "tenho uma atitude de abertura: tento me pôr no lugar dele, ficar calmo. De modo geral, não posso dizer que eu tenha saído de alguma aula com a impressão de ter recebido algo desagradável de alguém. Já me aconteceu de esperar a troca de parceiro durante aulas inteiras ... porque estava com alguém com quem eu não gostava de praticar. Em geral, é raro... Mestre Noro sempre sugere a troca — ele tem um '*feeling*' para o rodízio quando vê que certos parceiros não estão funcionando bem juntos... É uma situação excepcional ver-se diante de um parceiro desagradável durante muito tempo... Procuro estar aberto ao máximo. Há pessoas com quem o simples contato físico é desagradável, o contato relacional é terrível; tenho a impressão de que sentem nojo de mim, me acham desagradável. Tenho a tendência de considerar as coisas em relação a mim mesmo: cada pessoa é uma ocasião de trabalhar os meus sentimentos, a minha emotividade..."

"Se algo me incomoda durante a prática" — declara ainda um *hakama* —, "procuro encontrar essa pessoa na abertura que ela me dá.

Raramente me afeto. Quando sofro, é uma coisa mais física, quando não consigo estabelecer um ponto de encontro. É nesse caso que algo se fecha em mim e me faz mal. Quando me abro, encontro alguma coisa que se torna agradável em mim e no outro também... Estou ali; ele está ali; estamos ali — é uma aceitação. Nem sempre isso funciona. É um trabalho. Porém, quando conseguimos, é fantástico encontrar esse momento.”

Abrir-se ao máximo parece ser a solução encontrada por alguns praticantes experientes quando se veem diante de uma situação difícil. Tomam então uma atitude contrária à mais frequente, a qual consiste em se retirar, se isolar, descansar e se “reabastecer”, para voltar quando estão energizados. Outro método também muito difundido consiste em se fechar para se proteger. Nesse caso, nada acontece. Não se vive nada, não se experimenta nada, não se aprende nada. O praticante ficou protegido, mas isolado, infeliz. Sofremos numa relação não quando estamos totalmente abertos ou totalmente fechados, mas quando só nos abrimos em parte. O que nos faz sofrer é a parte ainda fechada em nós. Daí se conscientizar que a solução está na abertura total.

Essa abertura completa passa pela espiral; do contrário, é difícil ela se consumar. Mestre Noro fala sempre de abertura, nunca de fechamento. No entanto, abertura e fechamento andam juntos! “É que nos fechamos automaticamente” — explica mestre Noro. “O mesmo vale para a inspiração: ela ocorre de modo involuntário assim que acabamos de expirar. Ou, ainda, aplica-se à comida: depois de gastar muita energia, temos fome. Não é preciso criar o apetite.”

Sem dúvida, o fechamento é automático. É um reflexo natural, mas cuja “sabedoria” é acompanhada de uma insuficiência: a contração, o estreitamento. A resposta a essa dificuldade é a espiral, movimento completo de abertura total, que termina por um fechamento tão automático quanto a inspiração que acompanha a expiração.

Outra resposta ao desafio é não se deixar contaminar pelo mal-estar do parceiro: “Se eu praticar regularmente” — diz uma *hakama* —, “consigo preservar meu espaço. Sinto como se estivesse rodeada por mim mesma. Depois de algum tempo, o impacto negativo trazido pelo outro se desfaz sozinho se eu mantiver a minha respiração. Mas, se não entrei na minha prática, deparo com os meus próprios bloqueios. Acordo, porque a gente adormece nesses processos. Tento não me deixar afetar demais... às vezes sou aberta demais..."

"Eu me sinto afetada" — declara uma praticante — "quando não recebo um retorno. Isso me deixa de mau humor. Tento dar... dar... Eu me sinto agredida quando não há troca. É diferente de um dia para o outro. Em alguns não me sinto afetada. Quando o outro me passa a carga dele... tenho a tendência de deixá-la para trás. Aprendi nos últimos anos a me livrar disso."

Um *hakama* instrutor esclarece: "Trata-se de afastar as ondas negativas que podem chegar do exterior e mandá-las de volta. Essas ondas não são uma visão do espírito; elas existem. É possível senti-las de olhos fechados. Se as recebemos, temos de rejeitá-las. A melhor resposta é a espiral".

"O outro transmite seu cansaço, seus problemas..." — diz um praticante. "O cansaço é uma forma de agressão a ser tratada pela espiral... É preciso agir como o médico que, ao entrar no quarto de um paciente, emite uma esfera de energia... Assim, ele cura com sua presença. Como diz mestre Noro, 'a energia vem da circulação...'"

"Diante de alguém deprimido" — aconselha um *hakama* —, "deve-se ficar em contato, evitando se deixar contaminar. Na prática da ioga, aprendi a criar uma esfera à minha volta que impede que a doença se instale. No *kinomichi*, deixo a energia passar através do meu corpo. Assim, minha força passa pelo corpo do outro, e me deixo atravessar pelo que o outro emite. O mais importante é evitar se contrair, pois a contração impede a passagem da energia. Dou minha alegria ao outro. Eu me deixo atravessar pelo que acontece e mando isso para dentro da terra. Sei que mestre Noro fala em refletir como espelho o que o outro envia. É uma imagem xintoísta. Já eu sou budista e sinto compaixão pelo outro. Eu me abro completamente, me deixo penetrar, mas não retenho. Elimino de imediato o que é negativo, enviando-o para a terra."

Essas respostas, aparentemente tão diferentes, no fundo apenas se complementam, cada qual trazendo seu esclarecimento particular. De fato, a verdadeira resposta diante do mal-estar é, como vimos, o deslocamento em espiral. Todo mal-estar pode ser considerado uma energia negativa — a qual se deve enfrentar e enviar para longe, o mais longe possível, "para o infinito", diz mestre Noro. Quando se é capaz de fazer isso, o alívio é imediato: alívio para si, para o parceiro, para o grupo todo. O alívio é concomitante para todos. Não há dominado nem dominador, superior nem inferior, doente nem saudável. A energia negativa é simplesmente devolvida ou "refletida como num espelho", conforme a imagem criada por mestre Noro.

Talvez seja conveniente salientar que as respostas dadas são muitas vezes reflexo das opções religiosas dos praticantes. Assim, um praticante católico, *hakama*, dirá: "Não sou nada sozinho. Não posso dar nada porque não tenho nada. Reconheço minha impotência. E peço ao céu que me ajude!" É um forma simbólica do despojamento de si, do abandono do próprio orgulho, da atitude que leva a dizer: "Eu sei, eu posso, vou conseguir, vou superar, vou afirmar minha potência ao ajudar o outro". Esse mesmo *hakama* vai prosseguir: "Fiz o que pude e não consigo: me abro, aceito o que vem, não resisto, me deixo atravessar pelo que acontece a mim numa grande expiração consentida". Dor da crucificação que dá lugar à transfiguração. A tempestade passou, o sol volta a brilhar. Essa solução cristã se junta às soluções propostas pelas outras religiões ou às encontradas de forma espontânea pelos praticantes diante dessa mesma dificuldade. Assim, para se referir à mesma experiência, um praticante budista dirá: "Deixo que a compaixão me preencha, mas logo a direciono para dentro da terra".

Afinal de contas, essas atitudes diferentes, vindas de premissas diferentes, se encontram na prática levando ao mesmo resultado: não ser afetado, permitir que o parceiro se sinta aliviado, partilhar com ele a alegria, sentir-se inteiro.

COMO RECEBER E DAR, AJUDAR, GUIAR E CORRIGIR O OUTRO?

Geralmente, quando um iniciante chega ao *dojo*, sua energia não circula. Ele está bloqueado, tenso. Duas abordagens então podem ser consideradas:

mostrar-lhe, dar-lhe indicações, corrigi-lo ou sentir o bloqueio do outro em si mesmo e tentar se desbloquear, fazer que se dissolva pouco a pouco. Nem sempre é possível. Às vezes, o bloqueio é forte demais; às vezes são afinidades que estão em jogo e isso não tem relação com a competência de tal ou qual *hakama* ou com a duração da prática. Em alguns casos, há os que contam com dons específicos.

Os bloqueios, claro, não são apenas físicos: são também mentais. "Esse iniciante dirá, por exemplo: 'Prefiro esse ou aquele instrutor'. Apesar dessas particularidades" — nota mestre Noro —, "é preciso tentar fazer que funcione com todo mundo para chegar à totalidade."

Alguns praticantes não gostam de explicações: "Certos *hakamas*" — diz um iniciante — "começam a falar, explicar, corrigir; só que não estamos com vontade de receber mensagens verbais". "É preciso verificar toda vez" — intercede um *hakama* — "se o parceiro tem vontade de receber. O iniciante precisa ser guiado. Não é fácil guiar. Primeiro há a recepção: gentileza, sem afetação, atenção, abertura, indicações precisas, utilizáveis de imediato. É guiar sem ser sufocante... dando espaço, e não bloqueando."

O iniciante pode se sentir mal quando é recebido por um *hakama* inábil: atitude condescendente, ar de superioridade, tom de voz imperativo ou exasperado: "Relaxe o ombro... mas você está completamente bloqueado... puxa vida..." Alguns chegam a querer tocar, empurrar o pé, puxar a mão, torcer o braço. Isso faz parte, claro, da inabilidade do instrutor. No fundo, tudo está no tom... Pode-se dizer tudo, mas às vezes o tom leva à tensão.

"No início" — relembra uma *hakama* —, "a diferença entre o que alguém dizia e as sensações que eu percebia me deixava com raiva. Se sinto que algo não está bom no outro, devo avisar. Se não aviso, fico com a sensação de estar trapaceando. E se enganamos a nós mesmos, o que estamos fazendo ali? Por outro lado, percebo que ao falar crio um antagonismo."

A praticante está, assim, diante de um problema que para ela tem a forma de um *koan*, e sente que cabe a ela resolver.

Alguns pensam: "Quando não está indo bem, é preciso informar o parceiro" — não só quando machuca, mas também quando não flui bem ou está desagradável. Contudo, alguns *hakamas* se recusam a ser questionados. Jogam a responsabilidade para o outro: "Você está bloqueando o ombro... Relaxe o cotovelo... Você não está escutando... Ah! Como você está duro". O iniciante pode responder: "Que desagradável. Seu olhar é crítico. Você está me manipulando; estou incomodado. Você está interferindo no movimento com má vontade?"

Na maioria das vezes, felizmente, os iniciantes começam com instrutores que têm o dom da comunicação. Dão a impressão de competência... Libertam, de modo que o iniciante consiga praticar e sinta que se sairá bem. Alguns dão uma breve indicação precisa que desbloqueia a tensão... "Tente talvez girar ligeiramente o pé por aqui... Está melhor assim?" Mestre Noro passa então entre os grupos, sorrindo: "Se não estiver dando certo, avisem".

“Às vezes" — conta um iniciante —, "o *hakama* pode ser delicado demais. Tem medo de machucar, e aí nada acontece. Às vezes fico frustrado com o *hakama*. Tenho vontade de dar tudo que tenho; não consigo porque há algum problema com ele.”

“A prática é diferente com cada tipo de parceiro" — declara mestre Noro. "Assim, é muito diferente a prática entre um veterano e um iniciante ou entre dois veteranos. Com um iniciante, o veterano tenta desbloqueá-lo e começa a lhe dar indicações: 'Talvez assim... talvez deste outro jeito' — e de repente ele começa a sentir que algo está acontecendo. Entre dois veteranos no mesmo nível é diferente: trata-se de se abrir a si mesmo, de fazer que o outro se abra para criar um espaço...”

A experiência mostra que a comunicação não verbal é muitas vezes bem mais eficaz do que todas as explicações. Encontrar-se com o outro só é possível na abertura. No entanto, talvez o outro permaneça fechado. Como levá-lo a se abrir? Isso depende muito do nosso estado interior: será que estamos abertos, disponíveis?

“Tudo depende de nós" — diz mestre Noro. "Cada um cria o universo. É o homem quem cria Deus. O homem é tão indolente que, se eu disser 'vou conduzir vocês; quero criar um mundo perfeito', em seguida todo mundo estaria num estado de 'mentalmente assistido'.”

Meu parceiro está tenso, bloqueado. Não respira direito. Sua tensão me invade, então começo a relaxar a minha respiração e ele se desbloqueia! Uma experiência ao mesmo tempo espantosa e banal. Mestre Noro comenta:

"Na prática do *shiatsu*, todos os mestres alertam para que não se absorva o sofrimento do outro. Quando cuidamos, precisamos nos purificar, senão recebemos no próprio corpo toda a instabilidade do outro. Essa purificação se dá pela respiração.

Numa segunda etapa, quando começamos a cuidar, conseguimos curar, o que causa uma enxurrada de demandas... Passamos a sentir o mal do outro no corpo todo...

Depois, numa terceira etapa, a dor desaparece. Assim que entramos em contato, isso começa a circular no universo inteiro. Meu mestre dizia: 'É o *rei ki ho*' (o método da energia). Em geral, o *ki* irradia, reequilibra o que está perturbado; os nós e as tensões são então dissolvidos e absorvidos nessa energia. Quando nos vemos diante de uma pessoa bloqueada, dizemos: 'Ah! O bloqueio está ali!' — e automaticamente a energia volta a circular."

AS DIFICULDADES DA TRANSMISSÃO

Por tradição no Japão, um *roshi*, em meio à multidão dos discípulos, escolhe dois ou três que lhe pareçam particularmente qualificados para formá-los de maneira especial durante 20 ou 25 anos. É dentre eles que emergirá seu legítimo sucessor.

Esse parece ter sido, durante muito tempo, o método empregado por mestre Noro. Como diz um instrutor: "Mestre Noro é uma pessoa, a única de que eu saiba, capaz de pegar um ou dois alunos que não são tão bons, mas estão dispostos a segui-lo, a se esforçar muito, e em dois anos formar um superdotado". Mestre Noro não faz mais esse tipo de formação intensiva e modificou por completo a sua relação com os discípulos adiantados.

Hoje, em vez de privilegiar a formação de algumas pessoas, ele presta atenção em todos os praticantes, fica feliz com os progressos de cada um e observa sua evolução. Não procede mais como um "escultor" que modela a obra, pois cada pessoa tem uma solicitação particular, um ritmo próprio. Mestre Noro deixa que todos façam mais e dá um espaço maior a cada um, uma liberdade maior.

O *kinomichi* é atualmente uma busca coletiva que alia rigor e liberdade. "Está correto" — confirma mestre Noro — "porque ela corresponde ao movimento do universo. Todos precisam participar desse movimento para encontrar o equilíbrio. Pela prática, todo mundo avança. Acho que não errei até agora ... Mesmo que fale mal, transmito com o exercício."

De fato, a transmissão não ocorre por meio de palavras. Também não é uma transmissão técnica: é em essência a descoberta de um espaço em que o praticante pode encontrar as respostas às perguntas que ele se faz. O *kinomichi*, tal como ensinado por mestre Noro, coloca o praticante em situação de abertura, portanto diferente em relação ao que ele era ao chegar, levando-o a se questionar. O mestre não dá resposta nenhuma. Alguns ficam presos a respostas limitadas que os impedem de progredir. Entretanto, a maioria, por meio de tentativa e erro, consegue encontrar "boas" respostas. Uma "boa" resposta é aquela que não aprisiona. Quando erramos, surge um processo de autocorreção.

O NÃO DITO: ESPAÇO DE CRIAÇÃO E LIBERDADE

Perigos e vantagens do não dito

Como a língua de Esopo, o não dito pode ser a pior e a melhor das coisas. O não dito é importante no método Noro. O que se desenvolve no *dojo* é de grande riqueza, mas não se explicita verbalmente: o contato, a relação, a escolha do parceiro, a troca de olhares, assim como a relação com o mestre ou, ainda, dos discípulos entre si. Diz um *hakama*: "Muito implícito, pouco explícito".

O não dito é perigoso, pois permite a cada um criar um sistema de interpretação incoerente com a realidade, que funciona como autojustificativa... Pode provocar, assim, rupturas brutais que não são benéficas para ninguém.

O não dito, por outro lado, é precioso, pois dá um espaço de liberdade, de criação e, justamente por isso, de desenvolvimento.

Ausência de pontos de referência

Quando começamos a praticar o método Noro, temos muitas vezes a sensação de estarmos perdidos, sem pontos de referência, de andarmos a esmo na selva, sem placas de direção ou no escuro. Deve-se encontrar o próprio caminho tateando, como na história contada por Carlos Castañeda em que ele procura durante uma noite inteira o "seu lugar" no pátio do seu instrutor, o feiticeiro *yaqui* Don Juan.

Um dos elementos da força do método Noro vem do seu lado misterioso. Não há referências, não há regulamento explícito, não há explicação. Somos levados a confrontar algo desconhecido que devemos explorar. É preciso poder se dar, mergulhar nele para determinar o que é. A escrita deste livro corre o risco de levar o método a perder a força, um pouco como a psicanálise, que no início era de extrema eficácia, antes que milhares de livros tivessem sido escritos sobre o processo analítico. Não há criação sem enfrentar o desconhecido.

Que critério tem o praticante para acreditar que o seu movimento está correto? Nas outras abordagens, as coisas estão claras: são indicadas por níveis. O método Noro nos remete aos "cinco Ss". Será que isso basta? Claro que não. Mas até um iniciante tem uma sensação de precisão que ele pode descobrir com um bom parceiro e não é ilusória, mesmo que o que ele faça, visto de fora, possa parecer desajeitado e desastrado. Se ele tiver essa sensação, conseguirá avançar. O certo não é a perfeição. Basta estar um pouco mais ajustado do que antes. "Tenho um reconhecimento desmedido por quem me permite avançar e sentir meu corpo fluir. É uma sensação fantástica" — declara um iniciante.

"Se estiver desagradável" — adverte mestre Noro —, "é preciso rejeitar. A prática precisa ser agradável e trazer alegria, senão vocês estão no caminho errado... Quando vejo um animal andar, imito seu andar; quando olho para uma árvore, vejo que nela existe um só tônus, não dois. O animal e a árvore são meus mestres. O bom tônus é um, apenas um. É isso que experimento, que é o meu campo de pesquisa, e eu o apresento a vocês.”

Imprecisão e confusão

“Alguns falam de confusão ou de ausência de clareza no *kinomichi*” — diz um *hakama*. “Quanto a mim, vejo nele uma provocação para tentar modificar o comportamento; questionar-se para chegar a uma atitude mais equilibrada, mais harmoniosa com a situação. Trata-se de se harmonizar com o cosmo, com o inconsciente; uma harmonização de si, uma maneira de estabelecer uma relação viva, flexível, com o que acontece conosco.”

“Entrar na prática do *kinomichi*” — afirma outro *hakama* — “é se perceber em estado de desequilíbrio. Perdemos os pontos de apoio habituais. Numa análise, em determinado momento o comentário do analista, por mais verdadeiro e preciso que seja, desorganiza uma estrutura, mas sem apresentar a solução com uma estrutura maior... É também perigoso se isso ocorre cedo demais, fora de propósito ou em momento inoportuno.”

O desequilíbrio é um estado desconfortável. Como sair dele? A maioria das pessoas procura uma unificação. Contudo, esta pode se dar em níveis mais ou menos satisfatórios. Aqueles que já fizeram um esforço de interiorização talvez fiquem menos perdidos, pois já estão familiarizados com o processo de assimilação das dificuldades e dos questionamentos. Aqueles que não fizeram esse esforço talvez tenham mais dificuldade, pois devem partir da incerteza e da incoerência, e não há quem lhes dê explicação ou qualquer esclarecimento.

Assim, alguns iniciam por um caminho desfavorável. Entram num sistema de explicações e justificativas e arriscam se perder afundando nele. Sem dúvida, estão enganados, pois estão apenas abandonando uma imobilidade, um sistema, para criar outro.

Muitos outros levam o problema ou a dificuldade como um *koan*. A confusão se torna fonte de criação: permite a cada um criar o seu espaço. Ela tem, assim, uma virtude iniciática. Eliminar a imprecisão acaba sendo eliminar parte da liberdade. De fato, na imprecisão, um espaço de liberdade é proposto. Ocorre como num grande bufê, em que cada um pode encontrar a comida que lhe convém. Assim, pouco a pouco, cada indivíduo é levado a encontrar uma resposta apropriada, uma resposta "correta", aquela que o faz desabrochar, expandir-se e o direciona para o equilíbrio.

Intepretação e projeção

O método Noro desenvolve a sensibilidade. Todos percebem as dificuldades, os paradoxos. Tudo depende de como estes são interpretados.

Quando mestre Noro fala, os discípulos o interpretam. É como se houvesse pontos espalhados numa folha de papel. Cada um junta os pontos à sua maneira e faz um desenho em função daquilo que ele é. Com esse desenho só seu, ele fica convencido da sua fidelidade ao mestre, porque respeita o traçado dos pontos. "Não podemos nos furtar à interpretação" — declara mestre Noro. "É o que acontece também no *kinomichi*. Por que mestre Noro faz isso ou aquilo? Os alunos inventam razões bem diversas que não correspondem à realidade. Quando mestre Noro diz: 'Não sou mestre... ainda não cheguei lá... continuo procurando', a maioria dos praticantes não acredita nele. Pensam: 'Ah! Como ele é simples e modesto. Quanta humildade! Eis aí uma prova a mais de que ele é mesmo um verdadeiro mestre'."

Muitas vezes, mestre Noro diz a um iniciante que está praticando com um *hakama*: "Se não estiver indo bem, diga". Para quem ele dirige essas palavras de fato? Cada um as interpreta à sua maneira. O iniciante se sente desorientado de um lado e gratificado de outro, já que passa a ser aquele a quem se pede uma apreciação sobre alguém muito mais competente que ele. No entanto, o *hakama* sabe que na verdade essa observação foi dirigida a ele, que talvez ele não esteja praticando com a atenção e o interesse necessários, que esteja disperso. É uma maneira bem japonesa do mestre de fazer uma observação a um discípulo adiantado sem desmoralizá-lo.

Outra maneira consiste em lançar uma observação a esmo... Cada um sente então que aquilo lhe diz respeito... As palavras de mestre Noro são, de certa forma, carregadas de sentido para os praticantes. Ainda que a observação seja banal, estranha, ambígua, paradoxal ou até confusa, ela faz a pessoa ficar alerta, ajuda a desmontar a invariabilidade, a colocá-la em estado de movimento e de participação. Um praticante dá a sua opinião:

“Não me interessa o que mestre Noro entende do que ele diz. Para mim interessa o que eu entendo. Não procuro forçar o sentido daquilo que não chega para mim diretamente como mensagem clara. Mantenho uma atenção flutuante; não procuro esmiuçar. Não é que ele se expresse mal; eu é que não estou entendendo... Muitas vezes, anos depois, tendo ouvido a mesma coisa... dá um clique e os comentários que eu ouvia distraidamente passam de repente a fazer sentido.

Às vezes fico irritado com as observações... Espero que passe. Procuro captar tudo que possa me servir de imediato. Para mim, o que conta é o movimento. É vital para mim. A alegria é fundamental. Eu me sinto ligado a coisas naturais. Para aproveitar isso, é preciso estar lá, acolher tudo que surja. Mas acolher, abrir-se, não quer dizer concordar com tudo.”

Encontrar o próprio caminho

Na Índia, dizem que o mais importante não é o mestre, mas sim o discípulo. O discípulo de coração puro chega sempre a encontrar a verdade, mesmo que receba respostas descabidas. O que leva uma pessoa a encontrar o caminho com base numa palavra que ela pode ter compreendido errado? Não é um mistério? Alguns falam de graça, mas poderíamos também falar de intencionalidade, isto é, de motivações profundas da pessoa.

Vamos dar um exemplo. Mestre Noro pronuncia uma palavra bem simples, seja para toda a sala, seja para uma pessoa em particular. Alguns nem a escutam; outros a ouvem, mas ela não mexe muito com eles; outros se sensibilizam e se perguntam: “Mas por que será que ele disse isso?”

“Quando descobri o *kinomichi*” — diz um *hakama* —, “era como champanhe. Eu morava no interior e fazia um trajeto de seis horas de trem para ter três horas de aula. Eu queria aprender... aprender... aprender, e percebi que não aproveitava muito praticando com um iniciante. Então eu corria para os *hakamas* na tentativa de aprender com eles o máximo possível. Eu estava ali só para sugar. Mestre Noro me observava sorrindo. Aí, um dia, depois de algumas semanas, ele me disse: ‘Vá praticar com um iniciante'. Isso foi um choque para mim. 'Ele nunca diz nada por dizer. Isso deve significar alguma coisa. Mas o quê? Sem dúvida ele quer me dizer que agora já sou muito competente, que em vez de receber devo dar'. E aos poucos comecei a me doar, a cuidar dos outros. Isso me deu muita satisfação... Foi o início do meu florescimento, e agora sou instrutor."

Mestre Noro é o primeiro a se espantar com o efeito dos seus comentários sobre algumas pessoas e da sua conduta com elas. Quando fala, ele não tem nenhuma proposta ou intenção particular; contenta-se em reagir a uma situação conforme o que sente naquele momento. E, no entanto, suas palavras provocam um efeito especial em certas pessoas em determinados momentos! Assim, elas projetam em mestre Noro intenções que ele não tem. Faz parte do seu carisma: tem intuições fortes, diz coisas muito acertadas, sua sensibilidade é de uma sutileza extrema, mas a interpretação que as pessoas dão é bem diferente.

3. OS EFEITOS DO *KINOMICHI*

O QUE SE PODE esperar do método Noro? Uma melhora física e psíquica? Com certeza. E o que mais? Será que aquilo que descobrimos no *dojo* pode ser transportado para a vida diária? Ocorre uma mudança nas relações com as pessoas? Desdobramentos na vida pessoal, familiar, profissional? Provoca uma transformação duradoura no indivíduo? O método Noro pode ser considerado um caminho espiritual?

MELHORA FÍSICA E PSÍQUICA

Como muitas práticas orientais, o método Noro pretende harmonizar o corpo e o espírito, o positivo e o negativo, o *yin* e o *yang* — ou ainda, para dizer de outra maneira, do Céu e da Terra.

No Extremo Oriente, a harmonia corpo-espírito é tradicionalmente a chave da boa saúde e de uma vida longa. O desequilíbrio é a doença. Assim, no Japão, fala-se do desequilíbrio do *ki* para designar a doença. Levado ainda mais longe, o desequilíbrio leva à morte.

A prática do método Noro teria então o efeito de melhorar a saúde, assegurar maior longevidade em boa condição física: ausência de rigidez nas articulações, maior flexibilidade, sono melhor, tônus geral apurado, melhor funcionamento de todos os órgãos... Nesse aspecto, seus benefícios são parecidos com os associados ao *tai chi chuan*:

- *Domínio da energia*. Capacidade de se movimentar sem contrações, sem solavancos, sem esforço excessivo. Trata-se, na verdade, de utilizar em cada ação apenas a energia necessária, evitando a sensação de esgotamento e de cansaço.
- *Domínio dos equilíbrios fisiológicos*. O método Noro influencia o sistema nervoso central (pela prática de movimentos calmos, da atenção e

da disponibilidade para as mudanças externas), assim como o sistema circulatório (os movimentos circulares realizados sem solavancos ativam e favorecem a circulação do sangue, regularizam a pressão arterial e contribuem para o movimento das células). Por outro lado, constatamos também uma melhora do sistema respiratório (graças à respiração abdominal e à expiração durante o esforço), do sistema digestório e do metabolismo.

- *Unificação psicomotora*. Controle do tônus muscular, melhora do funcionamento motor (coordenação dos movimentos, equilíbrio, habilidade), melhora da orientação e da organização espacial, melhor domínio dos objetos.
- *Ação terapêutica*. Diminuição da ansiedade, da depressão, da apatia e, de maneira geral, de todas as formas de desequilíbrio psíquico. "Antigamente eu praticava aiquidô" — diz uma *hakama* — "e adorava. O aspecto agressivo não me desagradava, pois passei por um período de depressão e o aiquidô me fazia bem. Depois, vim para o *kinomichi*. No início, quando eu estava deprimida, não tinha vontade de praticar. Mas com o movimento, durante a aula, minha depressão sumia. Era ao mesmo tempo o movimento e a presença de mestre Noro. Para mim, o método Noro é uma modalidade de terapia".

"Tenho muitos alunos transtornados, alunos com problemas" — diz um instrutor. "Limito o número deles deliberadamente; não sou psicólogo... Essas pessoas têm necessidades que vão além do movimento. Se sentem necessidade de verbalizar, eu indico outro lugar... Os que fazem terapia verbal também vêm. O corpo deve participar, senão é perigoso. Sem dúvida, o *kinomichi* é terapêutico, pois existe a relação com outra pessoa. Não se pode fazer qualquer coisa, porque o outro está ali. Para mim, o mais importante no método Noro é a relação... Poderíamos desenvolver outro gestual."

"Recebo cada vez mais pedidos de pessoas que querem praticar" — diz mestre Noro. "Médicos ou psiquiatras dão a eles o endereço do *dojo*. Dizem que o *kinomichi* melhora o equilíbrio geral da pessoa."

A MUDANÇA NA VIDA DIÁRIA

No plano pessoal

O *kinomichi* permite a liberação do estresse e das tensões. Pode-se falar então em "limpeza" ou ainda em "purificação" — ou também em "capinação", segundo a expressão de mestre Noro, que prossegue:

"Outra técnica de 'limpeza' é o movimento, o fogo. A água e o fogo sempre foram elementos de purificação interior. Ao longo do tempo, eles se alternam, como disse Lao-Tsé: 'Os ciclos são sucessivos, o cosmo está em constante movimento'. Em certas épocas, a água servia para purificar; em outras, o fogo. Durante muito tempo, a água é que foi usada, como no caso de Moisés, por exemplo, e na tradição do batismo. Mas, se olharmos para a civilização egípcia, por exemplo, o fogo era o elemento dominante, como na nossa civilização cristã, na qual algumas festas e celebrações são dedicadas a ele, como Pentecostes. Como elemento purificador, o fogo volta pouco a pouco à nossa vida e aumenta: o *kinomichi* é a utilização da força do fogo para a limpeza, o desenvolvimento do corpo e de nós mesmos."

"Várias vezes" — diz um *hakama* — "o *kinomichi* me ajudou a superar períodos sombrios de estafa mental e conflito interior, permitindo-me escoar o excesso de grandes tensões. Como o conflito com a minha mulher: eu implodia, estava com a cabeça cheia. Eu me despi dos meus problemas no vestiário e reencontrei a minha natureza no tatame: nada de drogas, nem de esquecimento, mas uma maneira de me revigorar. O *kinomichi* me permitiu esvaziar o excesso que pesava em mim."

"O *kinomichi* é importante para o meu corpo e também para tomar decisões" — revela um executivo. "Para tomar decisões, é preciso desapegar, não se sentir envolvido, e é por isso que me afasto, me isolo e pratico sozinho. Aos poucos o vazio ganha espaço dentro de mim e começo a ver com clareza... a sentir o que devo fazer."

No plano relacional

"As relações com as pessoas melhoram" — diz um *hakama*. "A gente as compreende com mais facilidade. Nas férias, fazemos amizades verdadeiras.

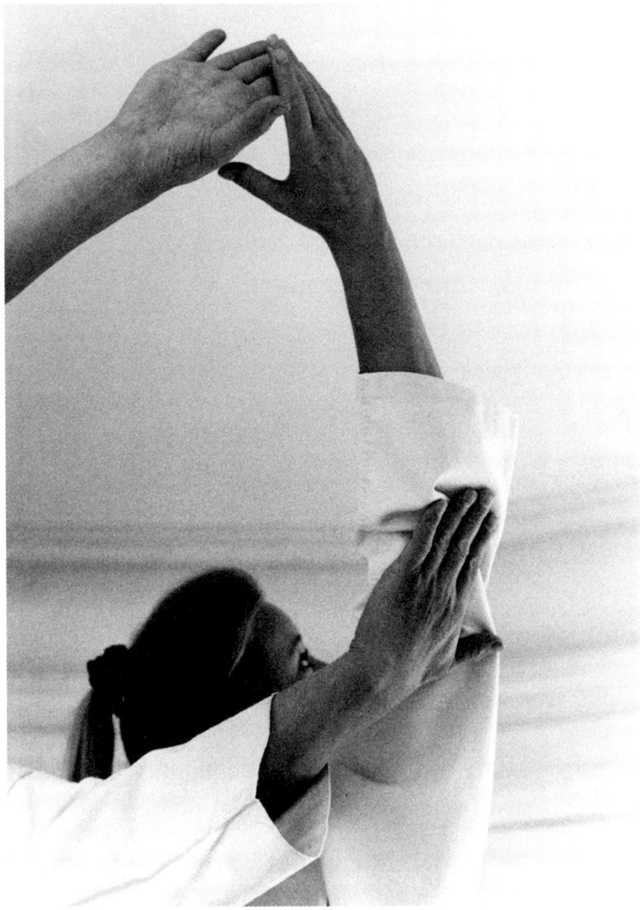

Foto 15 — Desapego

Aprendemos a ser mais tolerantes, mais pacientes. Esperam que ajudemos o próximo. É uma boa maneira de se elevar... Vamos na direção desse amor, já que respeitamos cada vez mais o parceiro. Não desconfiamos mais, não temos mais dor, não temos mais medo.

O método Noro é eficiente na maneira de abordar as pessoas — abordá-las no movimento que fazem. Hoje, minha maneira de me relacionar com as pessoas é de mais tolerância. Explorar o que há de agressivo nelas não leva a lugar nenhum. Por exemplo, quando estou dirigindo um carro e alguém me dá uma fechada, consigo manter a calma. Também inversamente, se sou eu que estou errado — por exemplo, outro dia, na estação de trem

Saint-Lazare, eu acompanhava a minha mulher e estacionei num lugar que estava bloqueando a passagem: buzinas, protestos, xingamentos. Consegui desarmar os mais violentos com uma pirueta e um sorriso.”

O método Noro, que é a arte de se comunicar com o corpo do outro num diálogo tônico, facilita o restabelecimento da comunicação com o outro. “A chave dessa comunicação que dá certo” — diz mestre Noro — “é a espiral... Toda a arte do *kinomichi* consiste em prolongar a espiral no corpo do outro.”

Na vida profissional

“O contato no *dojo*” — diz um publicitário — “é exatamente o mesmo que nos meios profissionais: não confrontar os outros, tentar se harmonizar e não impor seu ponto de vista com o seu orgulhozinho só porque quer ter razão.”

“Estou no mundo dos negócios” — conta um profissional da área de informática — “e sempre deparo com conflitos de interesse particularmente agressivos. Não agressividade no sentido físico, mas no sentido de ‘quem vai ganhar mais dinheiro? Quem vai enrolar o seu vizinho?’ Quando não venho ao *kinomichi* com regularidade, instala-se em mim a ideia de que vou ser ludibriado pelas pessoas que encontro ou que preciso agredi-las. Pouco a pouco, crio uma relação agressiva ou protetora com o meu ambiente. No *kinomichi*, recebo uma lufada de oxigênio, pois tenho uma relação de colaboração com as pessoas. Para mim, o *kinomichi* é como um antídoto que necessito para não me enredar numa espécie de desconfiança generalizada em relação às pessoas à minha volta.”

“No meu trabalho, faço como no *kinomichi*” — revela um médico. “Diante de uma pessoa agressiva, relaxo e deixo passar. Quando não passa e isso se intensifica, sei que é sempre consequência do medo...”

“O *kinomichi* deve ser transposto para a vida” — declara mestre Noro. “Um dia, um mestre da escola de Lao-Tsé que estava de passagem por uma cidade foi convidado pelo príncipe para uma conversa. Ele expôs ao príncipe as teorias de Lao-Tsé. O soberano escutou e, no final, disse: ‘Tudo que você contou é ótimo, mas o que me interessa é a política, e o que você disse não me serve para nada na política'. O mestre respondeu: 'Senhor, há aqui troncos de árvore enormes. Quando um escultor olha para eles, pensa em como poderá talhá-los. Um construtor de casas os examinará para criar com eles uma estrutura. Cada pessoa que olha para os troncos vê a forma que pode lhe dar de acordo com o seu interesse. Quanto a mim, só lhe falei da madeira em estado bruto'. Tudo está presente no *kinomichi*. É um instrumento que pode ter todos os usos.”

ATITUDES ESPIRITUAIS FUNDAMENTAIS DESENVOLVIDAS PELA PRÁTICA

Toda espiritualidade se caracteriza por atitudes e tomadas de consciência fundamentais, e muitas delas são indissociáveis do método Noro.

Vertical

“Se o corpo está sobrecarregado de problemas” — diz um *hakama* —, “ele não consegue se reerguer...” “O fato de se enraizar na Terra” — diz um padre católico — “e de subir para o Céu é fundamentalmente espiritual.”

Enfrentar a vida

O método Noro pode ser considerado um aprendizado analógico. Partindo de uma prática corporal, as atitudes fundamentais são passíveis de transposição em todos os planos. Assim, aprendemos a enfrentar as dificuldades, a enfrentar o outro, não no confronto, não numa fusão, mas num encontro, já que guardamos e desenvolvemos nosso centro e nossa estabilidade.

Viver os próprios limites com descontração

O método Noro é uma busca permanente. Isso implica aceitar que não há um “saber” ou uma “perfeição” que poderiam ser apropriados como um objeto. Esse ideal de perfeição, que atormenta todo ser humano, alimenta o seu orgulho quando ele acha que o atingiu ou exacerba sua culpa quando se repreende por não ter chegado ao nível exigido.

Aceitar os próprios limites é também aceitar não compreender, não se precipitar sobre a primeira explicação que aparecer. Não compreender não é nada grave; o problema está em achar que compreendeu ou compreender errado.

Solidão e busca em comum

Ainda que o mestre saiba onde cada um se encontra na sua busca, ninguém pode indicar com precisão como agir para atingir o objetivo. É uma caminhada pessoal. O outro não pode fazer isso por nós porque não se trata de aprender, mas de despertar. Por isso, em certa medida, estamos sós mesmo que façamos parte de um grupo de pesquisa. O parceiro não é um amigo ou um colega, nem um relacionamento social. O contato nos revela a nós mesmos e nos introduz em outra dimensão. O parceiro é o protagonista dessa busca.

Presença

O método Noro desenvolve enormemente o estar presente para si mesmo, presente no que se está fazendo, presente naquilo que se é, presente para o outro.

O primeiro movimento que um iniciante realiza já contém a prática toda. É por isso que sentir o movimento não depende apenas da dificuldade técnica do exercício. É um estado de atenção, de presença em si mesmo. A técnica não é uma procura de desempenho, mas um instrumento que permite desenvolver uma nova sensibilidade. Não há nada mais para buscar além de estar presente nas posturas, nos gestos dos diferentes exercícios. Exteriormente, o movimento não tem ruptura; interiormente, o movimento deixa "um sabor", um gosto que não se permite captar. Aparece na prática e pode se prolongar além dela, o que exige atenção.

Atenção não é concentração, que implica focalizar um ponto particular e, por isso mesmo, eliminar o resto, mas sim um estado de espírito em que as noções de interior e exterior se desvanecem, em que todos os sentidos estão receptivos: o campo visual se expande, a audição capta todos os ruídos circundantes, o corpo ocupa um espaço que não se limita à superfície da pele. A sensibilidade parece se prolongar além dos limites corporais, uma percepção intuitiva e global feita da integração das múltiplas informações dos sentidos, levando a uma espécie de conhecimento direto, intuitivo, cuja expressão é a espontaneidade: "Cada vez mais" — diz um *hakama* —, "me comunico com os outros em meio a uma presença silenciosa. Quando volto para casa à noite, meus filhos ficam felizes de me ver... No meu trabalho, sou apreciado. Fico na presença do outro sem falar. São momentos intensos".

Na relação entre mestre e discípulo, ocorre uma transmissão não verbal, que atua por impregnação. Da mesma maneira, diante das dificuldades com um parceiro, o único modo de ação eficaz é mudar a si mesmo, e então, automaticamente, o outro é induzido a mudar. Mestre Noro tem a capacidade de induzir tal corrente: "Os alunos me dizem: 'Mestre, venho buscar sua luz'. Mas, quando respondo que 'não tenho luz, eu mesmo ainda estou no estágio da busca do tesouro', eles não acreditam em mim".

Abertura e participação total

"Deve-se estar nu" — diz um *hakama* —, "reencontrar em cada exercício o gosto inicial, o perfume daquilo que se está realizando. Isso implica não ter preconceito nem com o exercício nem com o parceiro, mas perceber que a cada vez é uma situação nova, que nada se repete. A nudez consiste em sentir que 'hoje estou diferente, o outro está diferente, o movimento é diferente'. Então, cada experiência que se vai viver permite a expansão, a descoberta. Não é fácil. Acarreta uma mobilização de toda a energia. É preciso estar pronto, de certa maneira, a dar tudo. Se mantivermos uma atitude de retração, por menor que seja, ou de economia da energia, estaremos nos enganando. É necessário um despertar, ou seja, sentir o que se é, admiti-lo, aceitá-lo. Não é apenas um processo corporal."

Capacidade de criação

Uma das primeiras descobertas é a nossa capacidade de criar o espaço físico ao nosso redor ocupando-o, encontrando nosso lugar. Mesmo numa sala lotada, sempre é possível encontrar um lugar. O espaço físico não independe do espaço mental. Os dois são uma criação.

O método Noro é como uma criação musical. Recebemos movimentos básicos, um parceiro e, a partir disso, criamos com toda a liberdade num contexto definido. Há apenas restrições materiais: isso é possível ou não? Compomos uma obra mais ou menos bem-sucedida: ritmo, continuidade melódica... O corpo é o nosso instrumento. Tocamos em dueto, em quarteto, em sinfonia. É mais ou menos bem-sucedido. Nós nos exercitamos. Às vezes conseguimos melhorar. Progredimos com base nos fracassos.

Quando nos encontramos com alguém no *dojo*, notamos sua transparência, sua presença. Então nós lhe devolvemos presença e transparência. "Sou criador: criador de espaço, criador de tempo, criador de mundo, criador de Deus", diz mestre Noro.

Espontaneidade

Mestre Noro relembra: "As grandes decisões na minha vida sempre foram muito espontâneas. 'É assim, não de outro jeito.' Trata-se de sentir e não de comparar: 'Por que ele e não eu?' Meu avô paterno era um grande industrial. Várias vezes pensei que, como ele, eu poderia também ganhar muito dinheiro. Mas minha missão não é ser industrial, e sim buscar, aperfeiçoar o *kinomichi*, assegurar a evolução pessoal de Noro".

Por mais que seja rápido, o pensamento é lento, mais lento que a ação. Diante de determinada situação, é preciso reagir imediatamente. O corpo tem essa capacidade. Se a cabeça intervém, o corpo se desequilibra; é o fracasso, a queda. "Não pense" — diz mestre Noro. Isso não passa pela cabeça; deixe o corpo responder. O essencial é a não separação, a adequação ao movimento do outro. O corpo percebe o impulso, o sinal do movimento do parceiro antes que qualquer movimento transpareça.

"Um único tiro, um único lance." Entregar-se por inteiro ao que se está fazendo; sem retração nem meias medidas, sem hesitação, como se a nossa vida dependesse disso, como faz a criança que se joga nos braços da mãe com todo o seu ser: uma completa doação, uma única expiração, um único movimento. E essa doação vem do coração. O corpo está a serviço. É o coração que comanda.

A técnica é secundária, mas a espontaneidade sem técnica não tem sentido. A espontaneidade do corpo resulta de treinamento. Às vezes, por força do hábito, ela pode se expressar como se o coração não interviesse. Mas aí seria só espontaneidade incompleta. Por exemplo, um iniciante de piano deve olhar as notas e colocar os dedos nas teclas correspondentes. O espírito, os olhos e os dedos devem estar bem coordenados. Quando o iniciante se torna pianista, basta que ele olhe as notas para que os dedos se posicionem espontaneamente. É o hábito adquirido que lhe dá essa espontaneidade do gesto. Porém, o grande mestre atua com o coração. A técnica sozinha não é nada. Seu objetivo é permitir a espontaneidade: estar presente, sentir, unificar-se com o movimento. O *kinomichi* se torna então uma arte e uma meditação.

Vigilância

A espontaneidade implica disponibilidade para o que se produz aqui e agora, no momento presente, portanto a ausência de qualquer distração, de qualquer pensamento. A ausência de pensamento é o vazio interior — estado de abertura, ausência de desejo, ausência de medo, presença, não separação com relação ao outro.

“Ver” — diz um grande mestre de espada japonês — “é mais importante do que olhar. É perceber sem fixar a atenção, pressentir o que vai acontecer e não apenas se defender e reagir ao que ocorre. São os olhos interiores que veem.”

Confiança

Na prática do *kinomichi*, fica-se bem. A pessoa sente que se desenvolve uma força dentro dela, na qual pode se apoiar.

Fidelidade ao que se sente

O critério é o sentimento de bem-estar que se vivencia no exercício. Pensamos que “está certo” porque estamos em equilíbrio. Esse sentimento pode ser transposto para a vida, em todas as situações relacionais que impõem um problema.

Descobrimos no corpo a verdade de não agarrar, de não se apoiar no contato. Isso pode servir a todas as relações humanas, já que estas consistem sempre em dar e receber. Passamos, assim, do físico ao relacional. Se está certo num plano, está certo também em outro plano. A correção perfeita não se encontra apenas no movimento: ela se traduz no relacional e no espiritual. De fato, o espiritual é uma busca permanente de equilíbrio no contato com todas as coisas. Em todas as situações, em todos os movimentos da vida, nós nos encontramos no equilíbrio. O método Noro tem, então, três planos: o corpo, a afetividade, a espiritualidade.

A verdade que aparece numa posição do corpo deve ser verdadeira em todos os outros planos. Ela é transmissível. O método Noro parte do corpo, das sensações, da energia. Assim, todos os que praticam *kinomichi* têm experiências espirituais, mas não sabem que elas têm essa característica. Eles descobrem a correção, o equilíbrio num plano particular, o esforço para ampliar essa experiência, e isso é seguir um caminho espiritual.

Depois de ter experimentado de verdade o que é o estado de equilíbrio, em conformidade com a realidade, sabe-se de maneira segura e certa o que é correto, verdadeiro, bom: a unidade.

Adentrar o silêncio e deixar fluir

“Há momentos intensos de silêncio diante de alguém que são espirituais” — afirma um padre católico —, “pois motivam um desapego, uma confiança no movimento que se executa... O ‘deixar fluir’ é algo capital, desenvolvido insuficientemente no cristianismo. É deixar essa força agir por si — não querer fazer, que vai contra a tendência ocidental tão arraigada de fazer, querer, agir e intervir.”

A renúncia ao ego

“O *kinomichi* contribui para a morte do ego” — diz um *hakama*. “De fato, quando faço um gesto com muita intenção, é um gesto que vem do ego, da minha vontade... É preciso renunciar ao ego. Mestre Noro sente que uma pessoa assim ainda está por demais cheia de si, ainda não se desapegou suficientemente para se tornar disponível. O desapego do ego é outra característica esplêndida no *kinomichi*.

Na prática, as pessoas costumam procurar a potência, a afirmação de si mesmas ou da própria expressão. No *kinomichi*, chega-se a um estágio em que, para progredir, somos levados a pensar no outro, a sentir o outro — logo, a praticar com o coração, com o mais profundo de si.”

É fundamental no método Noro tentar reagir às circunstâncias de forma apropriada. O corpo é uma ferramenta, o gesto é um lembrete, o movimento é um meio, o outro é um instrumento. Assim como está dito numa máxima do *kyudo*, a arte do arco e flecha, “o verdadeiro alvo para o arqueiro mirar é o próprio coração”. *Kokoro*, em japonês, que traduzimos por “coração”, significa espírito, ser, o centro do ser humano.

TRANSFORMAÇÃO PESSOAL

Será que o método Noro é uma via espiritual completa, isto é, um caminho que pode levar à sabedoria, à libertação? Ou seria uma via preparatória complementada por outras práticas para desenvolver-se, eliminar bloqueios? Vamos abordar essas questões com três interrogações:

- A transformação ocorreria automaticamente?
- Passaria pela alegria ou pelo sofrimento?
- Qual é a relação entre a interiorização e a exteriorização?

A transformação se dá por si mesma?

Alguns praticantes estão convencidos de que a prática dos movimentos é por si só suficiente para garantir uma mudança: “O equilíbrio que cultivamos age, por assim dizer, independentemente de nós, e sempre encontramos uma solução”, diz um *hakama*. “A transformação se dá aos poucos, muito lentamente” — diz outro. “Depois de duas horas de prática, as coisas melhoraram lá em casa. Talvez também algo tenha se transformado em minha esposa...”

Essa perspectiva é contestada por outros: "De fato, constatei que abandonamos medos, defesas, bloqueios e percebemos que a vida funciona de outra maneira. Podemos expandir essa constatação, mas dizer que se dá por si mesma é verdade apenas em parte. É uma resposta reconfortante, pois é sempre agradável acreditar nisso". "Aqueles que pensam que a transformação é automática têm um comportamento que muitas vezes difere do discurso. Acreditam ter mudado, mas na realidade não mudaram."

Um *hakama* descreve deste modo a sua experiência: "Tenho tendência a dominar melhor minhas emoções, ceder com menor facilidade à agressão, ter relações diferentes até na vida profissional. É uma capacidade de atenção que se desenvolve, que se encontra na vida cotidiana... Uma parte da mudança ocorre por si mesma, sem que precisemos intervir. Contudo, se quisermos expandir e estabilizar essa mudança, teremos de fazer um esforço e desenvolver aptidões de atenção".

"O exercício por si só é insuficiente" — diz outro *hakama*. "Não funciona como varinha de condão. O exercício pode ajudar a nos transformar se tivermos vontade de nos transformar." Deparamos com núcleos de resistência: medos, patologias profundas, resistentes, diversas, que não são fáceis de debelar...

O próprio mestre Noro teria chegado à libertação total? Sem dúvida, ele é muito livre em certos aspectos, mas, como ele mesmo diz, "ainda não totalmente livre. Talvez um dia eu consiga". Essa humildade representa muitas vantagens para os praticantes. Para começar, não se pode colocá-lo num pedestal, limitando-se a um processo de transferência para gozar da sensação de liberdade — mas, ao mesmo tempo, volta-se a questionar a transformação que se pode esperar do *kinomichi*. É ele quem conhece melhor o método, o que não lhe permite ser totalmente livre — como se o *kinomichi* tivesse mesmo um efeito libertador, mas lhe faltasse outra dimensão que permitisse aos praticantes aplicá-lo em outros campos.

É importante frisar que aplicar o *kinomichi* na própria vida não é fazer os movimentos para saber qual decisão tomar ou como resolver essa ou aquela dificuldade, mas utilizar suas lições, a sua quintessência para resolver problemas próprios de cada um. É, isto sim, interiorizar o movimento.

Alegria ou sofrimento?

"Na vida espiritual" — diz um padre católico — "existem diferentes níveis. O *kinomichi*, como diz mestre Noro, é uma arte de viver, uma arte da vida em movimento e da relação com o outro. É abrir-se para a vida, ajudar as pessoas a vivenciar melhor aquilo que são, em comunhão com as outras — o que não basta para fazer disso uma vida espiritual. A passagem para o espiritual é uma passagem pela morte, uma passagem obrigatória por um vazio para se abrir a outra dimensão, que é a dimensão do Ser. E essa passagem é a entrada para o espiritual.

Se eu ficar dentro de uma igreja e presenciar uma eucaristia, estarei participando dela? O que estou fazendo ali? Posso muito bem viver tudo isso sem me abrir para a espiritualidade. Tudo depende da disposição e da intenção profunda do sujeito. Será que o método Noro pode abrir a porta até lá? Não sei, mas sei que ele nos coloca diante da porta. Cabe a nós abri-la ou não."

Esse desapego, segundo mestre Noro, se dá na alegria, ao passo que a Igreja fala de morte, vazio, sofrimentos, noites escuras dos sentidos e do espírito, segundo a expressão de são João da Cruz. "Mestre Noro fala de alegria" — prossegue o padre Breton —, "mas há também momentos muito difíceis. Algumas pessoas não aguentam. Em dado instante, não é mais possível seguir; muita coisa é colocada em xeque, coisas muito profundas: resistência, segurança, medo, sofrimento interior, porque chegamos com todo o nosso passado..."

Para chegar a uma conclusão nesse debate, muitas vezes vale a pena explicitar o sentido dos termos. Assim, quando falamos de sofrimento, é preciso distinguir entre o sofrimento que é um processo transitório, que se parece com as dores do parto — sentimos dor, mas sabemos que vai fazer a criança nascer —, e a dor de desespero, em que se está perdido num mundo desprovido de luz. É sobre o primeiro tipo de sofrimento que o Cura d'Ars[21] dizia: "Todos os sofrimentos são suaves quando se sofre em união

21. Jean-Marie Vianney (1756-1859), também chamado Cura de Ars, cidade de cuja paróquia foi cura por 41 anos e onde morreu. Foi um padre católico francês canonizado em 1929. [N. E.]

com Nosso Senhor". Mas, se é suave, pode-se falar em sofrimento? É nesse sentido que mestre Noro fala de alegria. Não se trata de modo algum de sofrer por sofrer. Mas o sofrimento da transformação é, na verdade, uma alegria, já que é uma libertação dos problemas e das contradições.

Ir para fora ou para dentro?

Paradoxo do método Noro: a um só tempo de fácil acesso e mais eficaz que um grande número de ensinamentos ou de caminhos espirituais que qualificamos de profundos, já que ensinados durante milênios, mas difíceis de praticar na época atual. No entanto, sua "novidade" leva-nos a hesitar qualificá-lo como "profundo".

Uma dimensão particular do método Noro é que, em vez de se fazer silêncio, de se voltar para si — como a tartaruga que se retrai e se recolhe dentro da carapaça, segundo a imagem clássica da ioga de "voltar-se para si" —, trata-se justo do contrário, de se voltar para o exterior, expandir-se, dirigir-se ao infinito.

"Assim" — diz mestre Noro —, "você se voltará para si naturalmente... Voltar-se para si mesmo, instalar-se no silêncio não é uma questão minha; é algo só seu. [...] A expansão é o fogo... a volta para si é a água. O *kinomichi* é a via do fogo. [...] Certas pessoas o experimentam em diferentes sentidos, em diferentes centros [do corpo]. Deixo que o façam. Mas lhes digo: 'Vocês estão fazendo cara feia...' Elas tentam interiorizar... se concentrar. Tenho vontade de gritar para elas: 'Parem já esse exercício'.

Os ocidentais têm o hábito de nunca sorrir quando fazem algo sério. Ficam carrancudos. Na meditação, quando alguém está descontraído, isso suscita comentários: 'O que é isso?' Fazem uma máscara para si, procuram imitar, assemelhar-se à imagem de um sábio... Digo a eles: 'Está tudo fechado. Sua expressão está engraçada. Por que estão fazendo essa cara? Vocês não são assim. Estão inventando um sábio que vocês não são'.

Esse tipo de prática existe há mais de quatro mil anos e corresponde a uma evolução cultural ou religiosa. É a força da água. 'Procurem a consciência' — dizem. 'Alinhem esse ponto e depois demonstrem...' Não concordo. Hoje em dia, é preciso praticar a força do fogo, a expansão, a saída da própria estreiteza. Para este final do século XX, é assim que o ser humano pode seguir para a sua libertação.

Praticado assim, o *zazen* é cômico: 'Enrijeçam a barriga e sentirão o *hara*'. O que é isso? No *kinomichi*, as pessoas começam a perceber que não se trata de sentir a energia, mas de expressá-la.

O *zazen*, diz-se, consiste em juntar as energias e se voltar para si. O *kinomichi*, pelo contrário, é a expressão, a expansão para o exterior... e então naturalmente ela retorna para si, sem ter de buscá-la. A meditação é sem dúvida excelente quando vem depois da ação. Assim, eu a utilizo depois do *bokken*."

O dr. Bui Mong Hung confirma: "Na meditação, sentimos a expansão interior. É agradável... e perigoso. Nós nos sentimos Deus. Rompemos com o mundo concreto. No *kinomichi*, o parceiro traz o outro de volta à realidade. Descobrimos nossos limites muito rápido".

Diz um praticante: "O zen é imóvel; o método Noro é dinâmico. Mestre Noro ridiculariza os que se afastaram da vida. Nunca tive esse problema. O *zazen* não é um fechamento. Mestre Noro imita as atitudes dos que meditam, dos ocidentais que o entenderam mal e ficam sentados com ar pesaroso à procura do seu *hara*. Nunca busquei o êxtase. O que me interessa é encontrar o que permanece estável nos movimentos do *kinomichi* e o que permanece móvel na imobilidade do *zazen*. Há complementaridade. Na vida há também expansão para o exterior e depois a volta para si".

"*Kinomichi* e *zazen* são complementares" — opina outro *hakama*. "No primeiro, a energia sai; no *zazen*, volta para dentro. Entretanto, na verdade, quando a energia sai, ela entra, e quando entra, só pode mesmo sair. Há sempre um movimento de entrada e saída e vice-versa. Por isso é a mesma coisa. Um é movimento exterior — com a condição de que o interior esteja calmo, senão é a anarquia do movimento. No *zazen* acontece o oposto: mais que uma complementaridade, é uma osmose.

Com certeza, no *kinomichi* há uma relação com o outro. Quando praticamos juntos, ficamos ligados. A ênfase está na horizontal, mas existe também a dimensão vertical. Com o hábito, mesmo quando se está sozinho, se está em contato. O método Noro é fácil quando comparado ao *zazen*. Há um parceiro... uma espada... um bastão. No *zazen*, estar com o outro é estar consigo. É o ser humano perante si mesmo.”

***

Assim, seria o método Noro uma via espiritual completa? A pergunta fica em aberto. Até agora, entre os praticantes do *kinomichi*, ninguém conseguiu chegar à libertação — nem mesmo mestre Noro, quando diz com sua humildade e sua simplicidade habituais: “Estou no caminho, e o caminho é longo”.

Nada impede que ele se torne essa via, na medida em que o praticante pode estar por inteiro no que vive e faz. Que a pergunta permaneça sem resposta não é sinal de insuficiência, mas antes uma vantagem. Deixa para os praticantes a possibilidade de seguir o próprio caminho e a própria religião, sem que haja incompatibilidade alguma. Na verdade, felizmente o *kinomichi* e outras práticas se completam, iluminando-se de forma mútua.

CONCLUSÃO — O FUTURO DO *KINOMICHI*

TENSÕES E INTERROGAÇÕES

Correntes atuais

Ao ler as páginas anteriores, percebemos que existem correntes diversas entre os praticantes. Pode-se distinguir três principais:

- os "psicomotores", que se interessam pelo aspecto corporal — flexibilidade, relaxamento e dinamismo. Falam essencialmente de rotação, de espiral, de energia;
- os "psicólogos", que se apegam ao aspecto relacional, à transformação do ser humano por meio das relações com o outro. Falam de troca, de abertura e de consciência.
- os "zen", para os quais a busca interior, a descida às profundezas do ser é o propósito fundamental. Falam em silêncio, desapego e espiritualidade.

Essa distinção é evidentemente um pouco caricatural. Muitos dos que se interessam de início apenas pelo corpo ou pelo dinamismo são levados a ampliar seu campo de visão e se abrir para novas dimensões. Aqueles cujo interesse é, ao contrário, a busca espiritual escolheram o método Noro porque se trata justamente de uma prática espiritual que passa pelo corpo, fazendo que muitos praticantes acabem assimilando com facilidade um dos dois aspectos.

No entanto, são raros os que transitam facilmente de um plano para outro, ou aqueles para quem esses três planos constituem uma unidade inseparável. Mestre Noro, que insiste sempre na evolução do ser humano e na necessidade da harmonização, é aquele que, por enquanto, une essas três correntes e faz delas uma unidade indissociável.

Kinomichi sem mestre Noro?

Podemos nos perguntar em que medida o *kinomichi* poderia existir independentemente da personalidade do seu fundador. As opiniões dos praticantes se dividem acerca desse tema segundo a sua experiência e a natureza da sua busca.

Para alguns, o *kinomichi* não pode existir sem mestre Noro: "O *kinomichi* está bastante ligado à figura de mestre Noro" — considera uma jovem praticante. "Quando fala, ele alimenta, retira os disfarces, suprime os fingimentos. Para mim, não poderia haver o *kinomichi* sem a presença de mestre Noro. Daqui a alguns anos, talvez... Não consigo me ver praticando sem ele estar presente. Tem relação com o que ele diz, com o que ele conta. O processo acontece tanto nesse sentido quanto no da técnica e no dos diferentes níveis."

Outra praticante adota uma atitude semelhante, mas com mais sutilezas: "O *kinomichi* é um instrumento. Depois de conhecermos os movimentos, não é mais uma façanha técnica. Para mim, trata-se de utilizar esse instrumento para me aprofundar cada vez mais rumo a uma transparência. Hoje, estou convencida de que o *kinomichi* é bem preciso, muito eficaz do ponto de vista corporal. Sem mestre Noro, ele continua sendo uma prática excepcional. Mas a própria presença do mestre é uma contribuição também excepcional. Por enquanto não existe sucessor. Mestre Noro nos transmite algo mais com suas brincadeiras, suas piruetas, sua língua, que é outra coisa que não o francês... ao mesmo tempo que fala em francês, ele nos fala em outra linguagem. Tudo isso se torna uma espécie de processo iniciático, e talvez daqui a alguns anos haja instrutores capazes de transmitir algo dele".

Um *hakama* vai ainda mais longe:

"Nas aulas dadas por outros instrutores, falta uma dimensão. Sempre que posso escolher, prefiro estar na sala onde mestre Noro se encontra, qualquer que seja o nível. Ele traz uma perspectiva sua que eu sinto como uma visão verdadeira.

O que me interessa está além da técnica. O que o indivíduo tem no fundo? A técnica não é nada. Essa dimensão é a única que importa adquirir, a dimensão que age sobre a consciência profunda do ser, no cerne da qual se encontra Deus. Existem, claro, outras atividades que permitem chegar a atingi-la, mas essa é, a meu ver, a mais operacional.

Há, por exemplo, a missa, que para mim é importante. Mas o que se diz não tem sentido; os padres muitas vezes estão ausentes do que estão fazendo. Só a eucaristia representa algo para mim. O *kinomichi* é mais ou menos a mesma coisa. Procuramos estar conscientes. Mestre Noro é consciente. Quando ele dá aula, ele dá aula; manifesta a energia através do seu corpo: energia divina, energia cósmica. O que me interessa é o âmago das coisas.❞

Para outros, o *kinomichi* já pode ser transmitido pelos instrutores. Vários instrutores organizam cursos coletivos em que cada um apresenta sua compreensão dos movimentos: "Eu me sentia à deriva" — diz um iniciante — "e pensava em parar quando decidi praticar num curso coletivo, o que provocou uma espécie de explosão. Eram muitos *hakamas*... Cinco horas de prática por dia... Cada um ensinava com sua abordagem, com sua sensibilidade. Todos eram diferentes; no entanto, havia uma unidade. Tive uma grande sorte de participar desse seminário. Eu me convenci a persistir. Encontrei lá força e simplicidade, que me colocaram no eixo."

Outros ainda consideraram sua experiência diferente. De início, praticaram com instrutores e progrediram com eles entusiasmados durante vários anos. Só conheceram mestre Noro bem mais tarde. "O *kinomichi* é uma abordagem de autoconhecimento graças aos parceiros; vendo os outros, nos vemos como num espelho. Cada vez que pratico com outra pessoa, ela me devolve algo de mim."

Temos três sons de sino diferentes: no primeiro, nada de *kinomichi* sem a presença do fundador; no segundo, os instrutores comunicam juntos a essência do *kinomichi*; no terceiro, um instrutor qualificado transmite o essencial. Essas três orientações expõem, na verdade, o problema geral da transmissão, problema que todos os criadores de métodos ou de ensinamentos confrontaram.

AS DIFICULDADES DE TRANSMISSÃO DO *KINOMICHI*

Dificuldades inerentes a qualquer transmissão: as formas e a essência

A primeira preocupação é apresentar e transmitir corretamente aquilo que se incorporou. Procura-se então consolidar a doutrina e a prática com uma descrição precisa e minuciosa para evitar quaisquer distorções e desvios. A experiência mostra que isso não basta.

Às vezes, a doutrina aplicada ao pé da letra para de se desenvolver, enrijece e morre. Por outro lado, ela está sujeita a interpretação, correta ou errônea. As interpretações com base em imprecisões podem levar a posicionamentos "contrários aos ensinamentos de origem", dizem os ortodoxos que excomungam os inovadores, os quais qualificam de hereges. Os inovadores geralmente respondem que permanecem fiéis à essência, até mesmo de modo literal, e rejeitam os ortodoxos, qualificando-os de "retrógrados com entendimento engessado".

Esses conflitos e essas adaptações são inevitáveis. Existem há milênios, e até hoje não se encontrou nenhuma solução satisfatória.

Ensinamento é ao mesmo tempo uma técnica e um pensamento: "O que é um instrutor?" — diz mestre Noro. "Não é apenas um técnico; é alguém que sente o que acontece no local." De fato, na tradição oriental, como antigamente na formação dos aprendizes, durante anos o aluno se imbui junto ao mestre tanto da técnica quanto da essência. Hoje em dia, procura-se no Ocidente repertoriar, classificar, estratificar as formas. Elas podem, assim, servir a uma transmissão organizada, que passa por exames sancionados por diplomas e certificados reconhecidos pelo governo. Essa transmissão é suficiente do ponto de vista teórico. Todavia, ela enrijece as formas e sobretudo permite apenas de modo acessório a transmissão da essência, sem a qual as formas se tornam vazias.

O caráter inovador do *kinomichi*: busca permanente

No *kinomichi*, a técnica é secundária. Aliás, ela evolui continuamente em razão de uma pesquisa incessante. Incansável, mestre Noro se esforça para melhorá-la, corrigindo as formas propostas aos alunos.

"Todos praticam com algum desejo" — diz mestre Noro. "Todo mundo busca algo. É uma busca pessoal, e podemos, para isso, lhe dar indicações úteis, como: 'Se você tomar o trem a tal hora, em tal estação, chegará em Marselha amanhã de manhã'. E a pessoa de fato chegará. Essas indicações são úteis porque permitem obter algum resultado.

Porém, o que eu ensino é uma educação total. Quando mostro alguma coisa, se é apenas um exercício, então todos realizarão algo e será como se eu tivesse dado o horário da chegada do trem a Marselha — uma indicação útil para obter algo. Mas esse é o aspecto externo do exercício. Nos meus exercícios, há sempre uma busca. Mas a única coisa que posso mostrar é a ideia, o projeto do exercício, não a busca. Essa busca é criação de cada um, é a invenção de cada um... Se eu a definir, não vai fazer sentido algum, a não ser que a busca não seja essa. É simplesmente a informação útil sobre o exercício ou o horário do trem."

Essa busca está sempre associada a um ajuste maior, um equilíbrio melhor, uma harmonização ainda mais completa. A busca de mestre Noro é uma busca da verdade. Ele sempre se interroga: "Como chegar à unidade partindo de dois?" Quando duas pessoas se juntam, o que transparece com mais frequência é conflito, oposição, dominação, agressão ou submissão. Mestre Noro procura a cooperação pela abertura, pela comunhão, pela harmonização das energias de cada um. Não um contra o outro, mas um com o outro, para chegar à unidade, que ele chama de harmonização entre o Céu e a Terra, do fogo e da água; na verdade, a unidade de tudo que é antagônico. Daí, por exemplo, a interrogação dele sobre a natureza do *hara*, esse centro situado abaixo do umbigo. Por que a tradição fala de centro? Para mestre Noro, é uma imagem, um ponto de encontro das forças energéticas nos corpos. Não é de modo algum um centro fixo de onde a energia emanaria. Ele o vê como um ponto de convergência.

"Na prática do meu método" — diz ele — "tentamos nos livrar das tensões. É o lado muito material, muito lógico do trabalho. Sou lógico. Creio nessas forças do Céu e da Terra e as sinto, e acredito que a nossa tarefa é harmonizá-las. Na minha pesquisa e no meu ensino, não utilizo apenas o que recebi dos meus mestres. Se encontro outras técnicas capazes de permitir o crescimento, eu as aceito. Procuro em toda parte; procuro. Muitas pessoas pensam que o *kinomichi* será sempre o mesmo... Não! Respondo 'não'! Continuo procurando e, se fizer uma experiência aprofundada deste ou daquele exercício e ela se revelar positiva, tentarei talvez compartilhá-la com meus alunos. Se amanhã eu ainda sentir algo diferente, compartilharei. E às vezes me engano. É preciso então estar extremamente atento para ensinar; é preciso viver as coisas."

E mestre Masamichi Noro busca, transforma, aperfeiçoa. Faz mais de 30 anos que ele procura sem trégua a verdade que se encontra além da técnica e da sua arte. É assim que ele é; não vai mudar: "Muita gente me chama de utópico! E hoje ainda estou procurando; não vou parar. Essa perfeição é infinita. Não vou atingi-la nunca, mas avançarei em direção a esse infinito".

Mestre Noro não é o único nessa busca. Todos os praticantes participam dela, cada um à sua maneira. Muitas vezes as modificações e os aperfeiçoamentos são propostos em decorrência das dificuldades encontradas pelos iniciantes ou ainda de erros cometidos com frequência até mesmo por praticantes adiantados. Por que os instrutores não viriam a descobrir novas formas? "Hoje estou pronto para examinar tudo que me propuserem, para verificar se está correto e, depois de tê-lo testado, utilizá-lo."

AS PERSPECTIVAS DE DESENVOLVIMENTO DO *KINOMICHI*

Mestre Noro está convencido de que o *kinomichi* é um método destinado a se expandir pelo mundo com um formato que ainda precisa ser encontrado. Sua principal preocupação é evitar qualquer desvio, qualquer limitação que fizesse dele apenas um método de relaxamento dinâmico ou um simples método de bem-estar corporal, e mantê-lo no eixo que seguiu a vida inteira: a busca da harmonização.

A prática do *kinomichi*, além das aplicações que pode ter em campos diversos — arte, terapia, educação, comunicação etc. —, responde a uma necessidade fundamental do ser humano nas sociedades modernas.

Cada vez mais, no início do século XXI, o ser humano se conscientiza de que suas aspirações profundas não poderão ser atendidas por tudo em que ele depositou esperança até o presente momento. Ele percebe as insuficiências da ciência e das técnicas destrutivas decorrentes dela, a insuficiência das ideologias, que desmoronam uma após a outra, a insuficiência das antigas abordagens espiritualistas e das formas tradicionais a elas atreladas diante das mudanças do modo de vida e de mentalidade, a insuficiência das abordagens intelectualistas que ignoram outras dimensões fundamentais do ser humano, a insuficiência das abordagens materialistas herdadas do Iluminismo, que procuram fazer do ser humano o mestre da natureza e impor agressivamente sua dominação em toda parte. O resultado disso é um sentimento estranho de desconexão, irrealidade e isolamento que costumamos qualificar de crise ou mal-estar.

O método Noro é a procura de resposta a essa consciência da falta. Propõe um convívio e uma expansão livre e completa do ser humano na ampliação da consciência.

Assim, o método Noro desponta como via de harmonização universal. Não rejeita nada e engloba tudo; pode ser praticado tanto no Oriente quanto no Ocidente por pessoas cultas ou pouco instruídas, sem distinção de idade, origem ou até de capacidade. Basta estar pronto para tomar uma iniciativa no plano interior. Esse método tem, portanto, um alcance universal para todas as sensibilidades dispostas a entrar em ressonância com ele.

O método Noro já está presente na maioria dos países da Europa — na Alemanha, na Itália, na Espanha, na Bélgica, na Holanda e na Suíça. Há interesse por ele na Grã-Bretanha e nos Estados Unidos. Expande-se em todo o mundo, pouco a pouco, discreta e silenciosamente. Mestre Noro não tem pressa. Não é a quantidade que lhe interessa. Para ele, as fundações devem ser sólidas; a terra deve ser fértil para que possa dar frutos.

TEXTOS COMPLEMENTARES

O *KINOMICHI* E OUTRAS DISCIPLINAS

ARTE

Dança

Há relações incontestáveis entre a dança e o *kinomichi*. O *kinomichi* tem um aspecto estético: graça e beleza dos movimentos. Porém, há mais: flexibilidade, espiral, precisão, equilíbrio etc. Por isso, não surpreende que inúmeros bailarinos tenham ido ao Centro praticar e que mestre Noro tenha sido levado a trabalhar com muitos outros, especialmente com Jean Guizerix e Wilfride Piollet. Damos a palavra a alguns deles. Ao mesmo tempo, com a autorização de Maurice Béjart, reproduzimos um texto dele cuja inspiração se aproxima daquilo que inspira o *kinomichi*.

- Maurice Béjart, diretor do Béjart Ballet Lausanne e coreógrafo

Há alguns anos, descendo às pressas o caminho das cabras que, do alto do restaurante Le Nid d'Aigle, em Èze, mergulha no Mediterrâneo, caindo do azul do céu para o azul do mar, eu sentia aos poucos esse "espírito de leveza" invadir simultaneamente os meus músculos e aquilo que alguns chamam de alma ou de espírito, que se situa não sei onde.

"Quando Zaratustra dança, seu espírito está no dedo do pé" " — diz Nietzsche, contradizendo o aforisma que já no fim da minha juventude tinha o dom de me revoltar: "Ser burro como os pés".

"Elevem os corações, meus irmãos, e não se esqueçam das pernas, elevem também as pernas... É com cantos e danças que o ser humano se revela membro de uma coletividade que é maior que ele." Esse grito de alegria, esse grito de guerra contra a mediocridade e as convenções sociais me serviu, na época, de prelúdio no balé que compus para a *Nona Sinfonia* de Beethoven.

"Neste mundo que se despede", como dizia Antonin Artaud, e se sepulta lentamente num materialismo angustiante, em que o poderio do dinheiro

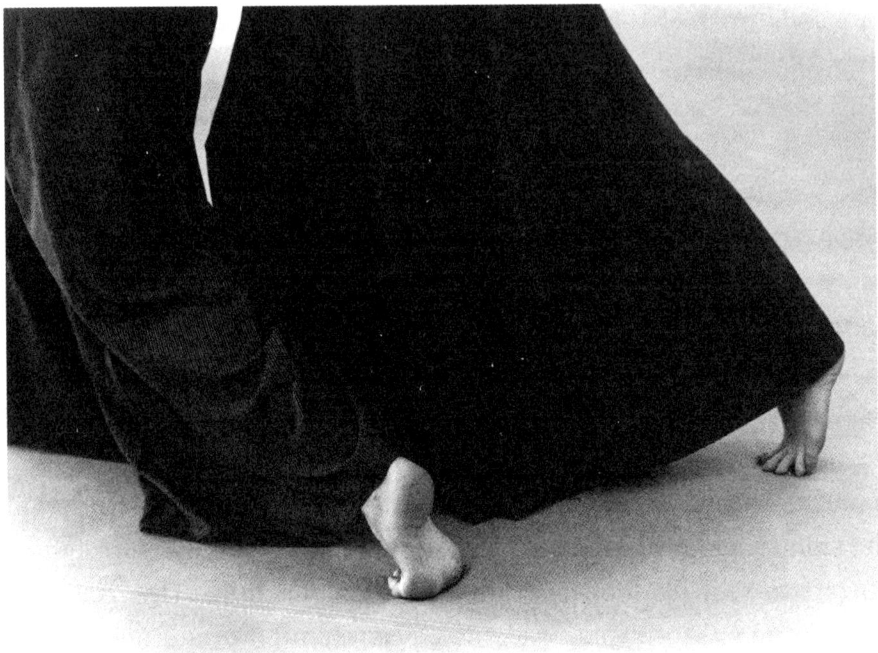

Foto 16 — "Seu espírito está no dedo do pé"

se torna o único valor, vislumbra-se aqui e ali, às vezes de maneira absurda e equivocada, às vezes também com intolerância, muitas vezes com ingenuidade, uma volta com força total dos valores espirituais, sendo essa aparente incoerência talvez o sinal de saúde e de vitalidade do espiritual.

Malraux, que tinha declarado que "o século XXI será espiritual, ou não existirá", via a necessidade não daquilo que alguns nostálgicos chamam de volta — nunca se volta ao passado, e "o eterno retorno" nietzschiano não é um círculo, mas uma espiral, figura geométrica que gira, se enrosca, mas, no momento de fechar sua curva, escapole rumo a um futuro que, apesar de parecer próximo de certo passado, dele difere profunda, totalmente —, mas a necessidade de um renascimento.

Antes dele, Nietzsche cantou essa renovação e com ela dançou e sofreu até a loucura.

Nossa Idade Média cristã separou o ser em duas entidades distintas: corpo e alma. E toda a educação durante os séculos seguintes deu lugar privilegiado a essa última em detrimento do físico.

"O corpo, esse farrapo, teria alguma importância?" — pergunta-nos uma erudita no século XVII, ao que o bom senso de Molière responde: "Farrapo para você; meu farrapo me custa caro".

Na mesma época, enquanto Descartes, por sua vez, dividia arbitrariamente o ser humano e se esmerava em seguida para reunir essas duas entidades por meio da hipotética glândula pineal, Pascal reclamava: "O ser humano não é nem anjo nem bicho e, quando quer ser anjo, muitas vezes vira bicho".

Nietzsche, o pioneiro, apoiando-se em certa filosofia oriental (que se tornou também europeia com os celtas e os gregos pré-socráticos), prolonga, transforma, inventa essa filosofia e nos dá uma das chaves do problema: e se houvesse só uma coisa e não duas, e o espírito habitasse o fundo da matéria e a matéria fosse apenas uma aparência do espírito... e justo esse Deus que dança, o único Deus no qual Nietzsche pode acreditar, não fosse nada além dessa vibração essencial que, por seu movimento, criasse ao mesmo tempo os átomos e os sistemas planetários, essa vibração ao mesmo tempo espírito e matéria que se junta curiosamente à filosofia de Teilhard de Chardin e sobretudo às últimas descobertas da física atômica moderna?

Exatamente, a dança de Zaratustra, tal como Nietzsche a concebe, é uma forma de ioga completa (não estou falando da cultura física para mulheres comuns, nem da pseudomeditação *hippie*-bicho-grilo que continua a fazer estragos e palhaçadas) — ioga no sentido etimológico da palavra, significando união e, melhor ainda, união que leva à descoberta da identidade: união do corpo e do espírito também, identidade do corpo e do espírito, já que tudo é apenas matéria, mas também tudo é apenas espírito, e isso é sobretudo algo que tem relação com o "ponto de vista", a realidade que se situa além do discurso, já que Deus prefere dançar a falar.

O coreógrafo também vai parar de falar, mas, para encontrar as pegadas do amigo, irá primeiro dançar nas ruas de Basileia (onde o carnaval é sempre um acontecimento) à procura de "*Herr Professor* Nietzsche", percorrerá as ruas da velha Gênova, onde os vapores de essência substituíram o cheiro de bosta de cavalo, e, subindo pelas florestas ainda virgens de Sils-Maria, encontrará "a outra canção da dança" pensando nesse nórdico-mediterrâneo para quem, apesar de suas alegações, os acentos de *Carmen* não teriam apagado em seu coração o rastro indelével da embriaguez dionisíaca da loucura wagneriana. (*Le Figaro*, fevereiro de 1991)

- JEAN GUIZERIX, PRIMEIRO BAILARINO DA ÓPERA DE PARIS

Falar da arte de mestre Noro e do *kinomichi* é falar da beleza de uma língua desconhecida. Um pouco como quando o ouvido se deixa ninar pelo canto de uma voz estrangeira, aqui o meu olho admira o gesto nascido de um pensamento longínquo.

Sei muito pouco das correntes de energia que devem ser regidas pela ideia da espiral, e também das partes terminais do corpo que devem deixar propagar as ondas no ar, as vibrações dinâmicas vindas de centros interiores; quero somente estar atento a essas noções vitais de relações entre, por exemplo, os quatro elementos e a dimensão do gesto. Não é dessa consciência fundamental do movimento que o *kinomichi* extrai a beleza da sua prática?

Mais uma vez, ponho-me como espectador, amador, no sentido mais bonito do termo, de uma técnica do corpo ao mesmo tempo cheia de surpresa e de método, ao mesmo tempo secreta e aberta a uma forma de dança.

Os seres que vivem o corpo como instrumento de uma arte, isto é, os bailarinos, só podem se enriquecer com a percepção dessas noções de peso, centro, pontos de apoio, circulação de energia, linhas de força, e também com esse prazer em desenhar no espaço a poesia desse "caminho que leva à flor da vida".

Fico fascinado pela maestria de Masamichi. Sua destreza invulnerável engendra confiança, e a projeção do seu braço ou do seu olhar é para mim uma lição de sabedoria. Sou-lhe grato por sua presença.

- DOMINIQUE DUSZYNSKI, BAILARINA E PROFESSORA DE DANÇA

A dança é o elo entre o céu e a terra. É tudo que se pode absorver da terra para ir até o céu. O ser humano precisa se mexer, fazer fluir certas energias. Na dança atual, perdeu-se o "mexer-se". Muitas vezes, são só formas exteriores, nas quais não há mais sensações interiores.

Quando ensino, tento fazer as pessoas se mexerem. Não se trata apenas de ocupar o espaço, mas de conseguir chegar à unidade interior, à unidade do corpo no movimento, à fluidez igualmente, e para isso começar embaixo para chegar ao céu. É um trabalho na lentidão para ir mais rápido. É ensinar as pessoas a se despojarem para que a coisa aconteça por si só. É o mais difícil do ensino. Não é mais uma técnica... está além das palavras.

Com o *kinomichi*, o ponto de vista muda. Há coisas que fazíamos nos mantendo fechados. Por que não fazer nos mantendo abertos? É uma filosofia. A arte é uma criação. Logo, deveria ser uma abertura. Mas abertura não implica uma expressão qualquer. Pode haver neurose na expressão. A expressão serve então de purgação. Mas será que isso ainda terá um valor universal?

O *kinomichi* é para mim um complemento indispensável à minha dança, ao meu ensino, à minha maneira de trabalhar o que busco na dança. O *kinomichi* alimenta a minha dança. Às vezes prefiro fazer uma aula de *kinomichi* antes de um espetáculo a fazer exercícios de dança. Pois me dá mais abertura, mais contato com o céu e a terra, o que me permite vivenciar melhor os meus movimentos, a minha presença.

Canto e música

- Iégor Reznikof, professor na universidade Paris 8

À pergunta "qual é a Arte do belo movimento", a Antiguidade responde: a Música. Isso, para nós, pede alguns esclarecimentos, que nos levarão ao próprio fundamento da noção de movimento interior e de beleza.

Para restituir essa visão antiga, é preciso lembrar primeiro que, nas tradições antigas ocidentais (por exemplo, pitagóricas, as que dão justamente a resposta citada acima) e orientais (por exemplo, chinesas e japonesas), o mundo visível e invisível se fundamenta no som.

Se, para o mundo visível, podemos dizer que tudo é cifra e, portanto, tangível, então tudo é vibração e, assim, participa do mundo sonoro. Da mesma maneira, o mundo invisível está estruturado pelo verbo fundado na magia dos sons e na surpresa da sílaba.

O som é captado antes mesmo da palavra, pois a consciência profunda, desde antes do nascimento da criança, impregna-se do som, da sua profundidade, da sua ressonância e do seu movimento, e já percebe a diferença das sílabas. E é durante a primeira infância que, nessa surpresa sonora, se elabora a consciência fundamental da descoberta dos sons e do movimento. Ainda não o objeto, mas o movimento, o objeto móvel e sobretudo o rosto, vivo na palavra, no canto, esse gesto que o sorriso esboça.

As tradições antigas também postulam, desde o início, a estruturação sonora da consciência: a alma é musical. Dessa musicalidade natural das sílabas, as melodias delicadas — tecidas na prata e no ouro dos sutis harmônicos das vogais e das consoantes — transitam pela estrutura íntima do A ao O e depois para o U, mergulhando na percepção auditiva. Ao mesmo tempo, a vibração sonora ascende e culmina no M e em sua capacidade de ressoar.

O movimento do som, partindo da tomada de fôlego (ventre), passa pelo local do coração (A), pela garganta (O), pela boca (U), depois pela cabeça (M) e pelo local da auréola (ressonância do M). O caminho dos harmônicos traça na consciência o efeito benéfico de um primeiro reconhecimento da sua estrutura mais profunda, reconhecimento fundamental de si, em si, sem frases, sem palavras, mas em sua essência sonora e em seus movimentos muito puros.

Do mesmo modo que a cada sílaba corresponde um lugar de vibração no corpo e portanto, inversamente, a certos lugares do corpo correspondem certas sílabas, também a cada estado da consciência corresponde uma entonação, um timbre na expressão vocal desse estado.

Um timbre, quer dizer, precisamente uma referência dos harmônicos que o caracterizam: choro, angústia ou então espera, riso, coragem ou alegria... A cada estado, sua nuance, seu colorido vocal: é a noção de modo que inclui a de mudança de estado e, portanto, claro, de movimento. Compreende-se melhor então o enunciado acima: a Música é a Arte do belo movimento. Isso porque aqui se trata, como acabamos de ver, de movimentos interiores, dos movimentos da consciência (movimentos da alma, segundo a expressão antiga) nessas mudanças perpétuas de estado. O conhecimento dessas expressões sonoras características é o próprio fundamento da Música.

Especificamente a Música, não um jogo intelectual a respeito das notas ou a arte pela arte das nossas culturas, mas arte fundamental da expressão sonora precisa dos movimentos da alma, com seus ritmos, suas métricas, cujo modelo máximo, que define o belo, está no seu devir divino.

A verdadeira Música é a arte da expressão sonora dos movimentos da alma na sua verdade e no seu devir essenciais. E diremos ainda: a verdadeira Dança é a da alma na contemplação do Único.

A essa visão notável está ligada a noção de harmonia. A harmonia, *he* da China antiga, noção física de acordo, entendimento, consonância, é feita de vibrações que se sustentam entre si na união perfeita. A harmonia é, assim, o signo tangível do amor, que move tanto a alma quanto as estrelas, na atração e na distância certa. Essas estrelas, cuja relação — nos limites do visível — com o invisível, com o imaterial, nos leva ainda para a alma, e, no seu ímpeto, na sua dança lenta, segura e bela, nos ensinam o gesto eterno do movimento. A mesma coisa ocorre com o pacto social.

Vindo da consonância sonora (dado físico) para a da alma, depois do modelo social de união (ou de bom pacto) para a revolução tranquila dos astros, na unidade dos ritmos e dos movimentos, a harmonia se situa no centro desse Mistério do devir do visível e do invisível: devir profundo em que a Arte assim compreendida nos ajuda e nos guia. Da alma ao corpo, do corpo ao templo e até às abóbodas celestes, as leis de ressonância de harmonia, de movimento, são as mesmas. O canto, os movimentos corporais, a pintura de ícones, a arquitetura dos templos, enfim, a liturgia, praticados na unidade vivida dessas leis, fundem-se na contemplação desse mistério do devir de eternidade, o mais belo, sem dúvida, que se pode formular.

Movimento a ser incessantemente retomado, já que está sempre aqui, para nós, em devir; fragmento que revivemos como uma entonação, uma palavra, rumo à simplicidade, a simplicidade da ressonância precisa que, além de sobriedade, é fusão e vacuidade, na Vacuidade do mistério evocado, que se envolve, se vela, se apaga, afinal, com seus movimentos.

E é recolocado nesse devir e em sua renovação que estará para nós todo o sentido do esboço de um *tai chi chuan* ou do *kinomichi*, esboço plural da gimnosofia antiga, nessa profunda evocação magnificando o movimento, o ritmo, a cifra e sua noção de verdade.

A espada, símbolo cortante da vacuidade (que um turbilhão ainda envolve de aparência, de apego a si, que é preciso cortar também), permite, em sua dádiva, abordar então o indizível, o invisível; essa dádiva de amor que move as estrelas e a consciência lenta no instante divino, seu canto pré-natal, que o filho do movimento acompanha. O som é movimento e o movimento é o som da expressão precisa, o amor a ser revivido sem fim.

Teatro

- Michel Chiron, ator e diretor

Quando mestre Noro me disse uma noite, de repente: "Você poderia escrever algo sobre a sua experiência do *kinomichi* como ator e professor de teatro?" — eu me senti entusiasmado e, em seguida... mudo. Eu já vislumbrava a dificuldade da tarefa: como definir um sabor com palavras? Como traduzir essa experiência? A única maneira de responder era, para mim, refletir "em torno" do *kinomichi* para melhor abordá-lo, em camadas sucessivas. Na época da invasão galopante das mídias, o *kinomichi*, como o teatro, aparece cada vez mais como um recurso em prol do vivo, do artesanal, da memória que resiste. A fonte da arte deles é o corpo, o humano, a pessoa. Se a própria essência do teatro é acontecer no instante, a especificidade do *kinomichi* vem da fugacidade da arte e da prática perene.

Um sabor para degustar

Para conhecer o *kinomichi*, é preciso prová-lo. Isso parece evidente, mas é também um paradoxo: quanto mais se prova dele, mais difícil fica falar dele. Sente-se uma falta incrível quando não se pratica durante algum tempo, às vezes apenas alguns dias. Falta de quê? A falta súbita desse gosto, desse sabor particular que se deposita em nós hora após hora no espaço do *dojo*. Essa falta se torna uma espécie de ausência em si e para si mesmo. Quanto mais esse sabor é degustado genuinamente, mais sua falta se torna pungente no sentido da "pungência das coisas", expressão japonesa (*mono no aware*) da qual fala Georges Banu a respeito do teatro no Japão. A verdadeira força, a especificidade do *kinomichi* está nesse segredo do próprio instante, uma espécie de marca paradoxalmente fugaz e imutável que nasce pouco a pouco e, a cada vez que é sentida de verdade, tem o sabor de um som puro. Nossa subjetividade abre espaço nesse instante para algo objetivo, à nossa revelia ou fora de nós. Depois isso passa a ocupar o nosso modo de vida.

A utopia concreta do garimpeiro

Uma história persa escrita no século XII por Farid Uddin Attar conta que certa noite o rei Mahmud depara com um homem que está peneirando terra à procura de ouro. Sem dizer nada, o rei joga então sua preciosa pulseira no meio do monte de terra e vai embora. Na noite seguinte, ele retorna e vê o homem ainda peneirando. "Com o que você deve ter encontrado ontem", diz o rei, "já fez fortuna e agora tem poder e independência. No entanto, você continua garimpando." O homem responde: "Foi com este trabalho que descobri o tesouro e vou continuar nele enquanto viver".

O método Noro tem algo desse tesouro escondido. O mestre Noro nos ajuda a procurar, a trazer à luz, a ver esse tesouro. Não como num museu, mas como num jardim. O exercício do *kinomichi* é uma interrogação permanente. Sua evolução exige do aluno uma atualização minuciosa: nem repetição de um saber adquirido, muito menos reprodução mecânica, a prática do método Noro é a concretização, dia após dia, de uma "utopia". Os japoneses chamam de "tesouro nacional vivo" o mestre que tenha atingido um nível muito alto na prática da sua arte.

Ao mesmo tempo modelo e fonte, mestre Noro preza sua utopia justamente porque sua relação pessoal e sua formação tradicional durante longos anos junto ao mestre Ueshiba ("meu mestre", ele nos lembra com frequência) o levaram, por meio dos seus questionamentos, da sua constante transformação, da sua história pessoal, a continuar buscando e buscando ainda mais e de outra maneira. Seguir esse "caminho estreito rumo ao Grande Norte", por onde Bashô avança calmamente e... vai escrever seus poemas mais belos. Renunciar às soluções convencionais ou fáceis e saber nos "ater ao difícil", como Rilke nos ensinou a fazer. O que é uma pesquisa senão criar uma hipótese e tentar verificá-la?

No rumo de um equilíbrio ativo: o corpo, o chão e o espaço

Toda vez que dou o "primeiro passo" no *dojo*, sinto uma espécie de medo de palco. Aí, nada de público, nada de espetáculo em cena, mas uma mesma escuta silenciosa no espaço. A própria presença de mestre Noro já contém toda a potencialidade do olhar de um público: antes de entrar, eu me preparo, me apresento vestido apropriadamente, verifico que nada foi esquecido ou negligenciado, me ponho a serviço do "ritual" da prática etc. como para entrar em cena, deixo o meu comportamento habitual, cotidiano e sinto essa noite, de novo, o medo de palco... medo de precisar ver a mim mesmo agora, de me medir a cada vez, de poder retomar esse contato com meus parceiros. Porém, o público na prática do *kinomichi* é também aquele que observa o interior de si.

O trabalho com o bastão, mas sobretudo com a espada, nos deixa nus, declara o nosso vazio, desvenda ainda mais nossas fraquezas. O *bokken*, o bastão, o *iaido* são um espelho implacável do nosso estado. Eles nos revelam todos os nossos personagens, nossas máscaras e mentiras cotidianas, nossos medos, disfarces, ilusões... e nossa energia de viver, nossa alegria. Lugar de plenitude carregado de intensidade, o espaço do *dojo* pede certa atitude, uma presença imediata. O pé mal pisou e já estamos num movimento, somos movimento. E, no instante do encontro com o parceiro, o que chama primeiro a atenção — parece banal dizer isso — é que ele e eu devemos estar ATIVOS. Se aquele que recebe o movimento está passivo, não ocorre nenhuma troca real. Se há encontro entre duas PRESENÇAS, uma ativa, a outra receptiva, há essa particularidade de energia vibrante que caracteriza a vida. A emergência dessa corrente ativa-receptiva desenvolve um trabalho de escuta e de contato permanente consigo mesmo, com o outro, com todo o grupo e o espaço inteiro do *dojo*.

É esse triplo contato, de mesma natureza, que existe no teatro entre um ator, seu parceiro e o público/espaço-volume do teatro. Para isso, há uma verdadeira "aventura" para experimentar a cada vez na prática do *kinomichi*, que é a aventura do desequilíbrio para a frente. Como se estivéssemos irresistivelmente atraídos para a frente, como se todo o nosso corpo e a nossa pessoa servissem a essa ação. Esse instante crucial de passar do desequilíbrio para um equilíbrio instável, de micromudanças em relação à vertical pura do corpo, é definitivamente a própria fonte de uma energia mais fina que passa pela ponta dos dedos dos pés e atinge as extremidades do corpo. (No campo da antropologia teatral, a pesquisa conduzida pelo diretor teatral Eugenio Barba e o Odin Teatret, da Dinamarca, aborda amplamente todas essas questões.) Esse equilíbrio fugaz exige um desapego constante. "Sorria" — dispara mestre Noro. Sorrir já é aceitar não saber ("o orgulho" do iniciante — sua ansiedade, suas resistências, suas tensões — diante de uma espécie de humildade que a longa prática ensina aos mais experientes).

Para ter acesso a esse estado, o trabalho de afinação no contato com o parceiro é sem dúvida determinante, e o trabalho de precisão na geometria das linhas do corpo, essencial. Parece-me que esse instante de passagem faz parte da essência do *kinomichi* e externa um princípio fundamental da arte do ator e do bailarino. No seu ensaio *Sobre o teatro de marionetes*, Heirinch von Kleist, tendo estudado os movimentos desses bonecos, diz que "eles têm ainda por cima a vantagem de escapar da gravidade. Não sabem nada da inércia da matéria, propriedade totalmente contrária à dança, pois a força que os ergue é maior do que a que os mantém no chão", e só "precisam do chão para tocá-lo de leve e reanimar o impulso de seus membros com esse apoio momentâneo".

É uma diferença completa, por exemplo, na dança, entre o Oriente e o Ocidente. A dança no Ocidente ocorre normalmente quando o pé deixa o chão, quando se dá um salto etc., enquanto na Ásia — no Japão, por exemplo — o ator ou o bailarino (tradicional, quero dizer) tenta estabilizar seu centro de gravidade empurrando a pelve para o chão, procurando a terra. São, portanto, dois princípios diametralmente opostos. Encontramos essa relação corpo-chão, esse interesse pela superfície de apoio (essencial também no trabalho de Grotowski[22]) no *kinomichi*, mas aqui se cria uma união desses dois componentes, chão-espaço, terra-céu. No *kinomichi*, o corpo se torna realmente a matéria animada por essas duas forças e o lugar privilegiado no qual elas se ligam.

O *kinomichi*: tradição, iniciação, criação

"Meu exercício só evolui porque vocês estão aqui, graças a vocês" — repete com frequência mestre Noro. Ou seja, transmissão de conhecimento e busca permanecem vivas porque a evolução incessante do *kinomichi* se dá com paciência e obstinação. A relação mestre-aluno é sempre dinâmica no *kinomichi*. Uma reflexão em ação. Mestre Noro procura conosco, diante de nós. Seu olhar é também um espelho. A cada intervenção sua, se estamos bem vigilantes, podemos aprender muito, cada um no seu nível. Se sonhamos ou nos ausentamos alguns segundos, o detalhe exato nos escapa ou nem chegamos a perceber a diferença. Um conselho pessoal é sugerido às vezes muito rapidamente e com meias palavras, uma, duas vezes, três no máximo. Se mestre Noro vê que foi ouvido e seguido, ele insiste, senão... Trata-se, sim, de tradição oral. A formação de um ator tem parentesco com esse tipo de tradição também, com uma iniciação direta e de pessoa a pessoa. A "flor" do ator, da qual falava Zeami[23], fundador do teatro nô, se transmite, "uma vez adquirido o estilo tradicional, de coração a coração", dizia ele.

Quando mestre Noro comenta sorrindo: "Vocês estão cristalizando demais o gesto... Não apertem... Estão puxando, enrijecendo o movimento... Está quebrado... Está quadrado... Estão presos nos ombros... Falta expansão... Andar de hipopótamo... Abram o coração", por trás dessas imagens, às vezes das anedotas, o discurso traduz bem a poesia do corpo. A impressão que reina no *dojo* pode levar a pensar o que poderia ter sido a atmosfera de trabalho num ateliê artístico da época do Renascimento italiano, o trabalho partilhado com um artista mestre de obra e sob a sua direção.

22. Jerzy Marian Grotowski (1933-1999), teórico e diretor de teatro polonês. [N. E.]

23. Nome mais conhecido do ator e dramaturgo japonês Zeami Motokyio (1363-1443), também chamado Kanze. [N. E.]

Aprender fazendo. Aprender, pelo estudo minucioso dos detalhes técnicos, a liberar em uma postura as linhas de força corretas, guardando o sentido da dimensão (o grotesco vem do exagero): o *kinomichi* é uma arte "clássica" do movimento. É também uma arte tradicional. O estudo dos detalhes (posição das mãos, dos pés, da cabeça, dos arcos, curvas, figuras geométricas...) na progressão do *kinomichi* é tão cuidadoso quanto na aprendizagem das artes cênicas na Europa (dança clássica) e na Ásia (teatro *kathakali* indiano, danças indianas *bharatanātyam* e *odissi*, teatro balinês, nô e *kabuki* japoneses, Ópera de Pequim). Por exemplo, a dançarina indiana Sanjukta Panigrahi esclarece que a *odissi* "se caracteriza por sua elegância sutil e pelo lirismo do seu charme, revelados pelas curvas, pela característica fluidez dos movimentos e pelas posições na *tribhanga*" (ou seja, os três arcos). Essa posição do corpo em forma de S, lateral nela ou frontal no *kabuki*, aparece também em certos aspectos da escultura grega clássica ou na Florença anterior ao Renascimento. Essa ondulação e as curvas do S, manifestas no *kinomichi*, são portadoras de grande dinamismo. A diferença fundamental é que a técnica do *kinomichi*, com o amparo de práticas ocidentais de reeducação, visa a uma abordagem suave e gradativa do trabalho corporal, ao contrário das técnicas corporais utilizadas na maioria dessas tradições, em que o corpo é muitas vezes reconstruído (e com dor) para servir à arte segundo cânones rígidos. Por exemplo, essa forma sinuosa de S em torno de um eixo parece encontrar sua verdadeira dimensão na espiral do método Noro. A velocidade do movimento amplia seu volume, sua expansão, sua esfera. A estética do *kinomichi* como arte do movimento visa decididamente a formas que favorecem a expansão no espaço, não a contração, um corpo solto e não tensionado, "não um organismo-massa, organismo de músculos, atlético, mas um organismo-canal, através do qual as forças circulam", como diria Grotowski.

Uma exposição recente em Paris, "Arte e matemáticas", aproximando as duas áreas, nos fez lembrar que o círculo e a espiral, formas básicas estudadas no *kinomichi*, são duas formas elementares da natureza utilizadas há séculos pelo ser humano no plano prático e simbólico. O *kinomichi*, como toda arte, manifesta a sua vitalidade de arte do movimento escapando incessantemente do domínio da sua matemática, negando de certa maneira as estruturas das quais ela nasce, saindo dos eixos, explorando-os fora da cena.

A arte de caminhar

Existe uma abundante iconografia sobre todos os estudos dos detalhes a que muitos pintores e escultores se dedicaram. Alguns se apaixonaram por mãos e pés: Michelangelo, Leonardo da Vinci, Rodin, mas também Kyosai. Quando mestre Noro insiste na importância fundamental desse "detalhe", os pés — a ação a partir dos dedos dos pés, o caminhar —, como esquecer que é da liberação do pé, do trabalho descalço, que nasceu a dança moderna, logo, toda uma nova estética e um estilo de interpretação partindo dos pés. O teatro-dança oriental já tinha codificado tudo isso séculos antes. Tadashi Suzuki, ator teatral japonês contemporâneo, enfatiza bastante, como mestre Noro, essa arte dos pés: "A utilização dos pés é o fundamento da interpretação teatral. São os pés que definem a forma do corpo; o movimento dos braços e das mãos só acrescenta um pouco de expressão. A voz também — sua tonalidade, suas modulações dependem dos pés; é possível ser ator sem braços, sem mãos, mas sem pés, com certeza, não. Diz-se que o teatro nô é a arte de caminhar, um mundo artístico criado pelos pés" — e logo acrescenta que essas observações "poderiam não se limitar ao nô"... No *kinomichi*, o ritual da saudação já traduz essa exigência de toda a nossa presença partir dos pés: como se sentar... como se pôr de pé... como começar a andar...

O "charme sutil"

Mestre Noro diz com humor, mas também com seriedade: "Falta *sexy* no seu movimento". Pensamos nesse "charme sutil" do ator do qual fala Zeami, uma presença cuja potência alia-se à suavidade e à flexibilidade, a solidez à fluidez, o masculino ao feminino, na mesma pessoa e no mesmo movimento, no ponto onde o *yin* e o *yang* se equilibram. O *kinomichi*, ao mesmo tempo que respeita o temperamento natural que caracteriza cada sexo, procura harmonizar os contrários. Num clima social (e econômico) que valoriza o confronto, o *kinomichi*, fiel à sua identidade, toma a dianteira na contracorrente.

O *kinomichi* e a área teatral

Memória viva

Mestre Noro transmite e desenvolve pelo *kinomichi* propostas concretas que questionam o trabalho do ator: capacidade de sentir no mesmo instante (Zeami fala da "intuição correta do momento propício"); contato criativo com um parceiro; percepção da imitação e da repetição; desbloqueio psicofísico com base nas técnicas suaves de alongamento e relaxamento; prática da respiração abdominal ligada ao movimento; função e efeitos da expiração; atuação dos diversos níveis de energia (física, emocional, mental). Assim que começamos a nos mexer no espaço, o movimento se desenvolve com um ou vários parceiros (diferentemente de outras técnicas, como a ioga e o *tai chi chuan*). Quanto mais o movimento se acelera, mais a memória do corpo precisa cuidar para que a flexibilidade, a circularidade e a harmonia sejam preservadas. A transformação corporal é, assim, acompanhada de uma alteração mental evidente. O controle e a utilização consciente desses estados emocionais estão sempre na agenda do ator. O *kinomichi*, como a arte teatral, é uma memória viva. A repetição de um mesmo gesto ou sequência de movimentos "imprime-se" em mim. Essa marca apaga pouco a pouco meu rascunho subjetivo, obriga-me a reconhecer tal lei, tal princípio, a medida precisa. Ao mesmo tempo que ajo participando com sinceridade, estou, entretanto, conduzindo o que faço; opero já organicamente uma primeira triagem; vou por instinto ao essencial. No dia seguinte, recomeço: devo reavivar minha memória e retrabalhar fragmento por fragmento para reencontrar a vida anterior da sequência. Esse trabalho paciente de referência, eliminação e absorção exige uma atenção considerável para preservar intacta a impulsão nata inicial. Para o ator, da improvisação à interpretação, cada uma dessas fases de trabalho é essencial se ele quiser que a sua atuação permaneça viva.

Os dois lados do bastão

O *kinomichi*, arte do movimento, não tem a finalidade de representar, ao contrário do teatro e das outras artes cênicas. Seu propósito não é a criação pública de um produto artístico. Todavia, há no método do *kinomichi* uma intenção artística, a necessidade de criar uma forma precisa, uma forma controlada de chegar, mesmo que não envolva fixar-se nela, a um exercício que possa ser transmissível, uma ponte para uma busca espiritual. Arte e ensinamento. O exercício de criação não consistiria justamente em dirigir-se para a simplicidade, encontrar pouco a pouco uma forma "definitiva" (?), indício da verdadeira qualidade que um mestre sabe preservar? Recentemente, mestre Noro nos dava uma perspectiva: arte, beleza, espiritualidade. Peter Brook[24], falando do trabalho atual de Grotowski, da "arte como veículo", aborda esse aspecto: "A partir do momento em que se começa a explorar as possibilidades do ser humano, queira-se ou não, tenha-se medo ou não do que isso representa, é preciso encarar o fato de que essa é uma busca espiritual: começo com uma palavra explosiva, muito simples, mas que aqui gera mal-entendidos. Digo "espiritual" no sentido de que, ao se voltar para a interioridade humana, passa-se do conhecido ao desconhecido, e, à medida que se tornava mais essencial o trabalho dos sucessivos grupos de Grotowski, graças à sua evolução pessoal, os pontos interiores tocados ficavam cada vez mais elusivos, mais distantes de qualquer definição comum. Portanto, podemos dizer que, em uma época diferente da nossa, esse trabalho teria tido o caráter de uma evolução natural de uma grande tradição espiritual. Porque as grandes tradições espirituais ao longo da história humana sempre precisaram de formas. Nada é pior do que entender de maneira vaga e generalizada a necessidade do que é transcendente".

A experiência do *kinomichi*, bem como a experiência teatral, pode trazer o sabor de outro nível de conhecimento e compreensão do mundo e dos outros (por meio de uma prática), mesmo que esse sabor seja efêmero. Essa visão futura não é utópica nem sonhada. Ela é real, já que vivida no presente, mas não é permanente. A arte do *kinomichi* é dissolver nossos blocos dualistas habituais para nos fazer experimentar o que unifica.

Caminhos de encontro

Curiosamente, Masamichi Noro e Jerzy Grotowski me parecem seguir há muito tempo um caminho próximo, cada um no seu campo e de

24. Peter Brook (1925-2022), ator e diretor teatral anglo-francês. [N. E.]

acordo com sua forma própria. Mestre Noro, antes da criação do *kinomichi* e das diferentes fases que o engendraram (até 1971)[25], e Grotowski, no teatro (até 1969), desenvolveram uma prática e um método "espetaculares" na eficiência, na técnica. De tal nível de competência, de profissionalismo e de sinceridade se tornaram como faróis, atraindo grupos e alunos no mundo inteiro. Depois, o trabalho dos dois continuou evoluindo numa direção que, para cada um deles, seguia uma lógica pessoal. A apresentação pública cedeu lugar gradativamente à pesquisa, que pede silêncio, discrição.

Grotowski, ao voltar a Paris em setembro de 1989 para uma conferência pública, falou do trabalho que desenvolvia e enfatizou: "Sou um pesquisador artista". Algumas das suas falas ecoaram para mim as palavras de mestre Noro — sobre a importância da exatidão, solução possível para um "mundo abortado" onde vivemos; sobre a organicidade, qualidade daquilo que está vivo no indivíduo. Ou, ainda, sobre "o impulso do coração", ligado a um perfeito domínio da forma. Desde a apresentação pública em 1981 do *kinomichi* em Paris, mestre Noro, de novo, parece abrir sua pesquisa para fora.

A pátina do gesto

Fazer e refazer incansavelmente os mesmos gestos, ajustar o ritmo, dar volume e densidade ao movimento, encontrar nele a grande calma, a plenitude: a prática do *kinomichi* toma com o tempo essa pátina do gesto e da presença que sabe preservar o frescor do iniciante.

Ao mesmo tempo arte do movimento, ciência das energias e filosofia de vida — elegância do coração e do espírito ligada a uma arte do viver —, o *kinomichi* estimula e exige uma qualidade e um estado de ser, "outra mente", como os atores balineses chamam esse movimento dentro deles, que, além da técnica perfeita, os transforma. "Mas como alcançá-lo? Como alcançar esse som divino que Kashiwagi tirava da sua flauta? Essa Beleza, tão breve, à qual o flautista dá existência, transforma um instante finito em pura duração... Efêmera, é pura emanação, abstração perfeita da

25. Na verdade, até 1979. [N. E.]

própria vida." Mestre Noro certamente responderia a Mishima[26]: praticando e praticando ainda mais...

PINTURA

- BUI MONG HONG, MÉDICO E PESQUISADOR[27]

A filosofia imprime sua marca na criação artística, em particular a poesia e a pintura, que são em essência o legado dos letrados. Desde os Song (960-1279), essas duas disciplinas foram constantemente apresentadas como formas diferentes de uma mesma expressão. Su Dongpo (1037-1101), ao dizer que "os poemas de Tu Fu são pinturas invisíveis; as pinturas de Han Gan são poemas visíveis", exprimiu um fenômeno profundo: pintura e poesia tendem para uma visão na qual o universo e o ser, a natureza e o artista se fundem um no outro. Assim, contemplando a montanha sagrada, Tu Fu (712-770) viu:

> Do meu peito dilatado nascem as camadas de nuvens
> Os meus olhos tensos cruzam pássaros que retornam
> Tive de escalar até o cume e com um olhar
> Abraçar essas inumeráveis pequenas montanhas.[28]

Quanto à pintura, "pela prática pictórica, o ser humano procura a sua unidade enquanto considera o Real, pois ele só pode se sentir realizado manifestando as virtudes do Céu e da Terra das quais é dotado. O ideal da pintura chinesa é uma forma de totalidade: totalidade do ser humano e totalidade do universo — solidárias e, na realidade, uma só"[29].

A crítica artística chinesa clássica reitera incansavelmente a identidade entre poesia e pintura como um axioma, sem, entretanto, esclarecer seu

26. Yuki Mishima, nome literário do escritor japonês Kamitake Hiraoka (1925-1970).
27. Texto extraído de "Philosophie, créativité et techniques du corps en Extrême-Orient". *Quel Corps?*, n. 34-35, p. 112-113, maio 1988.
28. Tu Fu. "Wang Yue, contemplando a montanha sagrada". *In:* Tu Fu, *Dieux et diables pleurent*. Tradução (no original) de Cheng Wing Fun e Hervé Collet. Millemont: Moundarren, 1987.
29. François Cheng. *Vide et plein, le langage pictural chinois*. Paris: Seuil, 1979. p. 99.

significado e seu alcance exato. É Qian Zhongshu quem, num estudo magistral, realça os aspectos antinômicos dessas duas disciplinas. Ele enfatiza o fato de que o princípio artístico da ressonância espiritual (*shen yun*), que se impõe de forma inconteste na pintura, representa apenas uma corrente menor na poesia. Na verdade, os critérios de ortodoxia se invertem ao passar de uma disciplina para outra. A densidade da realidade material da qual um poema se imbui — o "cheio" (*shi*) — é o conceito central da crítica poética; por outro lado, a crítica pictórica ressalta a importância do "vazio" (*xu*): traços e esboços só servem na verdade como linhas de força para guiar rumo às praias brancas, o "vazio" onde se concentra e se move o espírito cósmico. Assim, a pintura tende a fugir das condições inerentes à sua disciplina para endossar as que são próprias da ordem poética e vice-versa. Pintura e poesia se esforçam não para se completar mutuamente, mas para trocar, inverter suas funções e condições respectivas em função de um ideal comum.

O poeta trabalha as palavras. A análise dos meios linguísticos utilizados numa seleção de dois mil poemas curtos de quatro a 12 versos — escritos durante a dinastia Thang (618-907), a época áurea da poesia chinesa — evidencia: a preferência pelos conectivos "com", "junto" etc.; a eliminação dos qualificativos e das marcas de expressão empregados antes com tanta abundância no Shijing e nas grandes rapsódias Han; a rarefação, até mesmo a eliminação intencional das partículas causais e adversativas "pois", "por causa de", "entretanto" etc.; um vocabulário limitado a 800 vocábulos, contando com palavras cheias e palavras vazias. Enfim, despojamento intencional dos meios, recusa sistemática do discurso argumentativo, intenção estudada de unificar os contrários, tendendo para uma visão unificadora da natureza e do ser humano. O pintor maneja o pincel; é aí que intervêm as técnicas do corpo.

Para compreender melhor as técnicas do corpo, abordamos as práticas tradicionais transmitidas sem interrupção ao longo dos séculos. Com relação à pintura, tomamos por referência *Propos sur la peinture de Shitao*, traduzido e anotado por Pierre Ryckmans. Esse tratado do início do século XVIII aparece quase no final de uma longa tradição estética milenar que cristaliza suas riquezas essenciais. Representa de fato uma obra filosófica que versa exatamente sobre a atividade do pintor. Shitao fala de certos aspectos da técnica também para descobrir e verificar a implementação de princípios filosóficos e mostrar como esses princípios explicam a profunda unidade do fenômeno pictórico, até nos seus elementos mais simplórios e variados. Por outro lado, a tradução se beneficia de comentários pertinentes, embasados numa rica e profunda erudição.

À primeira vista de uma simplicidade ínfima, o conceito do "traço único de pincel" é desenvolvido ao longo do tratado de Shitao. Interpretando essa expressão ao pé da letra, seria o "traço longitudinal do pincel até ser interrompido". Esse traço simples constitui, na verdade, a forma mais elementar de que a linguagem plástica dispõe; todas as outras formas são, no fundo, apenas variantes e combinações mais ou menos complexas. Deve ser pintado "com punho livre". "É preciso proceder com desenvoltura, de uma só vez, e o traço do pincel será capaz de metamorfoses abruptas. Deixe o pincel ser incisivo no traçado final e a forma ficará livre de imperícia e equívoco. Um punho firme permite que o pincel ganhe peso para se aprofundar; um punho leve fará o pincel voar e dançar com uma desenvoltura alegre; um punho rigorosamente reto faz o pincel trabalhar com a ponta; ele se inclina e o pincel trabalha de viés; o punho acelera sua trajetória e a pincelada ganha força; da lentidão do punho nascem as curvas saborosas; as variações do punho proporcionam efeitos de uma naturalidade cheia de confiança; suas metamorfoses engendram o imprevisto e o raro; suas excentricidades fazem milagres, e, quando o punho está animado pelo espírito, rios e montanhas entregam sua alma."

As minúcias sobre a técnica do punho encontram-se nos comentários de Ryckmans. Na técnica pictórica e caligráfica, o manejo do pincel de fato depende não dos dedos nem da mão, mas precisamente do punho. Se a mão se apoia na mesa, é fácil manter um controle preciso do pincel, mas, como a mão está imóvel, os movimentos dependem apenas dos dedos, com o consequente desperdício de força e uma pincelada limitada a um registro curto e tacanho. Quando trabalhamos com a mão sem apoio, ao contrário, os dedos ficam imóveis, segurando firmemente o pincel — pincel, dedos e mão formam um bloco rígido, e é o punho, movido e sustentado pelo braço inteiro, que o manobra com uma força que nada consegue conter. Nessa situação, para ser capaz também de nuances sutis e precisas, é preciso que o punho esteja livre e tenha uma flexibilidade extrema, daí a importância que todos os praticantes atribuem ao movimento do punho.

A importância primordial do traço único de pincel reside no fato de que a forma mais elementar, mais fácil, da linguagem plástica já detém plenamente toda a técnica, toda a estética e toda a filosofia da pintura chinesa. Do ponto de vista técnico, o primeiro exercício da criança que aprende a escrever e do novato que aprende a pintar é a pedra de toque da maestria de um pintor e de um calígrafo experiente: reúne todas as dificuldades, todos os segredos da pintura e da caligrafia. É de fato pelo traço do pincel que se expressa o "ritmo espiritual" (*qi yûn*), a plenitude e a força da visão espiritual que insufla a vida e guia, num único toque, como numa única pincelada, a pintura do início ao fim. "Pintar com uma só pincelada não significa que um texto inteiro ou a forma completa de algo já esteja num único traço, mas que, do começo ao fim, o pincel continuou todos os seus movimentos sob a égide de um mesmo controle, sem que o influxo do espírito o interrompesse; assim, a motivação espiritual precede o pincel e o pincel evolui com essa motivação, de modo que, uma vez concluída a pintura, a intenção que a motivou esteja ali encarnada, com formas correspondentes à plenitude do conteúdo espiritual; preenchidas essas condições, é preciso ainda que o espírito esteja livre, mas a intenção bem determinada, e graças a isso a inspiração se tornará inesgotável e o pincel trabalhará sem entrave." A técnica do corpo é o meio adequado, o canal necessário para que se expresse a potência criadora do ímpeto espiritual.

O traço único de pincel, forma mais elementar da pintura, se alça no pensamento de Shitao à universalidade abstrata: ela se confunde com o Um, o Absoluto. "O traço único de pincel está na origem de todas as coisas, na raiz de todos os fenômenos." Logo, o pintor não copia a natureza; o ato do pintor é o mesmo com o qual a natureza cria. Seu gesto é eminentemente criador; pelo pincel, ele libera o influxo de vida, anima a tinta, matéria passiva, e investe o branco informe do papel de uma existência dinâmica.

Durante o ato criador, o espírito do pintor permanece completamente desapegado: "Ele [o ser humano perfeito] acolhe os fenômenos sem que eles tenham forma; domina as formas sem deixar vestígio. Emprega a tinta como se a obra já estivesse concluída e maneja o pincel como num 'não agir'". A ideia de "sem vestígio" é a manifestação na pintura do princípio do "não agir". "Quando a pintura chega ao ponto de estar sem vestígio, ela parece ser no papel uma emanação natural e necessária desse papel". É assim que a serenidade do espírito, "como na não existência", deixa sua marca inefável no plano estético.

Os ensinamentos derivados das técnicas de combate de outrora se referem também a longas tradições. Sua transmissão, por outro lado, ainda há pouco tempo se dava quase em segredo, direto de mestre a discípulo. Os textos são raros, de certa forma recentes, de datação imprecisa, muitas vezes fragmentados e esquemáticos. O essencial dos ensinamentos se encontra além do seu sentido literal. Aliás, sobre a pintura, Shitao teria dito: "Desde a Antiguidade, nunca aconteceu de se tentar transmitir aos colegas uma concepção plástica da paisagem apenas por meio de palavras vazias". Parece-nos mais confiável seguir práticas concordantes com a tradição, ensinadas por um mestre consagrado. Absorvemos o essencial dessa exposição na nossa experiência pessoal de 18 anos de prática com mestre Masamichi Noro. Durante longos anos de estudo, mestre Noro recebeu o ensinamento tradicional no Japão. Veio para a França nos anos 1960. Em seguida, criou um método próprio, o *kinomichi* — a via do *ki* —, que integra a herança cultural do Extremo Oriente e aspectos dos conceitos de corpo e movimento encontrados na Europa, sobretudo na França. As técnicas foram depuradas de tudo que fosse suscetível de despertar agressividade, em particular as limitações ligadas às situações de combate antigas, deixando florescer sem entrave a busca da harmonia, da realização do espírito, presente na filosofia oriental.

No *kinomichi*, os gestos mais simples (ficar em pé, deslocar-se, estar em contato com o outro) contêm todas as sutilezas, todas as dificuldades da técnica, toda a filosofia, no mesmo nível dos movimentos de aplicação mais complicados e mais sofisticados. O simples estar em pé alia a estabilidade da rocha à mobilidade de uma corrente de ar que se manteve suspensa até retomar seu movimento natural por algum estímulo. É a concretização de um espírito calmo, vigilante e aberto a tudo que está à volta, pois nenhum ponto de atenção particular, interior ou exterior, obscurece o seu potencial de recepção. Talvez isso se obtenha mediante um conjunto de particularidades técnicas: alinhamento da coluna vertebral sem rigidez alguma, graças ao estado de relaxamento e alongamento dos músculos, tão distante da contração tensa do esforço quanto da flacidez, tal como a praticamos habitualmente no relaxamento. O músculo está em repouso, sim, mas pronto para a ação, portanto no polo oposto ao estado muscular do sono, relaxado por completo — a diferença entre uma bateria carregada ao máximo, pronta para soltar sua faísca, e aquela completamente vazia, que é preciso recarregar antes de entrar em ação. Portanto, músculo em repouso, mas guardando intacto seu potencial de ação imediata, ao contrário da rigidez tensa do esforço, que gasta energia e já tem um objetivo, incapaz de se adaptar de imediato a qualquer ação imprevista.

- Henri Landier, pintor e gravador

A pintura moderna é agressiva, como nossa sociedade técnica e industrial, que irradia tensões e chamas de violência. "Um pintor ataca uma tela", querendo dizer que começa a trabalhar: é assim que se expressava o pintor mais conhecido do século, cuja obra ilustra a luta do ser humano com o mundo, onde ele se tornou estrangeiro: o outro é pensado, apreendido, representado, atingido como um adversário. O ensinamento de mestre Noro é o contrário disso: ele faz aparecer o ponto em que as trocas de energia se equilibram. Reconciliação do ser humano com o mundo, plenitude do ser. A obra do artista não se constrói mais contra o mundo exterior, de maneira linear, mas pela força de atração de uma espiral: sem nenhuma tensão, a obra se cria sozinha em comunhão estreita com a natureza.

Senti isso intensamente na Toscana. Dessas paisagens modeladas pela mão do ser humano, que não mudaram nada desde o Renascimento, desprende-se uma harmonia tranquila. Os morros arredondados com formas femininas, de onde nenhuma aresta viva vem ferir a vista; os vales que abrigam pomares de oliveiras de folhas prateadas; os vinhedos que dão um excelente Chianti; a luminosidade do ar que ora vibra, ora se espreguiça; as cores de uma grande suavidade que rompe, como em contraponto, o escuro dos ciprestes, que lembram as lanças dos arqueiros de Siena ou dos antigos samurais — tudo isso me fazia pensar no ensinamento de mestre Noro.

Num fim de tarde, pouco antes de anoitecer, um camponês, como se tivesse surgido de um afresco de Ambrogio Lorenzetti, se aproximou e ficou durante muito tempo atrás de mim, contemplando o meu trabalho. Ao se afastar, ele me disse: "Amanhã, vá até o cruzamento do caminho de San Gimignano; você vai ver os últimos raios de sol se agarrarem ao cume dos ciprestes de Certaldo Alto". Eu o observei se afastando com um sorriso irônico e pensei que aquele sujeito praticara o *kinomichi*.

KINOMICHI E TERAPIAS

MEDICINA TRADICIONAL CHINESA

- FRANCIS ROUAM, PSIQUIATRA E ACUPUNTURISTA

Apesar de criado recentemente, o *kinomichi* é herdeiro, por meio do seu fundador, mestre Noro, de uma tradição muito antiga de pensamento, de arte, de concepção do corpo e da vida, com raízes imersas no Japão secular, cujas origens mais longínquas se confundem com as da China antiga.

É claro que o Japão não é a China, mas sua visão do mundo se espraia da mesma maneira sobre certos princípios fundamentais, tais como o da identidade de natureza entre o ser humano e o macrocosmo, suas estreitas correspondências, uma inteligência da vida em resultado de um incessante movimento de sopros[30] em perpétua transformação, cujo paradigma essencial se resume na famosa interação *yin-yang*: "um *yin*, um *yang*, é o Tao", lembra-nos esse célebre aforisma de *Xici*[31]: o Tao — isto é, a via, o caminho, o fundamento da vida e do universo — não é nada além dessa sucessão e desse emaranhado sem fim das mudanças e das transformações.

Ainda que o *yin* e o *yang* sejam conceitos que ganharam fama e foram amplamente disseminados para longe do seu lugar de origem, eles são bastante confundidos com duas entidades distintas, definidas de uma vez por todas como opostas uma à outra — mesmo lembrando que são complementares — e símbolo das grandes dualidades que o pensamento ocidental sempre prezou: masculino e feminino, dia e noite, sol e lua, ativo e

30. Sopro: tradução da palavra japonesa "*ki*" (em chinês "*chi*") que nos parece preferível àquela, mais comum, de "energia". Os termos chineses foram vertidos segundo a transcrição oficial do *pinyin*; os termos "*kinomichi*" e "*ki*" estão transcritos da maneira como Noro propõe.

31. O *Xici* é um pequeno tratado anexado ao *Yijing* (*O livro das mutações*). Este é o primeiro dos cinco grandes livros "clássicos" da tradição chinesa. Os outros quatro são: o *Shujing* (*Anais da China*), o *Shijing* (*O livro das odes*), os *Zhouli*, *Yili* e *Liji* (*O livro dos ritos*) e o *Chumqiu Zuozhuan* (*Crônica das primaveras e dos outonos*).

passivo etc. Em si mesmas, essas categorizações não são falsas (o caractere chinês *yang* designa, aliás, a encosta ensolarada de uma colina; e o caractere *yin*, a encosta na sombra), mas tal apresentação, de longe a mais conhecida, omite a dimensão essencial da dialética *yin-yang*: ou seja, não somente um é impensável sem o outro, mas não importa o *yin* ou o *yang* do ponto de vista do que os faz interagir, do que os anima — ou melhor, aquilo que os chineses antigos chamaram de "Vazio". Não há nenhuma relação entre esse "Vazio" chinês e um nada qualquer ou qualquer outra evocação de negação, de insuficiência; não há aí nenhuma alusão pejorativa. Muito pelo contrário, o Vazio é o que permite toda manifestação, apesar de invisível e na própria invisibilidade; é o lugar onde os sopros circulam de maneira tão sutil que chegam a ser imperceptíveis; é o que ordena as formas[32] e sustenta a animação delas.

Quanto a isso, pode-se dizer, por exemplo, que a pintura chinesa clássica é não figurativa: não no sentido de uma arte abstrata, como concebida no Ocidente, mas na medida em que a representação figurada no papel (montanha, lago, flores, caracteres de caligrafia etc.) não tem valor nem importância por si só — ela só existe para evocar e conduzir à dinâmica do Vazio subjacente. Da mesma maneira, o movimento do *taiji quan*[33] ou do *kinomichi* só existe pelo Vazio que cabe ao praticante tentar revelar. Do mesmo modo, o corpo humano passa a ser concebível apenas como uma conjunção, mutável a cada instante, de sopros e formas que interagem entre si no Vazio e graças a ele. *Yin-yang*, pintura, *taiji quan*, *kinomichi*, corpo humano, medicina: tantos campos aparentemente tão diferentes, e ainda poderíamos estender essa lista a outras práticas (música, poesia, administração etc.). Essa heterogeneidade, porém, é só aparente, pois o que

32. As formas, quaisquer que sejam — formas anatômicas, por exemplo, quando se trata do corpo humano —, são homogêneas *aos sopros circulantes* e são apenas uma porção mais material dessa manifestação. Dito de outra forma, a matéria é apenas um aspecto particular da energia.

33. O *taiji quan* é uma arte corporal tradicional chinesa inteiramente fundada na circulação dos sopros no corpo. Composto de uma sequência de movimentos muito lentos, é praticado individualmente ou com um Logo de manhã, bem cedo, é possível ver uma infinidade de praticantes ocupando todos os parques chineses com esses movimentos. "*Taiji*" significa "o cume supremo" e "*quan*" significa "o punho", com uma ideia de domínio, de medida e de avaliação. É preciso compreender também a noção de força e de potência que envolve as mãos, o que representa a comunicação do corpo com o universo. [Em português, a denominação mais utilizada é *tai chi chuan*. [N. E.]

estabelece a especificidade dessas tradições do Extremo Oriente é o cuidado em perceber e descrever a vida na multiplicidade de suas manifestações, através do jogo das interações e dos sopros em movimento. Dependendo da situação, esses sopros se particularizam em tendências diferentes, então lhes damos uma denominação distinta — mas a dinâmica deles permanece fundamentalmente a mesma num caso e no outro. Levemos em consideração, por exemplo, a primavera, ou o início do dia ou, no corpo, o fígado, os músculos, ou ainda o sabor ácido, ou o vento, ou o leste etc. — trata-se do mesmo movimento de sopros, ainda que estes recebam designações variadas (primavera, leste, ácido, fígado etc.) conforme o campo de aplicação. Toda realidade é considerada uma conjunção, uma "conspiração" (ou seja, "respirar junto") específica de sopros num lugar e num tempo dados, tendo imediatamente cedido o seu lugar e sua existência a outra no instante seguinte.

Da mesma maneira, uma montanha, por exemplo, não é o pulmão, nem o pincel do calígrafo ou o parceiro que inicia este ou aquele movimento no *kinomichi*. O lago no vale não é um dos rins, nem uma folha de papel ou o parceiro que recebe um movimento de *kinomichi*, mas o movimento da montanha na direção do lago no vale, do pincel sobre a folha, do pulmão na direção dos rins, de um parceiro na direção do outro no *kinomichi*. Vamos ser bem claros: não são a montanha, o pulmão, o pincel, tal parceiro no *kinomichi* que importam em relação ao lago, aos rins, à folha, ao outro parceiro: é a interação entre os dois, o movimento entre montanha e lago, dois parceiros, pulmão e rins etc. que faz a vida. Vamos ser ainda mais claros: não são montanha e lago, pulmões e rins, pincel e folha, dois parceiros que interagem: é o encontro, a interação (quer dizer, o Vazio onde circulam os sopros) que define e estabelece, conforme os casos, uma montanha e um lago, o pulmão e os rins, dois parceiros; ou seja, e para retomar uma formulação chinesa, se contemplarmos a vida do ponto de vista do Céu ou do ponto de vista da Terra[34], vamos perceber o lago ou a montanha: quando o Céu chama a Terra, é o vale; quando a Terra responde ao

34. O Céu é um princípio indutor, e a Terra, um princípio receptor.

Céu, é a montanha[35]; e o mesmo acontece entre dois parceiros, entre dois aspectos do corpo humano (pulmão e rins, no exemplo escolhido).

Assim, a medicina tradicional chinesa só se interessa pelos movimentos dos sopros que constituem o corpo[36]; essas trocas, essas interações são descritas conforme diversos sistemas de referência teórica, variáveis segundo as épocas e as aplicações práticas terapêuticas: cinco movimentos[37], meridianos, vísceras[38], regiões anatômicas, o papel dos pontos de acupuntura também, qualidades das plantas medicinais, movimentos de *taiji quan*; e poderíamos acrescentar a isso tudo os movimentos do *kinomichi*, se ele tivesse existido nos tempos antigos. Não surpreende, portanto, encontrarmos estreitas analogias entre a concepção do corpo que o *kinomichi* nos ensina e certas descrições dos livros de medicina tradicional chinesa: para um, movimento da espiral a partir da cintura; para outro, o meridiano chamado "cinturão" (*dai mai*) em volta da cintura e em estreita relação com os rins, *hara* e campo de cinábrio (inferior) e pontos ditos "origem da barreira" e "porta do templo celestial", impulso dos pés e dos calcanhares e meridianos *qiao mai* etc. Contudo, devemos ter compreendido que essas formalizações são apenas acessórias, do ponto de vista da intenção subjacente a elas e a essa concepção particular e fundamentalmente dinâmica da vida, que tentamos apresentar de modo sucinto.

Enquanto livros eruditos ou explicações modestas e aproximadas (tais como no que se desenvolve aqui) propõem ao médico ou a qualquer leitor uma abordagem teórica dessas noções complexas, a prática de uma arte tradicional — corporal, por exemplo — refina a nossa percepção de processos vitais que nunca se deixam reduzir a conceitos abstratos, por mais

35. Vale e montanha são duas interações possíveis entre o Céu e a Terra: são aspectos do espaço — noção importante para o *kinomichi* — entre Céu e Terra.

36. Corpo tanto físico quanto psíquico.

37. Cinco movimentos: às vezes impropriamente chamados de cinco elementos (madeira, fogo, terra, metal, água), noção estática demais e atomística, e por isso muito afastada da perspectiva chinesa. Esta designa, neste caso, cinco séries de correspondências pelas quais todos os aspectos da vida se animam, interagem e circulam.

38. Meridianos: grandes trajetos de sopros através do corpo todo que permitem as inter-relações entre todos os seus aspectos e com tudo o que o rodeia no exterior; as vísceras são aspectos funcionais da organização energética do corpo segundo uma perspectiva um pouco diferente dos meridianos, com os quais mantêm, entretanto, ligações muito estreitas. Os meridianos ultrapassam em muito a dimensão anatômica que a medicina ocidental conservou exclusivamente. A maioria dos pontos de acupuntura se encontra nos trajetos dos meridianos.

sutis que sejam. A medicina tradicional chinesa se interessa por esses processos, os quais, conforme a perspectiva adotada, muitas vezes sob forte influência cultural, podem ser identificados como fonte de sofrimento ou considerados patológicos. O ato terapêutico — qual seja o suporte utilizado — visa reavivar uma dinâmica que se perdeu em conjunturas limitadas e repetitivas. Em comparação, o movimento do *kinomichi* objetiva expressar a dinâmica do Vazio, que cada um tende excessivamente a abandonar em favor da imobilidade mais improdutiva.

O *kinomichi* é um trabalho energético, um trabalho acerca dos sopros. Ele tende a regular a circulação, a permitir a expressão o mais adequada possível entre o praticante e o parceiro. A medicina, mesmo que utilize outros meios, não tem objetivo diferente: toda doença pode ser considerada um bloqueio da difusão, da propagação, e uma insuficiência dos sopros, e toda terapêutica tem o objetivo de restabelecer o curso e a qualidade normais. As práticas corporais sempre tiveram um lugar extremamente importante na medicina tradicional chinesa, sobretudo no âmbito da prevenção, que é essencial. Como se diz na tradição clássica: se o pequeno operário (operário médico) sabe cuidar da doença e se o operário médio sabe tratar a causa dela, o grande operário sabe prevenir o aparecimento da doença. Tais considerações ganham pleno significado se considerarmos que o conjunto das doenças está longe de se restringir à lista das afecções registradas pela nosografia ocidental e também abrange a esfera relacional do indivíduo e seu semelhante. Por conseguinte, o campo psicológico e o espiritual estão igualmente envolvidos nesse contexto.

Qualquer afecção patológica provém de uma disfunção das inter-relações entre o ser humano e o mundo que o cerca e os diversos aspectos do seu corpo. A arte médica e a arte corporal, cada qual no seu âmbito, promovem uma reativação e uma mobilização dessas correspondências e inter-relações perturbadas em algum aspecto da vida do indivíduo ou do grupo ao qual ele pertence. O *kinomichi*, como o *taiji quan*, não é uma terapêutica no sentido habitual — lista dos sintomas patológicos, cura de distúrbios energéticos suficientemente intensos para que o médico os identifique como doença —, mas participa da manutenção da vida, portanto, da prevenção. Ele não se reduz nem se compara aos exercícios esportivos que o Ocidente conhece bem (os quais, vale lembrar, têm também um papel nada desprezível na manutenção da saúde): é uma abertura sutil para um modo de expressão de certa qualidade de sopros, justamente a que a medicina tradicional chinesa identifica, pois aborda a vida em suas mesmas manifestações e conforme uma mesma ética.

Numa espécie de conclusão destas poucas linhas, vamos dar espaço para os versos a seguir do poema de Su Dongpo (1037-1101), poeta chinês da dinastia Song:

> As flores no vaso surgem vermelhas,
> A fumaça volteia em volutas claras.
> Perguntas e respostas inúteis,
> O *ruyi*[39] atravessado no chão.
> Dian deixa morrer lentamente o som da cítara,
> Zhaowen pousa o alaúde:
> Tudo isso contém uma melodia
> Que se pode cantar, que se pode dançar.[40]

MOTRICIDADE

- Raymond Murcia, professor de educação física e esportiva

Há práticas que não se deixam restringir a definições. A observação atribuída a Michel Foucault de que a palavra mata a coisa se confirma aqui, ainda mais porque o criador [do *kinomichi*] é japonês e porque sabemos quanto toda a filosofia oriental se destaca na distinção conscienciosa entre a palavra que designa e a coisa designada. É comum no Ocidente, por outro lado, fazer crer que possuímos ou conhecemos o real porque dispomos daquilo que o designa. A dificuldade dobra aqui com os limites que a tradução impõe, e "via da energia" já não soa mais aos meus ouvidos como

39. *Ruyi*: instrumento para coçar as costas (literalmente, "segundo seu desejo"), o que evoca aqui o todo à vontade, liberto de qualquer constrangimento, graças a uma disponibilidade máxima.
40. Citado por François Julien em *La valeur allusive*. Paris: Efeo, 1985, p. 270-271.

"*kinomichi*". Portanto, não vou me ater aqui a uma tentativa de definição nem de explicação do que é essa prática.

Desejo simplesmente relatar o que o *kinomichi* me permitiu descobrir, compreender, especificar naquilo que é objeto de uma pesquisa pessoal há mais de 20 anos — a saber, qual é o papel e o lugar da motricidade no desenvolvimento do ser humano.

Um esclarecimento se impõe: o termo "motricidade" será utilizado aqui para designar "não movimentos, mas indivíduos que se movem", segundo a bela fórmula de Eugène Minkowski. Do gesto mais simples ao mais complexo, o indivíduo sempre se engaja totalmente — sem dúvida com graus de "presença" e de afetividade diferentes, mas até mesmo o automatismo mais perfeito não pode ser explicado nem reduzido aos seus meros componentes neurológicos.

Não tive a sorte de assistir à gestação do método Noro, mas estava presente quando ele nasceu. Esse acontecimento e o que veio depois me lembraram muitas vezes uma passagem da biografia de Freud escrita por Ernest Jones, na qual este enfatiza a luta que o pai da psicanálise deve ter travado para passar da fisiologia à psicologia das profundezas. Citado como um dos grandes mestres do aiquidô no mundo, moldado pela tradição japonesa, Masamichi Noro nos faz viver esses instantes raros em que o modo de pensar e de agir se transforma até a própria negação daquilo de onde surgiu. Segundo Jones, Freud levou dez anos para retirar a psicanálise do invólucro neurológico que lhe serviu de matriz. Estamos no 12º aniversário da criação do método Noro: o *kinomichi*.

Uma pessoa desinformada que assistisse a uma aula poderia por alguns instantes pensar que se trata de mais uma "arte marcial": é realizada num *dojo*; as vestimentas lembram, apesar de diferentes, as usadas habitualmente nessas práticas; os rituais são similares, como certas formas de corpo e a utilização de *jo* (bastão) e *bokken* (espada).

Entretanto, a especificidade do método Noro se revela rápido, situando essa arte no conjunto das preocupações e das iniciativas que caracterizam as práticas designadas erroneamente, do meu ponto de vista, pelo termo de "ginásticas suaves".

A evolução se dá em cinco níveis, ou "iniciações", nos quais as propostas de trabalho e de busca diferem em alguns objetivos muito específicos.

A "iniciação" coloca o praticante no contexto de referência e nos elementos de busca que serão seus ao longo de toda a sua caminhada.

Tomada de consciência das tensões musculares por meio de posturas ou posições de controle tais como as encontradas no trabalho de Lily Ehrenfried ou na eutonia de Gerda Alexander.

Trabalho de contato com as mãos, no qual se propõe buscar o equilíbrio pessoal, a própria fluidez, a sensação de conexões com o chão e a fluidez da transmissão de energia para o parceiro, ao mesmo tempo que uma ampliação da nossa consciência perante aquele com quem estamos em contato. Esse trabalho de contato, que visa a harmonia na relação motora com o outro, nos permite a experiência da unidade e da "não unidade" do corpo. Essas noções de harmonia e de unidade são muitas vezes utilizadas em contextos diferentes para designar com precisão o que pretendo aqui. Pedem algumas explicações, principalmente porque a ideia de unidade, tal como a percebo pelo método Noro, assim como na eutonia, me permite propor uma questão que, de minha parte, acho fundamental na relação entre o ser humano e a técnica.

A noção de harmonia aqui utilizada pretende traduzir essa vivência totalmente subjetiva de "prolongamento" no objeto, no instrumento ou no parceiro. É a noção de contato na eutonia, na qual um instrumento ou um objeto é de certa maneira incorporado, sem solução de continuidade — sentir o parceiro, perceber o seu tônus, sua fluidez e suas tensões. A harmonia, tal como vivenciada na dança, expressa bem aquilo que está em questão aqui. Em outros termos, trata-se de integrar o objeto no esquema corporal: por exemplo, a bengala do cego "integrar-se como a moto e o motociclista, o cavalo e o cavaleiro etc."

"A unidade" é uma expressão que apresenta inúmeras armadilhas e dificuldades, pois, exceto nas formas patológicas (esquizofrenia, alucinações corporais, membro fantasma), a experiência habitual suscita muito pouco essa distinção. Com toda razão, cada um de nós se sente uno. Por isso é necessário vincular essa ideia a uma referência à qual possamos associá-la. Duas expressões, uma vinda do método Noro, a outra da eutonia, permitem especificá-la, apesar de diferentes. A "passagem de forças" e a "transmissão" designam essa "organização" interna da infraestrutura óssea e das sinergias musculares que a controlam. Quando nos deslocamos na terra, na água, no ar, na neve, ou quando exercemos força sobre objetos, agimos necessariamente com base em apoios, produzimos "reações".

É importante notar que essas ações podem ser mais ou menos conscientes, tanto na direção quanto na intensidade. Com esses apoios, o corpo "se organiza" e "se desenrola" para permitir a expressão e a realização da intenção que está na origem do movimento. Assim, quando quero buscar tal objetivo e com tal velocidade, meu corpo é que vai se colocar e se deslocar de certa maneira conforme as "reações" dos meus pés (a noção de "reação" me parece ser mais acertada para explicar o dinamismo dessa fase ativa do que a de apoio, que sugere passividade). A direção e a intensidade das minhas "reações", assim como a "forma" que o meu corpo assume acima dessas ações, dependem de fatores fisiológicos, morfológicos, psicológicos, culturais. O mesmo acontece com qualquer ação: saltar, lançar, correr etc. Masamichi Noro procura incansavelmente as progressões, os exercícios que respeitam a integridade do indivíduo, permitindo o seu desenvolvimento. As potencialidades do ser humano são extraordinárias; não as desperdicemos sacrificando-as aos meios de comunicação, para uma pseudocultura do corpo em que reina "o desempenho a qualquer preço". A transgressão de certas leis custa caro. O respeito ao desenvolvimento harmônico do indivíduo é uma delas. A unidade do nosso corpo, já que é disso que se trata, objetivo principal tanto do *kinomichi* como da eutonia, é precisamente a realização dessa lógica.

Mestre Masamichi Noro propõe situações em que o alongamento, a reação, a espiral, a diagonal nos fazem perceber, de modo cada vez mais refinado, essa maravilhosa organização interna. O sentimento de unidade vem desta experiência: o ser humano em expansão, sentindo a própria força, energia, dos dedos dos pés aos dedos das mãos, da Terra ao Céu. A verdadeira força não está do lado de fora, no invólucro muscular: está na sensação dos ossos e das articulações colocados de maneira correta — essa força interna, armadura elástica, não tensionada. Isso seria o *ki*?

No método Noro, a técnica não tem um fim em si mesma e, se evolui sem parar, é somente sob a pressão da busca de uma funcionalidade melhor.

Tal colocação do pé, da pelve ou do braço só tem sentido se inserida no conjunto da "forma" cuja realização ela permite — realização que, por sua vez, lhe confere lógica e legitimidade. Isso não quer dizer que não há técnica, muito pelo contrário, mas ela pretende ser aqui a mais pura expressão da realização do corpo humano numa motricidade que traduz da maneira o mais fiel possível o desenvolvimento dessa parte da nossa "máquina", que é como é graças a esse longo processo evolutivo do qual somos a máxima realização. Poderíamos aplicar a essa busca a fórmula de Píndaro adotada por Nietzsche: "Torna-te o que és" — entendendo por isso, mais uma vez, que circunscrevemos a fórmula ao problema que nos ocupa aqui: o desenvolvimento do aparelho locomotor.

As iniciações 2, 3, 4 e 5 permitem a integração gradual desses princípios em relações mais complexas (entre dois, três ou mais parceiros). As dinâmicas mudam, ao mesmo tempo que modificam a forma; o espaço e o tempo variam, e há o perigo de se cair na ambição da proeza, do desempenho, da rapidez, que nos dá uma sensação de potência ou de superioridade. Seria um erro acreditar que essas iniciações se encaixem como bonecas russas: que a iniciação 2 supõe que se é perfeito na iniciação 1, e que ela é apenas uma aplicação desta última. Não, cada iniciação nos faz descobrir princípios, e eles devem ser conservados ao longo das iniciações. Assim, a reação ao chão que transmite a força ao corpo todo e realiza numa "diagonal" essa unidade de que falamos é possível de executar de maneira relativamente fácil na iniciação 1. Muitas vezes, ela é perturbada no nível 2 para quase sempre desaparecer nas iniciações superiores. Estamos longe da noção muito comum "de eficiência a qualquer preço". A boa "forma" não é apenas aquela que "funciona"; só é boa se realiza todos os princípios que hoje definem o método Noro: abertura, unidade, harmonia na relação com o outro, liberdade respiratória, postura correta (deixando claro que essa noção de postura correta, se já definida por princípios anatômicos, precisa ainda ser construída individualmente). O belíssimo lema de Gandhi ilustra aqui o meu propósito: "O que faço, não faço porque é eficiente, mas porque é correto".

Não existe uma "forma" de movimento em si que estaria na base de todas as técnicas. Pelo próprio fato de haver diferentes "tipos" humanos, diferentes culturas, diferentes técnicas, a qualidade, o estilo, o ritmo, a expressividade do movimento humano serão diferentes. Por outro lado, há um princípio: cada atividade implica restrições evolutivas. Algumas dessas restrições vão engendrar modelagens e transformações do aparelho locomotor que de certa maneira estarão na fronteira ou dentro da patologia.

Não penso que o ser humano seja infinitamente adaptável. Se ainda contemplaremos imensos progressos no plano cognitivo ou, de modo mais amplo, no setor bioinformático, me parece que, em relação ao sistema osteoarticular e, portanto, a uma grande parte do sistema muscular, estamos naquilo que Jacques Paillard designa com a expressão "máquina organizada", cujo funcionamento "se expressa em ações funcionais finalizadas, isto é, atuações da máquina que têm um valor biológico adaptativo do ponto de vista dos imperativos de sobrevivência do próprio sistema".

É preciso abandonar a ideia de que o ser humano é capaz de evoluir em todos os campos e que para alguns deles essa evolução estancou ou está muito lenta. Isso acontece provavelmente com o aparelho locomotor e certos sistemas bioenergéticos. Quanto ao sistema nervoso, o que se pode considerar não é uma evolução estrutural como tal, mas uma exploração melhor, uma utilização melhor dessa parte que promove a auto-organização.

O desempenho deve ser imperativamente submetido a essa busca da realização ideal do indivíduo. Aliás, essa deveria ser a sua definição. Ter um bom desempenho deveria significar a realização de si que submete a criatividade, a originalidade e a individualidade ao perfeito estabelecimento das infraestruturas que permitem o seu surgimento. Todavia, que reorganização de mentalidades isso implica se pensarmos na lógica implacável do "*citius, altius, fortius*"[41] que determina todos os empreendimentos deste século?

41. "Mais rápido, mais alto, mais forte", em latim, lema oficial dos Jogos Olímpicos. [N. E.]

O processo seguido por mestre Masamichi Noro no *kinomichi* parece esboçar, do meu ponto de vista, uma resposta para a pergunta que mexe com a educação física há vários anos e a educação em geral desde Émile Durkheim: as relações entre formalismo e realismo.

Em sua aula inaugural na Escola Normal Superior de Educação Física de 9 de novembro de 1967, Robert Merand apresentou claramente o problema citando Durkheim: "O formalismo seria concebido segundo o desejo de formar o ser humano naquilo que ele tem de mais dominante, no seu princípio essencial e fundamental, independentemente das aplicações múltiplas e concretas que possam existir... Na base do realismo está essa ideia de que as coisas, sendo um fator essencial da nossa vida física, intelectual e moral, devem ser um fator essencial da educação".

Levada para o terreno da educação física esportiva, essa problemática se expressava assim: "Como deve ser feita a educação motora (psicomotora?) da criança?"

De início, por meio de exercícios "formais" — os "movimentos" encontrados, por exemplo, na ginástica (Ling, Démeny etc.) —, importa assegurar uma educação física de base a partir da qual o adolescente pudesse estar apto a praticar atividades profissionais, esportivas ou de lazer, ou deve-se assegurar esse desenvolvimento com práticas esportivas? As respostas a essa pergunta determinaram posicionamentos e polêmicas, mas não levaram a uma solução satisfatória. A intuição que parece orientar a pesquisa de mestre Noro pode ser, de certo ponto de vista, uma resposta possível a essas interrogações.

Em todo caso, seus objetivos, assim como os meios que ele se dá e consequentemente nos dá para atingi-los, inscrevem-se nesse conjunto de preocupações: a educação e a realização de si através do movimento.

A essência das suas primeiras práticas, que o transformaram em grande mestre, provinha da forma mais elaborada do realismo: dois mil anos de experiência de combate, motricidade depurada e perfeita, que podia matar rápido como um raio. Mas justamente, e apesar da assepsia promovida por mestre Ueshiba, essas técnicas, mesmo não querendo mais ser mortais, traziam na sua forma o selo dessa finalidade de origem. Ou seja, tinham sido elaboradas com outra perspectiva que não a da educação e do desenvolvimento individual. É a essa transformação que se dedicou e se dedica ainda hoje mestre Noro. Seu projeto, concretizado naquilo que ele denomina *kinomichi*, é inteiramente dedicado à educação e ao desenvolvimento dos indivíduos. Expressão de uma civilização e de uma cultura, o *kinomichi* guarda em suas formas a essência de uma filosofia, de uma concepção do universo e do ser humano que se expressa na palavra "harmonia".

O formalismo — que rejeitamos em nome do realismo na educação física mas traduz a vontade de uma concepção de educação do corpo pelo movimento — é encontrado no *kinomichi* como outra face do realismo, no sentido de que as formas do movimento que surgem progressivamente das técnicas que as geram orientam-se para o desenvolvimento harmonioso do indivíduo.

Não há no *kinomichi* exercícios formais no sentido de uma ginástica constituída (indexada segundo os modelos biomecânicos), mas a procura das leis "naturais" que regem o movimento humano.

Ki no michi, "via da energia", contém o projeto dele: o ser humano de sistema aberto, sistema de energia em equilíbrio instável nesse universo, deve buscar a melhor realização possível do seu ser na sua energia. O programa genético permite diferentes disposições e formas de expressão dessa energia. Cada ser humano, como todo ser vivo, deve realizar a perfeição no sentido de um ideal e não do desempenho a qualquer preço.

A ideia de rendimento humano deve se distanciar da noção de rendimento de uma máquina. A realização do humano, expressão individual e temporária da energia universal, estrutura complexa, ao mesmo tempo estável e em movimento, pode encontrar um modelo na direção de *michi*: a via.

TERAPIA PSICOMOTORA

- Monique Pison, terapeuta psicomotora: a relação corpo-espírito

Como o nome indica, o psicomotricista é um terapeuta plenamente ciente dos vínculos indissociáveis que unem a vida psicológica à vida motora enquanto vivemos; essa é a sua especialidade.

Trata-se de especialidade paramédica nascida no meio do século XX, não num lugar qualquer: no coração dos hospitais psiquiátricos de Paris. É fruto de pesquisas das primeiras gerações de psiquiatras em contato com a loucura, a doença mental, que anda de mãos dadas com esfacelamento, perda de equilíbrio, de limites, de distâncias e do "bom senso", da distorção dos sentidos, da essência do sentido de orientação e outras referências comumente partilhadas.

"Quanto mais são estudadas as perturbações motoras nos psicopatas, mais se tem a convicção de que as estreitas relações que unem as anomalias psíquicas e as anomalias motoras são a expressão de uma interdependência original e profunda entre movimento e pensamento" (Dupré, 1925).

Interdependência por bem e por mal, poderíamos dizer... Como costuma acontecer, é no auge do agravamento que a evidência se revela... conscientemente, pelo menos, oficialmente também, levando primeiro à criação do conceito de "psicomotricidade" (Dupré) e, em seguida, da profissão (1947 e 1963).

Reconhecimento oficial dessa época e desse meio médico, pois, como se sabe, esse elo, ao longo do tempo, das culturas, das filosofias e das medicinas no Ocidente não parou de ser descoberto e redescoberto por uns e outros. Isso ocorre de maneira totalmente diferente, é claro, nas artes, nas tradições e nas medicinas orientais, para as quais nunca foi preciso redescobri-lo: continuou a ser uma conquista adquirida desde sempre. Assim, o elo de parentesco entre o *kinomichi* e a psicomotricidade vai se especificando...

Concretamente, o psicomotricista cuida por inteiro da pessoa do seu paciente, utilizando exercícios de sua escolha — exercícios que mobilizam mais ou menos o seu corpo e o do paciente, mais para mais do que para menos; é o que se espera dele. Mas qual exercício não o mobiliza? Nenhum! Até mesmo a expressão verbal mais insípida não acontece sem ele, muito menos o aparecimento da menor emoção que seja! Não existe respiração contida ou liberada que não modifique a nossa alquimia interior, o fluxo das nossas sensações e percepções do mundo; nenhuma intenção, nem o menor pensamento, que não transforme consideravelmente o nosso tônus.

Daqui em diante não há mais nenhum exercício e atividade humana que não sejam considerados corporais. Só a dose da participação do corpo é que varia. É por isso que, numa equipe de cuidadores, assim como nos decretos oficiais, o psicomotricista continua sendo o terapeuta que dispõe de recursos variados para fazer o paciente trabalhar com o corpo inteiro, entre outras coisas: relaxamento dinâmico, educação gestual, expressão corporal, plástica ou rítmica, jogos etc. Seu campo de intervenção cobre todas as idades, da criança em gestação ao idoso.

A intenção: um mesmo estado de espírito na prática do *kinomichi* e na terapia psicomotora

Quem diz "exercício" expressa ou supõe um estado de espírito, intenção, sentido, objetivo, hipótese ou então uma ideologia, filosofia, espiritualidade, fé, inspiração... Trata-se, portanto, do ponto mais crucial, mais apaixonante, determinante também, de toda essa história. Isso é verdade quanto à terapia psicomotora e quanto ao *kinomichi*.

Sendo terapeuta, paciente ou praticante de *kinomichi*, o que exatamente vamos exercitar? Ou fazer os outros exercitarem? O que sustenta o nosso exercício? A quem servimos e como? Pois, na verdade, tanto quanto o reconhecimento do elo entre psicologia e motricidade, é a natureza desse elo que convém perceber e cultivar. Qual elo é legítimo encorajar? Qual coordenação, subordinação, harmonização? Em suma, para que tipo de relação nos exercitaremos?

Nossa cultura resultou na do senhor e do escravo, com um corpo para domesticar, explorado, humilhado, desprezado, insensibilizado, calado etc. Já se superou isso, mas não faz tanto tempo, nem foi em toda parte. Esses excessos nos fizeram acolher a ioga, o *tai chi chuan*, o *kinomichi*, tão diferentes nesse aspecto e com um desejo bastante legítimo. As ginásticas suaves e a terapia psicomotora juntam-se a essas últimas aspirações e necessidades, com o corpo de agora em diante digno de habitar, respeitar, de ser escutado muito atentamente, sondado, vasculhado, honrado, celebrado... Corpo estimulado, encorajado, tornando-se nossa estrutura predileta, pronta para nos fazer saborear a vida com seus perfumes, cores, sabores, doçura. Corpo de fluidez, de vibrações sutis, canal e receptáculo de tantos mistérios; templo, catedral, tabernáculo... Viva a encarnação! Mestre Noro é realmente mestre nessa matéria sutil e espiritual!

O *kinomichi* e a terapia psicomotora cultivam essa atitude de escuta, de acolhimento e de respeito em relação ao nosso corpo e ao de outra pessoa. Tanto para um como para o outro, trata-se de uma ideia inalterável.

Mestre Noro não repete sem parar que o estado de espírito prevalece totalmente sobre o desempenho técnico? Que, nesse aspecto, um iniciante pode ser mais "adiantado" do que um veterano? Para ele, por sua origem japonesa, o elo entre movimentos e pensamentos era evidente desde sempre. Porém, a natureza desse elo, sua escolha irreversível, revelou-se para ele, depois se especificou e se afirmou ao longo dos anos, das provas, dos encontros e das pesquisas para chegar ao nascimento oficial do *kinomichi*, em 1979. Os dois nasceram em Paris. Terapia psicomotora e *kinomichi* são, então, quase gêmeos.

Objetivos idênticos

A que serve essa particularidade de relações entre corpo e espírito? Qual é o seu objetivo? O que pede o paciente ao terapeuta senão livrá-lo do seu mal para recobrar mais saúde e mais vida? "Estar doente" significa, entre outras coisas, estar "mal habitado"... Ou seja, estar vazio, deserto em alguns lugares e/ou abrigar intrusos em outros.

A vida fica então entravada, em perigo, em sofrimento, em combate contra a destruição, a morte... O alerta felizmente é dado pelos sintomas. Em psicomotricidade, estes são, por exemplo, atraso no desenvolvimento, perturbação do esquema corporal, da organização espaço-temporal, da escrita, do tônus, desarmonia, inabilidade, inibição, instabilidade etc.

Por sua vez, o *kinomichi*, "via da energia", está evidentemente a serviço da energia de vida. Energia decididamente "construtiva", mestre Noro repete bastante para nós, por estar consciente do rápido e insidioso deslize da construção para a destruição, pela alteração da relação descrita acima. Sob uma mesma aparência externa, claro, em vez de nos transmitir vida, o exercício pode inocular em nós intrusos adicionais — por exemplo, na forma de violência, medo, culpa, dominação, sedução etc. Vírus contagiosos demais! O *kinomichi* infelizmente não escapa desse perigo, não mais do que qualquer outra terapia! Cabe a cada um permanecer vigilante... Nossa carapaça muitas vezes é bem legítima, testemunha os nossos encontros nefastos anteriores... É, portanto, prudente e aconselhável verificar bem se podemos largá-la sem perigo. O teste é sempre a qualidade da relação entre os parceiros... Quanto a esse aspecto, o estado de espírito do mestre, do instrutor ou do terapeuta, sem que seja o único responsável, é entretanto determinante, dá o tom, o clima...

Exercícios psicomotores e *kinomichi* se encontram, assim, para servir inteiramente à construção, à vida — a vida de cada um e de todos, aquela que procura espontaneamente surgir da nossa intimidade, sem outro imperativo a não ser servir nossa vocação. Isso é importante, pois muitas das atividades humanas — esportivas, por exemplo — servem à vida de um clube, uma associação, uma federação, à competitividade deles, à fama, aos recordes, sacrificando, se necessário, o caminho original de cada um a tal ponto que os partidários de um desabrochar livre do indivíduo por técnicas corporais se reagrupam muitas vezes em ocasiões não mais esportivas, mas paramédicas, culturais, espirituais.

O contrato que então liga o aluno ao ensino só serve para assegurar a existência de um ambiente de trabalho e sua qualidade. Nem sempre delicado, pois, no fundo, esses ambientes também não estão a salvo dos perigos que acabamos de descrever. Mais uma vez, a vigilância é importante. Para o *kinomichi*, deve-se considerar diferentes parâmetros: estado dos alunos quando chegam, tempo mínimo de prática, número de participantes por aula, imperativos econômicos etc. Nesse aspecto, mestre Noro está numa busca perpétua do equilíbrio equitativo, preocupado em criar também, é evidente, uma relação sincera de respeito mútuo entre aluno e ensino, e ele modifica sensivelmente ao longo dos anos as regras de participação.

Os meios complementares

Por que essa atitude de abertura e de respeito em relação ao nosso corpo e ao de outro serve para a vida de todos?

Aqui também o *kinomichi* e a terapia psicomotora são submetidos a uma mesma lei, que parece ser comum a inúmeras tradições mundo afora e confirmadas pelas ciências humanas modernas; lei segundo a qual todo caminho que leva a mais vida começa por uma inspeção em si mesmo... Ou seja, é preciso lembrar, tentar sentir, ver, aceitar o que está em nós, aqui e agora, conscientizar-nos e aproveitar para expressar isso diante de quem esteja, se possível, bem-informado — isso já muda muita coisa. A abertura para a vida passa pela abertura dos sentidos e das percepções na nossa intimidade, é assim que é...

E, tal como um olhar que escolhe onde pousar, um exercício de percepção pode muito bem escolher o seu alvo. Dito isso, na busca da nossa natureza profunda, será que vamos olhar para as nossas partes adoecidas ou para as nossas partes sadias — ou para as duas ao mesmo tempo?

Será que vamos preferir sentir as zonas do nosso ser mal habitadas, insensíveis, amedrontadas, ofendidas, magoadas, assustadas, tensas, rancorosas, explosivas ou, pelo contrário, voltar-nos para as zonas sadias, disponíveis, sensíveis, harmoniosas, vibrantes, flexíveis, capazes de ter prazer e sofrer sem bloqueios, movidas por uma energia tão aprazível quanto alegre?... Pois todos nós abrigamos as duas, em graus diversos...

Essas duas linhas de investigação e de expressão se encontram em muitos campos terapêuticos e artísticos, assim como espirituais.

Será que vamos identificar, delimitar, drenar os abscessos até a sua origem, até o último dos intrusos, ou vamos estimular todo o terreno sadio para que os equilíbrios se restabeleçam espontaneamente?

Cirurgia ou homeopatia? O particular de cada um ou o comum a todos? Artes profanas ou sacras? Claro, há disciplinas que aliam muito bem as duas coisas, alternadamente. É aí que o *kinomichi* e a terapia psicomotora mais se distinguem. Os dois cobrem os dois campos, mas em proporções muitas vezes bem diferentes.

O que o *kinomichi* não faz é a exploração sistemática e a identificação precisa das raízes e das causas profundas dos nossos males. Essa é a vocação própria das técnicas psicanalíticas e psicoterapêuticas, assim como psicomotoras.

Essas últimas consistem, entre outras coisas, em exercícios de improvisação corporal, pictórica, lúdica e verbal, nos quais o paciente é convidado a se abrir ao que surge dentro dele, censurando-se o mínimo possível, claro que dentro dos limites que a técnica utilizada autoriza (regra do faz de conta, por exemplo).

São improvisações mais ou menos enquadradas por uma instrução, uma contextualização, um psicodrama, com ou sem apoio material, sozinho ou em grupo. As crianças utilizam muito desenhos, massinha, argila, marionetes, bonecas, bichinhos de pelúcia, panos, almofadas, tapetes, cordas, bolas, bambolês e objetos variados para encenar o seu teatro interior. Para elas, como para os adultos, as emoções, os pensamentos, roteiros, gestos, gritos ou palavras que surgem são obviamente o reflexo complexo, misturado e muito pessoal dos desejos, medos, das dores, ambivalências e das restrições de cada um, em função da própria história, das relações com os outros e com o mundo desde... Quando é mesmo que começa nossa história?

Assim, com os abscessos sendo drenados, é o acesso direto à nossa vitalidade sadia que se torna totalmente natural, tal qual o aparecimento da carne rosada bem lá no fundo da ferida enfim desinfetada! O canto de louvor e o gesto certo surgem então com total espontaneidade, sem aprendizagem complicada! É a volta ao "divino estado normal", para retomar a expressão da famosa bailarina Martha Graham. Sofrimento que se tornou fecundo, nascimento. Resultado de uma grande faxina do passado para ter agora apenas a do presente, para ser feita dia a dia, a vida inteira...

O *kinomichi*, sobretudo nos seus exercícios preliminares, ajuda a perceber as emoções, já que estas chegam à nossa consciência unicamente através das sensações corporais. O rastreamento de tensões e de sintomas nos revela as emoções. Contudo, não tentamos expressá-las melhor; ao contrário, graças à sua detecção cada vez mais precoce, uma descontração consciente dos músculos tensos as atenua. É esse o aspecto do "domínio emocional", do "relaxamento dinâmico" do *kinomichi*.

Ao fazer isso, a eventual fonte ainda viva e ativa dos abscessos não está forçosamente seca, e existe o risco de ficarmos parados no mesmo lugar em vez de caminhar... É possível verificar bem como essas duas linhas de trabalho podem se completar com perfeição, mas também se prejudicar... Aqui, o *kinomichi* pode alimentar a conduta do avestruz ou nos dar uma máscara suplementar — o próprio mestre Noro nos diz isso. Essa dificuldade aparece em várias práticas espirituais, que dissipam por um tempo um sintoma, mas não a sua causa... Inversamente, esperar estar "curado" por inteiro para adotar tais práticas é por vezes um erro... sutil... Cabe a cada um discernir suas necessidades pessoais.

Impressiona muito, nesse aspecto, ver como mestre Noro, com alma de terapeuta, em nossa opinião, não para de adaptar a sua técnica ao estado dos alunos. Como eles chegam cada vez mais tensos, ele multiplica os exercícios preliminares, os alongamentos, as massagens profundas, até a eutonia, bastante recomendada para os iniciantes... São necessários para quem quer respeitar a lógica dos caminhos que levam a mais vida. Mas até onde ele conseguirá chegar com essa adaptação? Uma ideia estranha nos vem à mente: para nos livrarmos dos nossos "demônios" — retomando uma expressão dele —, já que eles resistem cada vez mais, será que chegará ao ponto de nos fazer imitá-los e exorcizá-los como na terapia? Isso acabará se impondo a ele? Duvidamos... Ainda que... aliás, isso talvez nem seja muito desejável! Mas ele mesmo não se priva disso! É preciso dizer que ele também é digno dos maiores quando se entrega diante de nós à sua arte de improvisações repentinas... verdadeiros "*one man shows*" nos quais encena roteiros às vezes muito pessoais, até mesmo incongruentes!... com sua candura habitual, sua perfeita autenticidade e espontaneidade, sem culpa alguma e com forte intensidade expressiva, dramática e cômica! O caráter do olhar que não culpa e se enche de humor sobre si mesmo, em particular sobre fantasias totalmente opostas ao seu ensino (dominação, violação...), revela um gênio terapêutico!... Que ótimo exemplo!

Hoje em dia, a vocação principal do *kinomichi* trata mais da outra vertente, a da revitalização, do despertar das nossas partes sadias, divinas, sempre presentes em nós; não devemos nunca nos esquecer disso, seja qual for a intensidade dos sintomas e das patologias que as encobrem! É um ato de fé...

O firme desejo de mestre Noro é realmente desenvolver as nossas percepções e sensações — são palavras dele — com o objetivo de contatar em nós a alegria que nos faz viver, isso está claro. Alegria, energia, sinônimo para nós de vontade de viver, sem nenhuma outra boa razão além da própria vida.

Prece universal e de louvor, hino à vida, não algo etéreo, mas realmente encarnado. E é verdade que saímos disso em boa parte curados! Que aluno não ficou maravilhado, depois de uma aula particularmente fecunda, por não sentir mais aquele peso em parte alguma, mas, ao contrário, fluidez e homogeneidade do corpo inteiro, enfim desabrochado em sua magnitude? Flexibilidade, disponibilidade, mobilidade e imobilidade não sendo mais antagônicas... Unidade, harmonia, suavidade, força, confiança, reconciliação...

Pessoalmente, acho até que é quando chegamos à aula quase indispostos que saboreamos melhor essas delícias duradouras... Nossa sensibilidade, então exacerbada, as recebe como um bálsamo com ainda mais clareza do que quando já chegamos bem-dispostos. Isso pode ser espetacular. O alcance terapêutico fica aí bem evidente. Sentimos, por bem desta vez, a correlação entre pensamentos e movimentos... Para quem vive isso, a comprovação científica não é nada necessária!

Os efeitos do *kinomichi*: descoberta das leis corporais, psicológicas e espirituais

Esses efeitos benéficos não são mágicos, mas o resultado concreto de leis corporais, psicológicas e espirituais precisas, que não dependem de nós, mas estão em nós, nos superam, nos precedem. Mestre Noro nos incita a descobrir essas leis.

A primeira, e mais importante, diz respeito à natureza das nossas relações com o outro. Mestre Noro nos convida a nada menos que provar o sabor da relação humana mais bem-sucedida... aquela que, apesar da destruição, da manipulação e da sedução reinantes, atinge o respeito do outro, o "amor"... Só Deus sabe como o acesso a esse caminho se dá de forma tão desigual... embora seja legítimo para todos, mais cedo ou mais tarde...

Entretanto, em seguida, há todas as leis que regem as nossas posturas, nossos movimentos, deslocamentos, contatos com o parceiro — esse famoso reino da sensação, da flexibilidade, da espiral, do sorriso etc.[42] Coesão e unidade que não significam confusão e indiferenciação. Pelo contrário, aqui cada órgão, cada membro e cada músculo encontram, quando não reencontram, o seu justo lugar em função do todo.

Retomamos o desenvolvimento psicomotor na alegria e na gratuidade onde o tínhamos deixado antes que ele fosse pervertido por outros imperativos.

A esse respeito, é extraordinário que todas as palavras-chave da psicomotricidade — relaxamento, tônus, sensação, percepção, coordenação, adaptação ao espaço e ao tempo, respiração, emoção, relação com o outro etc. — sejam aqui o objeto de um único e potente exercício sintético!

É importante enfatizar, aliás, o aspecto fortemente penetrante do *kinomichi*. Já nos aconteceu de caminhar durante horas num ambiente magnífico sem poder suspender o fluxo de pensamentos que nos invadia. Uma hora de *kinomichi* sempre dá nisso... Nossa natureza profunda nos devolve com autoridade os seus direitos...

Notemos também que essas leis do movimento não nos limitam ao *kinomichi* num condicionamento restrito. Pelo contrário, propiciam a gramática gestual universal indispensável para a nossa expressão espontânea; são a afinação do corpo, assim como afinamos um instrumento musical para tocá-lo. É um dos primeiríssimos efeitos constatados fora das aulas: praticamos de imediato qualquer outra disciplina corporal, dançamos com mais desenvoltura.

Por outro lado, não é preciso ser psicólogo para saber a que ponto as sensações de plenitude e das forças sentidas no *kinomichi* apagam, consertam, compensam de maneira eficaz muitos entraves ao nosso desabrochar. A cara do mundo muda com o nosso estado de espírito, ele mesmo muito dependente, entre outras coisas, da nossa reserva de prazer armazenado... Na nossa economia pulsional, é também uma ótima sublimação.

42. A autora se refere ao princípio dos "cinco Ss" de mestre Noro. [N. T.]

Além disso, a atmosfera de dilatação, de prazer e de alegria criada por mestre Noro para esse caminhar, essas conversões... vai no sentido oposto das mortificações, das abnegações e dos sacrifícios exigidos por inúmeros guias pseudoespirituais... sobretudo no passado. Ela é um antídoto soberano a isso.

Enfim, os laços que tecemos quase à nossa revelia com o Céu e a Terra, já que todos os movimentos se referem a eles, nos fazem sentir com grande clareza que pertencemos à criação, aos elementos naturais, à grande família cósmica, onde nosso lugar certo e nosso futuro estão absolutamente assegurados, por direito. Rede sólida, remédio eficaz para as dolorosas e às vezes perigosas rupturas de laços entre humanos...

O *kinomichi* tem então um forte impacto sobre nós, sintético e equilibrado, criando assim as condições propícias para um advento feliz: o da energia... Os textos chineses falam justamente da sua alquimia.

O lugar do *kinomichi* na terapia psicomotora

Cabe ao psicomotricista o poder de oferecer aos pacientes esse elixir de vida, nas doses que lhe parecerem pertinentes. Ele o extrai daquilo que gosta entre todas essas disciplinas. Pessoalmente, o *kinomichi* faz parte, claro, das nossas fontes favoritas, utilizadas de maneira parcial — alongamentos, automassagens, flexibilizações, torções, transferências de peso do corpo, *ukemis* —, já que a faixa etária dos nossos pacientes não nos permite mais do que isso. Poderia ser de outra maneira se trabalhássemos com adultos, ainda que a sua extrema sutileza necessitasse de uma grande adaptação para cada paciente, cada grupo de pacientes. Pois para reproduzir o movimento é preciso que o aluno disponha de alguma bagagem de organização espacial e de esquema corporal, senão o gesto reproduzido não terá mais relação com o modelo, correndo o risco de equívoco e desencorajamento.

É por isso que no campo médico florescem numerosos métodos gestuais simplificados que os psicomotricistas conhecem bem. Muitos são, até certo ponto, parecidos com os do *kinomichi*, pelo menos nos exercícios preliminares — a menos que os do *kinomichi* se pareçam com os deles!

Nesses contextos educativos, mais do que terapêuticos, o *kinomichi* propriamente dito pode sem dúvida ser transmitido de modo mais direto.

Por outro lado, onde o *kinomichi* nos enche de alegria é no âmbito da nossa psicomotricidade de psicomotricista! Mais do que qualquer outra pessoa, é importante tê-lo afinado — sobretudo se quisermos ser fiéis ao célebre "médico, cura-te a ti mesmo" (Lucas, 4,23). Quase todos os psicomotricistas têm passatempos relacionados com a sua escolha da profissão.

Pessoalmente, pensamos ser incontornável cultivar as duas linhas de trabalho descritas aqui, precisamente em razão da nossa patologia e a dos que são próximos a nós, como também a dos nossos pacientes. Quanto a isso, nossa recarga de energia cotidiana é uma necessidade tanto pessoal quanto profissional, pois é verdade que o desencorajamento fatal está sempre à espreita. É o caso de muitos terapeutas, aliás. Pois, diante da gravidade de certas patologias, às vezes temos a impressão de estar soprando brasas ainda vivas, mas escondidas sob as cinzas... Para reacender o fogo, é preciso vê-las, acreditar nelas, aliar-se a elas... Do contrário, lutamos contra vulcões transbordantes de pulsões e damos a mão a autênticos diques, barragens e tubulações...

Tanto num caso como no outro, o *kinomichi*, por seu empenho em despertar o nosso potencial e ter fé nele, torna mais natural a percepção da pessoa sadia escondida por trás da pessoa perturbada que procurou terapia. O que equivale a dizer que ele alimenta um dos motores mais potentes da terapia.

Todavia, não é só isso. Mestre Noro encarna maravilhosamente bem uma atitude composta, em nossa opinião, tanto por lucidez e energia construtiva quanto por infinita paciência... dose de sutileza e espiritualidade, equilíbrio... potentemente fértil, dentro do possível... exatamente o nosso ideal de terapeuta, seja qual for a linha de trabalho em questão.

A terapia psicomotora e o *kinomichi* são grandes artes... Chegamos a pensar que ambos servem ao mesmo objetivo, com o mesmo estado de espírito, mas com exercícios integralmente mais complementares do que semelhantes.

Além do mais, como todos sabem, tanto nos planos corporal e psíquico quanto no espiritual, só abandonamos a rigidez, as máscaras e os ídolos quando pressentimos que atrás deles há algo mais vantajoso para substituí-los... A descoberta desse "algo melhor", na verdade, é o motor da evolução. Nenhuma transformação profunda pode ocorrer em nós sem um encontro, um contato, uma empatia direta, com prazer, confiança, energia benéfica e firme, de paz, de alegria... encarnados, transmitidos por um instrutor, um mestre, um terapeuta, um artista ou outra pessoa!

É nesse lugar, nesse papel, nesse testemunho bastante convincente que mestre Noro e seu *kinomichi* são excelentes... Entusiasmo e fé do "caçador de diamantes" para partilhar conosco — assim ele mesmo se define! Com ele, entramos na grande família dos apaixonados por nosso planeta, pela vida, por seus mecanismos e mistérios, maravilhas da Terra e do Céu...

Em nome disso, colocamos mestre Noro e seu *kinomichi* nas primeiríssimas posições das autoridades terapêuticas e espirituais.

A ABORDAGEM DA DRA. EHRENFRIED

- Daniel Roumanoff

Dentre as diversas abordagens da antiginástica, a da dra. Lily Ehrenfried ocupa uma posição particular, visto que mestre Noro acompanhou suas aulas durante cerca de sete anos e se inspirou nas descobertas dela para elaborar o *kinomichi*. Além disso, diferentemente de vários outros profissionais e inovadores, ela deixou textos que podem ser consultados. Enfim, foi uma das primeiras, no início do século, a apresentar bases teóricas e a desenvolver uma prática fundada numa pesquisa pessoal, e aqueles que a seguiram puderam recorrer a seu legado de forma muito proveitosa.

A própria dra. Ehrenfried conta que o seu ponto de partida foi uma experiência que ela teve no início do século, "ainda colegial, na sala de um museu ornamentado com estátuas gregas. As estátuas representavam homens e mulheres muito belos". Mas as pessoas que se apressavam em admirá-las eram bem diferentes delas fisicamente. Qual seria o motivo disso? E, sobretudo, qual seria a solução? Foi assim que ela se viu levada a estudar com Elsa Gindler, aluna de Kallmeyer[43], que por sua vez era aluna de Delsarte[44]. O método ensinado por Elsa Gindler não tinha nome — ela o chamava de "meu trabalho" — e comportava uma forma particular de "ginástica", acompanhada de canto, respiração, anatomia e fisiologia. Lily Ehrenfried, desejosa de saber mais sobre o método, matriculou-se na faculdade de medicina. Tornou-se então professora e ao mesmo tempo prosseguiu suas pesquisas. Foi quando descobriu os princípios básicos, descritos a seguir, que caracterizaram sua abordagem e influenciaram mestre Noro na elaboração do seu método.

Corpo, o espelho do psiquismo

O problema, considerado a princípio de uma perspectiva estética, tornou-se rapidamente psicológico. A dra. Lily Ehrenfried aprendeu que "a atitude física é um espelho fiel da atitude psicológica, tanto consciente quanto inconsciente, de cada ser diante da vida. O corpo busca continuamente um equilíbrio; procura compensar as dificuldades psíquicas. Seu funcionamento deficiente prepara o terreno para todo tipo de doença (desgaste precoce, depuração insuficiente etc.). O 'estresse' psíquico acarreta tensões e contrações corporais. Assim, o indivíduo ansioso afunda o pescoço nos ombros, as costas se curvam, o peito se recolhe; o inquieto tem uma respiração superficial, rápida, muitas vezes obstruída, irregular..."

Insuficiências da ginástica

Todos os professores de educação e reeducação física observaram os desequilíbrios corporais, "mas nenhum sistema elaborado com o objetivo de corrigi-los apresenta resultados permanentes após um período de aplicação, apesar da criatividade dos exercícios e da excelência dos professores. Por quê? Porque a atitude psíquica subjacente não acompanhou a alteração no comportamento físico. A correção não pode ser apenas mecânica.

43. Hedwig Kallmeyer (1881-1976), educadora física e fisioterapeuta alemã, criadora do método "ginástica harmoniosa". Também chamada Hede, na Alemanha, e Hade ou Heidi, em outros países. [N. E.]
44. François Delsarte (1811-1871), cantor e professor francês. Criou um estilo de interpretação que aliava a experiência emocional do ator a uma série de gestos que notara nas relações humanas. [N. E.]

A maioria dos exercícios pretende 'fortalecer os músculos'. Ora, esforços musculares intensos só causam cansaço e nunca podem servir para mudar um modo de funcionamento. É preciso agir de outra maneira. Trata-se de relaxar músculos que estão constantemente tensos e fazer trabalhar outros, geralmente antagonistas dos primeiros, que costumam ficar ociosos. É um trabalho de extrema sutileza, que exige a ativação de reflexos condicionados. Esses reflexos dependem de causas emocionais". Daí a necessidade de relaxamento e sono reparador, bem conhecido dos "médicos" gregos, que faziam os doentes ir aos templos, em Epidauro, especialmente para fazê-los dormir.

Com base nisso, a dra. Ehrenfried deduziu as regras que devem ser observadas:

- Nunca "ensinar a postura correta ao aluno mostrando-a para ele"; é preciso antes torná-lo capaz de encontrar por si e para si a melhor postura possível.
- Nunca coagir as pessoas, nunca tocar nelas. A decisão e a iniciativa devem partir delas, não de fora. Cada um é diferente, tem um ritmo próprio. As pessoas se transformam assim física e psiquicamente. Essa transformação pode ser rápida, assim que elas "compreenderem".
- Olhar e observar o corpo. Ver qual parte age e qual não age, em particular a respiração e o equilíbrio.
- Lembrar que o trabalho ocorre com base no bem-estar. O prazer que se sente desse modo, e não o esforço que violenta o corpo, é suficiente para motivar a continuação do exercício.

Tendência natural do corpo para reencontrar o equilíbrio

A experiência da dra. Ehrenfried confirma a hipótese de que o corpo tende a reencontrar o equilíbrio e o funcionamento ideal sem que o indivíduo precise intervir. As diferentes partes do corpo se articulam por si mesmas de maneiras diversas, não só os músculos, mas todos os órgãos internos, e essa nova sensação provoca tal alívio e bem-estar que a pessoa sensibilizada procura conservá-la, porque lhe é agradável.

Respiração. Não se pode, por um ato de vontade consciente, mudar a própria natureza, nem melhorar a própria constituição. Mas se pode, humilde e prudentemente, trabalhar sobre um aspecto particular: a descontração, o equilíbrio ou, ainda, a respiração — experiências banais que talvez se tornem vivências inesquecíveis. "O ser humano" — diz a dra. Ehrenfried — "tem o mesmo valor da característica do seu modo de respirar. Um ser corajoso tem movimentos respiratórios profundos, livres. Um medroso respira superficial e rapidamente, parando com frequência."

Restabelecer o equilíbrio. Que resultados esperar desse trabalho? A dra. Ehrenfried cita três:

- Transformação do corpo — Cada parte reencontra o lugar que lhe pertence, tornando o conjunto mais harmonioso. Os movimentos, que eram desajeitados e angulosos, tornam-se flexíveis, suaves, expressivos.
- Desaparecimento de certas doenças crônicas — Prisão de ventre, resfriados, inflamações na garganta...
- Mudança do psiquismo — Os agitados tornam-se mais calmos, e os fleumáticos, mais tonificados.

A conclusão mais importante a que chega a dra. Ehrenfried é a relação estreita entre o físico e o psíquico. Não se pode dividir psiquê e soma. É preciso tratá-los de maneira simultânea. "Nenhum hábito corporal mudou" — diz ela — "sem que houvesse uma modificação profunda e definitiva do psiquismo."

COMUNICAÇÃO, UMA "DANÇA DA ENERGIA"

- Mireille Carrère, professora de comunicação da Universidade Paris 3

A dança dos sufis

Há alguns anos, tive a sorte de ser levada à dança dos dervixes, que, rodopiando, nos carregam nas asas da sua busca do todo. O fulgor desse momento me fez entrever, como mais adiante de outra perspectiva, as novas interrogações da ciência, uma dimensão essencial da comunicação. Só com o ensinamento de mestre Noro, o *kinomichi*, comecei a descobri-lo e vivê-lo.

Assim, a potência da energia ligada a toda a dinâmica comunicativa contribuiu para transformar minha vida: formas animadas e fluxos de troca vieram a substituir os conceitos abstratos de paradoxos insolúveis de informação e de comunicação, conduzindo por sua espiral minhas práticas de pesquisa e de ensino.

Numa época em que se fala tanto em comunicação, parece, entretanto, que de fato comunicamos cada vez menos. Talvez a proliferação anárquica dos dados nas nossas sociedades superinformadas só possa engendrar um simulacro de comunicação: temos cada vez mais contato com redes que ocupam o panorama mundial com suas telas e interfaces. "A eletrônica substituiu o encanto", segundo o sociólogo Jean Baudrillard. "A sedução e a potência do olhar parecem ter desaparecido ao mesmo tempo que os atores sociais."

Ora, a comunicação pede uma verdadeira troca de natureza energética para atualizar suas potencialidades, e a informação só tem sentido com a organização de uma estrutura. É exatamente isso que a força de vida nos faz perceber — força que brota nos movimentos rituais da dança sagrada e iniciática e obriga o indivíduo a se desapegar, fazendo dele um microcosmo do universo. A inteligência do corpo libera então uma "motricidade natural", sempre ligada a uma espécie de "tendência ordenadora", nos termos da dra. Ehrenfried.

Assim, podemos recuperar o sentido original de informação e de comunicação: uma energia informada e informativa que participa do fluxo permanente das ressonâncias criativas da comunicação, transformando-a em comunhão.

A "dança do espírito"

Certas hipóteses atuais da ciência propõem uma visão global da realidade, um mundo fluido e harmonioso, não mais fragmentado, em concordância com as intuições da arte. Segundo o físico David Bohm, a ação de pensar e o pensamento efetuariam uma dança do espírito. Ter ouvido num colóquio, por exemplo, o grande matemático Leonid Pliouchtch examinar demoradamente a essência da criação e o papel da intuição fez que eu ficasse atenta, desde então, a testemunhos similares de inúmeros cientistas.

A lógica redutora da abordagem materialista e mecanicista não pode apreender a profundidade da visão de que matéria e energia são uma, graças ao equilíbrio dinâmico de forças opostas. Certa concepção da comunicação, muitas vezes dissimulada no nosso imaginário, resulta de uma teoria clássica que a reduz à emissão e à troca formalizada e contabilizada de sinais. É assim que a predominância do tempo linear da técnica e os excessos da iniciativa quantitativa nos fizeram algumas vezes perder a dimensão humana intersubjetiva e o sentido.

Ora, o sentido já está presente com a informação trocada no próprio núcleo das nossas células: DNA e RNA "mensageiro" criam uma informação nova a partir da reorganização de uma estrutura básica. Esse desenrolar da informação leva a uma autêntica transformação, necessária à evolução. A matéria passa para o estado vivo ao entrar no interior de um sistema, de forma espacial, e recebe dele as informações que lhe permitem se estruturar. O biólogo Brian Goodwin também fala de "dança sagrada dos organismos e da vida".

Complexidade e flutuações, estados de equilíbrio e de desequilíbrio, campos de força e fenômenos de ressonância, presentes tanto no infinitamente pequeno como no infinitamente grande, nos lembram que o todo não pode ser reduzido à soma das partes e que uma dimensão imensurável, irredutível de significação e de liberdade já existe no próprio seio da matéria.

A via da energia

A geometria personificada das figuras do *kinomichi* tem essa potência — forças da diagonal, das linhas curvas, da interação permanente entre esfera e centro, em que a espiral mantém a emergência, levam a viver a comunicação que está no coração de toda a vida e de toda a criação. É o que se sente, por exemplo, nos deslocamentos evolutivos com a linha de força do círculo, que permite "penetrar o coração do espaço".

Assim, uma sensação de harmonia e plenitude emana das formas e dos movimentos. Esses momentos intensos e efêmeros evocam muitas vezes os balés de Maurice Béjart, que são ao mesmo tempo dança sagrada e teatro popular e, segundo a expressão dele, "instantes na vida do outro". Pego-me às vezes sonhando também com as cerimônias que, para nossos ancestrais longínquos e ainda hoje em algumas regiões, faziam entrar no movimento cósmico. A região de Nazca, no Peru, com suas imensas figuras geométricas e cosmogônicas traçadas no solo, contém sem dúvida esses mistérios.

Executar os movimentos do *kinomichi* com a criatividade da troca desenvolvendo-se no espaço e no tempo do contato com um ou vários parceiros não exprimiria a essência de uma comunicação ligada à sua dimensão velada? Entretanto, a energia só secreta a sua força numa estrutura de abertura sincronizada resultante do equilíbrio preciso entre o amorfo e a deformação rígida.

Seria preciso ainda poder habitar essas estruturas e aceitar a força do desapego, o que requer uma prática assídua. Sentir isso é sempre da ordem da revelação, e, se os seus efeitos são visíveis, o essencial escapa à imagem do *hara*, que está em toda parte e em lugar nenhum.

O esporte, tal como eu o pratiquei por muito tempo, me pareceu desprovido dessa profundidade. Ele encontra frequentemente sua amplitude/válvula de escape na competição e se esgota correndo atrás da própria sombra. Não se fala hoje em esportes radicais? A busca é mesmo da superação e do sentido.

Assim, progredir na via da energia e da unidade não é sempre fácil na tradição ocidental; a evolução da humanidade está, entretanto, indefectivelmente associada a ela.

Rumo a outra comunicação

A meditação dinâmica do *kinomichi* permite mobilizar os recursos de todo o ser e superar a compreensão puramente intelectual. Outras práticas da pesquisa e do ensino resultam disso, se conseguirmos reduzir certezas e a síndrome da superioridade. O imaginário e a intuição vêm então alimentar a criatividade presente em toda comunicação autêntica.

Em tal estado de consciência ampliada, a inteligência do coração engendra uma nova aliança com o universo, a natureza e relações interpessoais, já que não mais se percebe a diferença como mutiladora. O encontro com cosmonautas cujo rosto trazia a iluminação dessa qualidade de percepção me impressionou muito: todos falam de uma virada de consciência. Assim, a abertura para a energia poderá ajudar a afastar as concepções fragmentárias do ser humano e polarizar projetos pertinentes à luz das consciências, entre idealismo e empirismo.

Somente um pensamento paradoxal, isto é, que integre os antagonismos complementares que são a razão e a intuição, poderia abrir outras perspectivas para a pesquisa e ajudá-la a apreender o que Georges Gurvitch chamava de "totalidades reais em movimento". Uma verdadeira pluridisciplinaridade também poderia compreender melhor a complexidade dos fenômenos e nos conduzir pelos caminhos da interdependência e do relativismo. Já que o sentido toma forma entre o absoluto e o relativo, não seria necessário, então, desdogmatizar os conceitos e transcender as oposições muitas vezes irredutíveis da ideologia ou da ciência?

A via de mestre Noro parece privilegiada para desatar esses nós de bloqueios individuais ou socioculturais, mesmo que passe por transformações consideráveis... Da mesma forma, abordar o ensino e a pedagogia com um espírito desperto e de aventura provoca a atualização das potencialidades dos estudantes: dá-se então lugar à concertação, à iniciativa e às faculdades de criação para aprender a pensar o movimento e o inédito. É preciso muitas vezes confrontar uma fase em que nos sentimos perdidos, como a prática do teatro de improviso já me revelara antes: foi em Vincennes, segundo a opinião de Augusto Boal, para quem o teatro representa o "povo livre cantando ao ar livre". A improvisação nos permite não trapacear com a comunicação, e descobrimos maravilhados a criatividade dos outros ou até mesmo a nossa.

Facetas da vivência e da teorização devem ser conjugadas para fomentar as novas formas de espírito de uma comunicação educativa — depois, encontrar as chaves certas de questionamento para substituir um saber passivamente acumulado ou retransmitido.

Tais inversões de perspectiva que promovem a abertura deveriam voltar a dar sentido a uma sociedade de comunicação que muitas vezes eliminou o indivíduo e seu caráter simbólico dos processos de troca. Uma nova filosofia da comunicação terá de passar por uma ecologia do espírito, transformando a anarquia da informação em conhecimento e sabedoria: trata-se de se reapropriar de uma informação participativa, na qual a vivência dos tempos sociais tenha primazia sobre o artifício do tempo real da tecnologia.

Nessa busca revolucionária de equilíbrio criativo, o *kinomichi* é uma arte de comunicação por excelência: ao esclarecer a coerência informacional do universo, a comunicação como "dança da energia", ele propõe um modelo do que deveria ser ou voltar a ser a comunicação.

BIOGRAFIA DE MESTRE NORO

1935	Nascimento de Masamichi Noro, em 21 de janeiro, em Aomori, norte do Japão, numa família abastada. É o caçula de três filhos. Seu pai era empresário no setor de serviços públicos. O avô paterno vinha do campo; a mãe, de uma família de samurais proprietários de terras. Como é comum naquele país, sua formação religiosa foi dupla: o pai era budista e a mãe, xintoísta.
1940	Por ocasião de uma epidemia que devastou o norte do Japão, ele contrai crupe — uma espécie de difteria mortal na época —, que levou à morte de muitas crianças da vizinhança. Segundo o médico que o tratou, ele provavelmente foi salvo porque ainda estava sendo amamentado.
1941-1949	Escolaridade normal pontuada por inúmeras ausências, decorrentes de sequelas da doença. Masamichi continuava frágil demais para praticar esportes próprios da sua idade e passa muito tempo acamado em casa. Para ocupá-lo, o pai lhe oferece discos de música clássica, mais particularmente obras de Beethoven, Brahms, Ravel e Debussy, das quais ele, já idoso, sabia de cor longos trechos.
1949	O pai o matricula numa escola em Tóquio onde o tio materno leciona história. De início, fica em regime de meia pensão na casa do tio; depois, é acolhido por outra família.
1949-1953	Dá continuidade aos estudos. Na adolescência, recupera o equilíbrio e a força física. Começa a praticar os esportes ensinados no colégio, especialmente natação e judô, disciplinas nas quais apresenta excelente desempenho.
1954-1956	Por insistência do pai, frequenta aulas na faculdade de medicina. "Pouco à vontade" na dissecação, Masamichi prefere "corpos vivos" e abandona o curso depois de dois anos de estudo. Nessa época, seu tio materno, amigo da família Ueshiba, consegue para ele um encontro com Morihei Ueshiba, criador do aiquidô. Este o acolhe como *uchi-deshi* (discípulo interno, ou residente). Ali ele conhece Katsuaki Asai, que se tornará seu amigo e, depois, seu "irmão". Mestre Asai vai para a Europa em 1964 e passa a dar aulas na Alemanha.
1955-1960	Masamichi permanece durante seis anos com Morihei Ueshiba, que se tornara seu mestre (*sensei*), e ao mesmo tempo continua seus estudos. Matricula-se primeiro no conservatório de música de Tóquio, onde estuda jazz e canto. Nessa época, o pai corta a sua ajuda de custos e ele passa a dar aulas de dança de salão para suprir as necessidades.

	Em 1958, para satisfazer o pai, que quer que ele assuma a direção da empresa familiar, passa a ter aulas de economia política e é aprovado nos exames. Porém, essa nova orientação não o satisfaz, já que ele se encontra cada vez mais apaixonado pela prática do aiquidô. A vida com mestre Ueshiba é quase monástica: acordar às 5h45, tomar um café da manhã frugal, rezar e realizar as tarefas domésticas. As aulas acontecem duas vezes por dia: de manhã, antes das 9 horas, orientadas para os estudos ou o trabalho no exterior; à noite, a partir das 18 horas. Esses anos são pontuados por longas estadias no *dojo* de Iwama, casa de campo do seu mestre. A vida de interno se parece com a de todos os *dojos* zen da época: participação nas tarefas domésticas, manutenção do *dojo*, cerimônias religiosas, preparo das refeições, conversas com o mestre, viagens, apresentações, recepção de visitantes, que a cada ano chegam em número cada vez maior. A partir de 1959, Masamichi começa a lecionar para crianças, depois para adolescentes e por fim na Escola Naval Militar. Muito talentoso e persistente, progride rapidamente. Será o mais jovem nomeado ao mais alto grau dos instrutores, *shihan*, em 1972.
1961	Nomeado delegado oficial do aiquidô na Europa e na África, desembarca em Marselha em 3 de setembro. Encontra Julien Naessens, que o acolherá na sua casa e o apresentará ao modo de ver e de pensar europeus.
1962	Conhece Jean-Louis Jazarin, cuja amizade o ajudará despertar para a espiritualidade nas artes tradicionais japonesas.
1963	Cria uma associação de aiquidô com sede em Cannes. Encontra com o dr. Haddad Mohamed, que o fará descobrir o islamismo e "o mar" na Tunísia.
1965	Tem uma atividade incessante: visita 12 países e cerca de cem cidades; abre mais de 200 *dojos*. Nesse ano, Paris torna-se o centro das suas atividades.
1966	Sofre grave acidente de carro em 4 de maio, que deixará sequelas durante muitos anos e o obrigará a se retirar do aiquidô.
1967	Com os alunos mais antigos, cria em Paris o *dojo* do Instituto Mestre Noro para o ensino e a propagação do aiquidô. Acolhe Taisen Deshimaru quando este chega a Paris; é o início de uma relação cheia de peripécias.
1969	Ano em que ocorre uma série de eventos determinantes. Janeiro: seu pai morre; abril: morre mestre Ueshiba; agosto: conhece aquela que se tornará sua esposa dois anos depois (seis filhos nasceriam dessa união); novembro: início de uma grande amizade com Karlfried Graf Dürckheim, que ele considera seu "pai espiritual ocidental". Inicia forte amizade com o general Jean Bertrais, que se tornará presidente do Instituto Noro; com o pintor Roger Bertin, que o inicia no Simbolismo e na estética; com o arquiteto François Barbier, que participará da instalação de todos os *dojos* abertos por mestre Noro a partir de então; com o escritor Michel Random, que o fascinará com seu talento para expressar o indizível por meio de palavras e imagens; com Gérard Lemonnier, que partilhará com ele os resultados das suas pesquisas nos mais variados campos.

1970	Conhece duas fisioterapeutas, Gisèle de Noiret e Marie-Thérèse Foix. É o início de uma longa série de encontros amigáveis que levam à descoberta dos mecanismos corporais, da sutileza dos alongamentos, do respeito ao próprio corpo e ao dos parceiros. Colaborações frutíferas com Itsuo Tsuda, que ele acolhe quando chega a Paris.
1971	Conforme anunciado por Karlfried Graf Dürkheim e Arnaud Desjardins, é realizada a primeira apresentação do método Noro ao público na Sala Pleyel[45].
1972-1978	Criação e desenvolvimento do *dojo* localizado na rua des Petits Hôtels, em Paris. Masamichi se interessa por todas as artes expressivas e começa a lançar um olhar crítico sobre as diferentes práticas corporais. Início das divergências com as autoridades e as instâncias que regulam os esportes e as artes marciais; o mestre já vem gestando o que se tornaria o *kinomichi*.
1979	Conhece a dra. Lily Ehrenfried. Fazem colaborações e estudos na casa dela antes que ela aceite conduzir um curso semanal no *dojo* durante cinco anos. O trabalho com a dra. Ehrenfried complementa aquele que empreendeu com Gisèle de Noiret e Marie-Thérèse Foix. Masamichi passa a dominar a conscientização das tensões, aprofunda o trabalho com alongamentos, descobre a abordagem progressiva e dá início a uma pedagogia mais ocidentalizada. Rompendo definitivamente com suas origens no aiquidô, inaugura oficialmente, em setembro, a sua prática: "Método Noro, o *kinomichi*, via da energia".
1980	Apresentação oficial, em 21 de março, dessa nova arte para a imprensa e o público na Sala Pleyel, com lotação máxima.
1983-1990	Criação do Centro Internacional de Kinomichi, localizado na rua de Logelbach, em Paris. O método Noro toma tal extensão, tanto na França quanto no exterior, que, para evitar qualquer confusão e permitir o controle da sua evolução, torna-se necessário patentear o logotipo e o nome. Forma-se um grande número de instrutores autorizados a abrir *dojos* — autorização que deveria ser renovada todo ano. Os instrutores, antes de se formar, precisariam atender às exigências do Ministério da Juventude e dos Esportes e ter, claro, atingido a competência necessária (obtida depois de cinco a seis anos de prática).
1991	Criação, em setembro, do Centro Internacional de Kinomichi — com sede no *dojo* de La Fontaine, no Bulevar de Strasbourg, Paris — para o ensino e o aprimoramento do método Noro.
2013	Masamichi Noro morre no dia 13 de março.

45. Sala de concertos no 8º *arrondissement* (distrito) de Paris. [N. E.]

GLOSSÁRIO

Bokken	Espada (*ken*) de madeira (*bo*).
Buda	Título dado ao fundador do budismo, Sidarta Gautama (século V a.C.). Literalmente, significa "desperto".
Bu	Traduzido por "paz" por mestre Noro.
Budo	Via da paz.
Bushido	Via dos homens de paz, código de honra dos cavaleiros japoneses.
Caratê-dô	Via do combate de mãos nuas.
Confúcio	Literato e filósofo chinês (século V a.C.), fundador do confucionismo.
***Do* (*tao*, em chinês)**	Estrada, caminho, objetivo espiritual, via.
Dojo	Lugar dedicado ao estudo do caminho, da via. Termo surgido no Japão, nas raízes do budismo. Literalmente, significa "círculo do despertar".
Haicai	Poema clássico japonês de três versos.
Hakama	Calça preta larga com listras cinza e azul-marinho. Traje de cerimônia tradicional, símbolo característico de integrante da nobreza, utilizado hoje em dia em todas as cerimônias no Japão. No *kinomichi*, o direito de vestir o *hakama* é outorgado em geral no final de quatro anos de prática assídua. Implica que o titular se compromete a prosseguir na prática. Por extensão, *hakama* é também o praticante que tem pelo menos quatro anos de prática.
Hara	Ventre. Centro situado abaixo do umbigo, supostamente o centro de gravidade do corpo, o centro do *ki* (energia). Pressupõe a ideia de recentramento, equilíbrio, harmonia e força.
Iai	Exercício de espada.
Iaido	Via da harmonia, traduzida por "via da espada".
I-ten	Primeiro movimento de Céu.
I-chi	Primeiro movimento de Terra.
Jo	Bastão de cerca de 1,28 metro de comprimento e 2,5 centímetros de diâmetro.

Judô	Via da flexibilidade. Criado por Jigoro Kano no final do século XIX.
Kabuki	Teatro popular.
Kami	Deus, espírito da natureza; deus do xintoísmo. Literalmente, Fogo e Água.
Kendo	Via da esgrima japonesa.
Ki	Energia, sopro vital; ao mesmo tempo energia física e energia imaterial, energia cósmica.
Koan	Pronúncia japonesa da palavra chinesa *kung-na*, cujo sentido original se traduz por "relatório escrito"; os zen-budistas usam essa palavra para indicar um diálogo entre mestre e aluno. *Koan* designa uma história zen, um ponto de vista ou um problema zen. O mestre faz uma pergunta que não tem resposta na esfera mental. Ele testa, assim, as conquistas do discípulo, o que pode levá-lo, em alguns casos, ao Despertar.
Kyudo	Prática do arco e flecha.
Lao-Tsé	Literato, filósofo e sábio chinês (século VI ou V a.C.), autor do *Tao te ching* e fundador do taoismo.
Michi	(Sinônimo de *Do*) via.
Mon	Brasão de família.
Ni-ten	Segundo movimento de Céu.
Ni-chi	Segundo movimento de Terra.
No	Vocábulo que indica o genitivo em japonês.
Nô	Teatro de samurais.
Quimono	Vestimenta tradicional japonesa.
Reikiho	Método para estabelecer o equilíbrio do *ki*.
Roshi	Mestre que desperta.
Seiza	Posição sentada sobre os calcanhares, com os joelhos dobrados..
Samurai	Guardião do templo. Dirigente do Japão na época feudal, até o século XIX.
San-ten	Terceiro movimento de Céu.
San-chi	Terceiro movimento de Terra.
Sensei	Pessoa mais velha, professor, mestre. De *sen*, "antes", e *sei*, "nascimento".
Seshin	Período de treinamento intensivo no *zazen*. Literalmente, "concentração do coração e do espírito".
Shiatsu	Acupressão. De *shi*, "dedo", e *atsu*, "pressão".

Shinto	Via dos deuses, religião tradicional do Japão.
Ukemi	Para aquele que recebe o movimento (*uke*), é a continuação da espiral do parceiro que ele recebe com o corpo todo.
Xogum	Chefe dos samurais; grande senhor.
***Yang* (chinês)**	Princípio masculino representado pelo sol, pelo fogo, pela luz, pela expansão.
***Yin* (chinês)**	Princípio feminino representado pela lua, pela água, pela escuridão, pela contração.
Zen	Forma de meditação praticada por budistas japoneses. Do sânscrito *dhyāna*, "meditação".
Zazen	Prática da meditação zen em posição sentada.

BIBLIOGRAFIA

1. *Kinomichi*

GENIN, C. "Agonal". Inédito.

______. "Corps et spiritualité en Occident". Inédito.

______. "Rencontre de deux hommes remarquables". *Gestern Heute Morgen*, n. 3, 1 out. 1989, edição dedicada a Dürckheim.

HUNG, B. M. "Philosophie, créativité et techniques du corps en Extrême-Orient". *Quel Corps?*, n. 34-35 (Corps Symbolique), p. 112-113, maio 1988.

MURCIA, R. *Kinomichi, voie de l'énergie*. Paris: Seuil, 1984.

WILLEQUET, P. "La méthode de Maître Noro, le *Kinomichi*". Entrevista com mestre Noro. *Cahiers du Centre Dürckheim*, p. 6-17 e 20, mar. 1984.

______. "Prière du corps: le *Kinomichi*". *Source*, n. 23, ago.-set. 1989.

2. Métodos ocidentais de trabalho corporal

• *Método Ehrenfried*

EHRENFRIED, L. *De l'éducation du corps à l'équilibre de l'ésprit*. Paris: Aubier Montaigne, 1956. [Ed. bras.: *Da educação do corpo ao equilíbrio do espírito*. São Paulo: Summus, 1991.]

VERDIER, J.-C.; Charles, L. "Interviews avec Mme Ehrenfried". *La Gymnastique volontaire*, n. 21, abr. 1982.

• *Eutonia*

ALEXANDER, G. *Le corps retrouvé par l'eutonie* [1977]. 2. ed. rev. e corr. Paris: Tchou, 1981.

DIGELMANN, D. *l'eutonie de Gerda Alexander*. Paris: Scarabée, 1971.

MURCIA, R. "Le probleme de la souplesse dans la relaxation, le yoga, l'eutonie". *Travaux et recherches en E. P. S.*, n. 3, 1978.

• *Diversos*

BERTHERAT, T. *Le corps a ses raisons*. Paris: Seuil, 1976. [Ed. bras.: *O corpo tem suas razões — Antiginástica e consciência de si*. São Paulo: WMF Martins Fontes, 2010.]

______. *Courrier du corps*. Paris: Seuil, 1980.

Dropsy, J. *Vivre dans son corps*. Paris: Epi, 1973.

Feldenkrais, M. *La conscience du corps*. Paris: Robert Laffont, 1977.

Mézières, F. "Retours à l'harmonie morphologique par une rééducation spécialisée". *Kinésithérapie scientifique*, abr. 1978.

Montagu, A. *La peau et le toucher*. Paris: Seuil, 1979. [Ed. bras.: *Tocar: — O significado humano da pele*. 10. ed. São Paulo: Summus, 1988.]

Tsuda, I. *École de la respiration*. Paris: Courrier du Livre, 1975. t. I a VII.

3. Práticas corporais orientais

• *Tai chi chuan*

Despeux, C. *Taiji Quan, art martial, technique de longue vie*. Paris: Guy Trédaniel, 1981.

Gortais, J. *Tai Ji Quan*. Paris: Courrier du Livre, 1981.

• *Artes marciais*

Charles, G. *Les Exercises de santé du Kung-fu*. Paris: Albin Michel, 1983.

Durix, C. *Le Sabre et la vie*. Paris: Guy Trédaniel, 1985.

Fauliot, P. *Les contes des arts martiaux*. Paris: Retz, 1981.

Jazarin, J.-L. *Le Judo, école de vie*. Noisy-sur-École: Budo, 1968.

Musashi, M. *Gorin No Sho. Ecrit sur les cinq roues*. Paris: Maisonneuve et Larose, 1985. [Ed. bras.: *O livro dos cinco anéis*. São Paulo: Conrad, 2010.]

Random, M. *Les arts martiaux*. Paris: Fernand Nathan, 1977.

4. Arte e práticas corporais

Brunon, G. *L'art et le vivant, éveil à la création*. Paris: Dangles, 1982.

5. Conhecimentos da China

Chuang-tzu. *Oeuvre complete*. Paris: Gallimard, 1969.

Confúcio. *Entretiens*. Paris: Gallimard, 1987.

Etiemble. *Confucius*. Paris: Gallimard, 1986.

Granet, M. *La Pensée chinoise*. Paris: Albin Michel, 1934.

______. *La religion des chinois*. Paris: Imago, 1989.

Lao-Tsé. *Tao te ching — O livro do caminho e da virtude*. Tradução de mestre Wu Jyn Cherng. Sociedade Taoísta do Brasil. Disponível em: http://www.dominiopublico.gov.br/pesquisa/DetalheObraDownload.do?select_action=&co_obra=16734&co_midia=2. Acesso em: 5 maio 2025.

LIN, Y. *The wisdom of China*. Mumbai: Jaico, 1955.

NEEDHAM, J. *La science chinoise et l'Occident*. Paris: Seuil, 1973.

WEI, W. W. *Ask the awakened*. Londres: Routledge-Kegan, 1963.

YEOU-LAN, F. *Précis d'histoire de la philosophie chinoise*. Paris: Le Mail, 1985.

6. Conhecimentos do Japão

BARTHES, R. *L'empire des signes*. Paris: Flammarion, 1970.

DESHIMARU, T. *Zen et arts martiaux*. Paris: Seghers, 1977.

DÜRCKHEIM, K. G. *La pratique de la voie intérieure*. Paris: Courrier du Livre, 1968.

______. *Le hara*. Paris: Courrier du Livre, 1974.

______. *Méditer*. Paris: Courrier du Livre, 1978.

HERRIGEL, E. *Le Zen dans l'art chevaleresque du tir à l'arc*. Paris: Dervy, 1970. [Ed. bras.: *A arte cavalheiresca do arqueiro zen*. São Paulo: Pensamento, 1975.]

HERRIGEL, G. L. *La voie des fleurs*. Paris: Dervy, 1977.

KAKUZO, O. *Le livre du thé*. Paris: Dervy, 1969.

SEN, S. *Vie du thé, esprit du thé*. Paris: J. Cyrille Godefroy, 1983.

SHIBATA, M. *Les maîtres du Zen au Japon*. Paris: Maisonneuve et Larose, 1969.

SIEFFERT. R. *Les religions du Japon*. Paris: P.U.F., 1968.

TOHEI, K. *Le Livre du Ki*. Paris: G. Trédaniel, 1982.

7. Simbolismo

PURCE, J. *La spirale mystique*. Vanves: Chêne, 1974.

SCHWENK, T. *Le Chaos sensible*. Paris: Triades, 1982.

8. Diversos

ELIADE, M. *Le chamanisme*. Paris: Payothèque, 1974. [Ed. bras.: *O xamanismo e as técnicas arcaicas do êxtase*. São Paulo: Martins Fontes, 1998.]

GRODDEK, G. *La maladie, l'art et le symbole*. Paris: Gallimard, 1969.

______. *"Nasamecu", la nature guérit*. Paris: Aubier Montaigne, 1980.

HALL, E. T. *Au-delà de la culture*. Paris: Seuil, 1987.

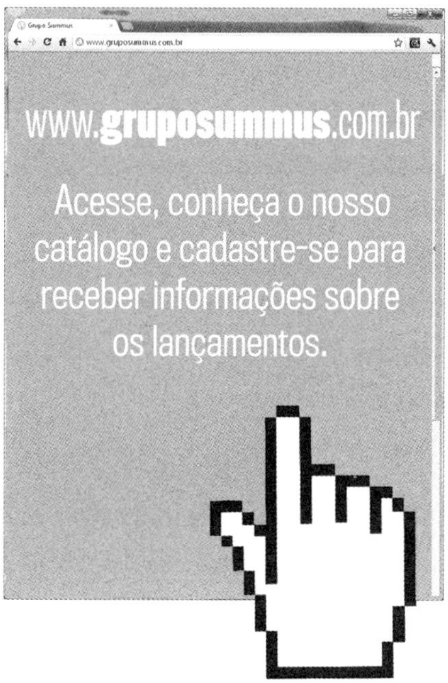
www.gruposummus.com.br
Acesse, conheça o nosso catálogo e cadastre-se para receber informações sobre os lançamentos.

www.gruposummus.com.br